Alexandra Albert • Dr. Susanne Droste

STARK unter DRUCK

AF834046

Alexandra Albert • Dr. Susanne Droste

STARK unter DRUCK

Neurozentriertes Mentaltraining für Sportler

Strategien und Techniken, um mit Angst umzugehen, Resilienz aufzubauen und Selbstvertrauen zu gewinnen

riva

INHALT

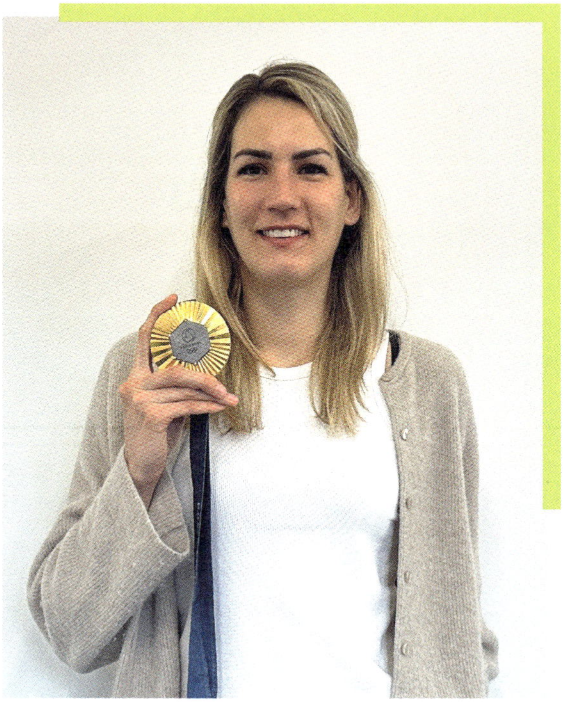

VORWORT VON SONJA GREINACHER

Stellen Sie sich folgendes Szenario vor: 6000 Menschen. Die *Place de la Concorde*. Ein Spiel – zehn Minuten – und dabei einmal durch die komplette Palette der Emotionen: von Euphorie bis Angst, von Spannung bis Erleichterung. Am Ende fällt der Vorhang, wir verbeugen uns, die Menge tobt. Zum ersten Mal in meiner Karriere hatte ich das Gefühl, als würden wir jeden Tag ein Theaterstück aufführen – ein Entertainmentprogramm voller Leidenschaft, Risiko und unvorhersehbarer Wendungen. Dort, auf der größten Sportbühne der Welt: bei Olympia in Paris.

Warum es sich genau so angefühlt hat, kann ich bis heute nicht ganz erklären. Aber ich habe es geliebt – jeden einzelnen Moment mit dieser Mannschaft, auf dem Weg zur olympischen Goldmedaille. Bis dahin war es ein langer Weg: unzählige Reisen, Nächte an Flughäfen, Niederlagen, Zweifel – und immer wieder Angst. Angst, die Olympia-Qualifikation nach drei Jahren harter Arbeit zu verpassen, Angst, sich kurz vor dem großen Ziel zu verletzen.

Aus evolutionärer Sicht ist Angst eine überlebenswichtige Emotion. Ohne sie wäre die Menschheit wohl nicht weit gekommen. Doch im Leistungssport stellt sich eine andere Frage: Wie geht man mit dieser Angst um? Und was ist, wenn genau das passiert, wovor man sich am meisten fürchtet?

Diesen Fragen durfte ich mithilfe der Sportpsychologie und mit Mentaltrainer*innen wie Alexandra Albert auf den Grund gehen. Mit der Zeit habe ich für mich persönlich eine Antwort gefunden: Kontrolliere das Kontrollierbare – und lass den Rest los. Ich kann nicht kontrollieren, ob im Basketball ein Wurf fällt. Aber ich kann alles dafür tun, dass er eine gute Chance hat, zu fallen. Ich kann nicht jede Verletzung verhindern. Aber ich kann das Risiko verringern, mich zu verletzen. Und genau dort beginnt Ruhe – und mit ihr Vertrauen und weniger Angst.

Mentaltraining ist für mich ein zentraler Baustein sportlichen Erfolgs. Denn was nützt es, körperlich in Bestform zu sein, wenn der Kopf blockiert? Ich wünsche mir, dass Mentaltraining im Leistungssport denselben Stellenwert bekommt wie Kraft- oder Techniktraining. Weil wir nur dann wirklich frei und ungehemmt spielen können. Und weil wir sie genau dann am meisten genießen können: unsere Momente auf den großen Sportbühnen dieser Welt.

Viel Spaß und Erfolg dabei!

Sonja Greinacher
Olympiasiegerin 2024 im 3×3-Basketball

VORWORT DER AUTORINNEN

Liebe Leserinnen und Leser,

während der Pandemie erschien unser erstes Buch zum Thema Mentaltraining im Sport. 2021 stellten wir darin einen neuen Ansatz vor. Wir erklärten Mentaltraining aus einer damals neuen Perspektive und verbanden die klassischen Mentaltechniken mit neurobiologischen Erklärungen. Wie Gedanken, Gefühle und Körperreaktionen zusammenhängen, wird vom Gehirn aus gesteuert. Und genau dort setzten wir an. Wir schauten, wie sich die traditionellen Trainingsfelder des Mentaltrainings neurowissenschaftlich erklären und in der Praxis verbessern ließen. Das anatomische Wissen über Regeneration, Motivation, Konzentration, Visualisierung oder Emotionsregulation erwies sich in unserer Praxis als wertvolle Ergänzung zum klassischen Mentaltraining. Unseren Athleten gelang es, sich über einen körperlichen Zugang im Mentaltraining selbst besser zu verstehen und die eigenen Ressourcen schneller abzurufen.

In der Folge entschieden wir uns, ein weiteres Buch zum Thema neurozentriertes Mentaltraining zu veröffentlichen, das sich einem wichtigen Aspekt widmet, der in der heutigen Zeit immer mehr Menschen betrifft: der Angst. Aus unserer Sicht ist die Angst im Sport, aber auch in der Gesellschaft allgemein, insbesondere in und nach der Coronapandemie, zu einem zentralen Thema geworden. Es hat dringenden Handlungsbedarf und benötigt weitere Aufklärung. Mit der Angst eng verknüpft ist der Druck, der auf vielen lastet, woraus das Gefühl der Überforderung und damit einhergehend weitere Ängste resultieren. Dieses Phänomen ist altersübergreifend zu beobachten, sowohl unter Kindern und Jugendlichen als auch unter Erwachsenen.

Sie erfahren hier mehr über die evolutionäre Besonderheit von Stress, das Erleben von Druck, seinen Bezug zu Angst und dem Gefühl von Angst, Furcht, Zweifel und Sorge im Sport. Sie werden unter anderem dabei erfahren, dass Versagensangst keine Schwäche, sondern eine Reaktion auf sozialen Druck darstellt. Im Übungsteil lernen Sie anhand zahlreicher Techniken, wie Sie genau diesen in Fokus, Mut und Leistung umwandeln können.

Überdies finden Sie in allen Kapiteln wiederholt soziokulturelle Erklärungsansätze, da diese unterstützend zu beschreiben vermögen, warum sich Druck und Angst aus sozialen Bedrohungen heraus, nämlich durch Erwartungen und Bewertungen, in körperlichen und psychischen Reaktionen zeigen. Das Gehirn jedes Einzelnen entscheidet dabei, ob wir in unseren Handlungen gehemmt oder gar blockiert werden oder möglicherweise sogar unter Druck besser performen.

Wer versteht, was das Gehirn in welchen sozialen Settings aus Druck und Angst mit uns macht, findet im Mentaltraining zahlreiche Lösungsansätze, um einen gezielten Umgang damit zu finden, der Erfolg versprechend ist. Mentaltraining vermittelt leicht zugängliche, richtungsweisende und spannende Wege der Regulation von Angst und Druck.

Dieses Buch haben wir für all diejenigen geschrieben, die sportlich aktiv sind, egal ob Freizeit- oder Leistungssportler, egal welchen Geschlechts und welcher Herkunft, Einzel- oder Mannschaftssportler, Trainer oder Athlet, aber auch für Eltern. Sie stellen bei diesem Thema das Bindeglied zum Sport dar und haben deshalb eine bedeutende Aufgabe. In Kapitel 4 gehen wir darauf detailliert ein.

Dieser Ratgeber liefert Ihnen fundiertes Hintergrundwissen zum Thema Druck und Angst und bietet zahlreiche praktische Übungen für einen besseren Umgang mit selbigen Emotionen. Dennoch ersetzen die Übungen an keiner Stelle eine Therapie für Menschen, die unter Panik- oder Angststörungen leiden. Überdies erheben wir keinen Anspruch auf Vollständigkeit. Ebenso wenig ist der Inhalt unseres Buches der Weisheit letzter Schluss. Wir möchten erklären, welchen Einfluss Druck und Angst auf Leistung haben, beschreiben Formen der Angst sowie die langfristige Auswirkung von Druck und Angst auf Geist und Körper. Zudem nehmen wir dabei Bezug auf die Rolle von Eltern und Trainern im Sport und die Rolle sozialer Medien, wo auf verschiedenen Plattformen teils enormer Erwartungsdruck aufgebaut wird und möglicherweise Ausgrenzung stattfindet, was beides als Stressor wirken kann.

Unser Wunsch ist es, Ihnen mit diesem Buch einen optimalen Zugang zum Trainieren und Regulieren der Kette »Gedanke – Gefühl – Bewegung« unter Angst und Druck zu ermöglichen. Ziel soll nicht sein, angst- und druckfrei an den Start zu gehen, denn das ist evolutionär gar nicht möglich und auch nicht erwünscht – sondern zu vermeiden, dass wir uns in der Bewegung und Performance gehemmt oder gar blockiert fühlen. Es geht um die Regulation von Angst und damit um den Gewinn von Selbstwirksamkeit unter Druck.

> *»Man braucht im Leben nichts zu fürchten, man muss nur alles verstehen. Jetzt ist es an der Zeit, mehr zu verstehen, damit wir weniger fürchten.«*
>
> *Marie Curie*

Wir wünschen Ihnen viel Freude beim Lesen und viel Erfolg in Training und Wettkampf!

Herzlichst
Alexandra Albert und Dr. Susanne-Katrin Droste

KAPITEL 1

MENTAL STARK IM SPORT

Die Suche nach dem richtigen Mindset ist im Sport in aller Munde. Der Kopf gewinne und Erfolg beginne im Kopf, so heißt es. Doch was genau verbirgt sich dahinter? Warum gelingt es manchen Athleten, mental stark zu performen, und anderen stehen Angst und Aufregung ins Gesicht geschrieben?

Es braucht einen Blick ins Chemielabor zwischen unseren Ohren. Es ist das Gehirn, das als Steuerungszentrale dafür sorgt, dass wir als Menschen wahrnehmen, fühlen, agieren und reagieren. Keiner dieser Bereiche steht für sich allein. Im Kopf laufen alle Fäden zusammen. Wissenschaftlich betrachtet handelt es sich um neuronale Prozesse, um ein Ineinandergreifen unterschiedlicher Systeme. Um diese zu verstehen und zudem ihre Netzwerkarbeit besser nachvollziehen zu können, braucht es die neurowissenschaftliche Perspektive. Diese ermöglicht auch eine neue Betrachtungsweise von Bewegung und Sport. Im Folgenden stellen wir diesen Ansatz vor, der Altes mit Neuem verbindet, Mentaltraining greifbarer und den Umgang mit Angst und Druck leichter macht.

BEWEGUNG BEGINNT IM KOPF

Die Entwicklung und Organisation des menschlichen Körpers sind von Grund auf auf Bewegung ausgerichtet. Bewegung ist nicht nur eine beliebige Option, sondern eine grundlegende Voraussetzung für einen gesunden Organismus. Hinter jeder Bewegung steht jedoch weit mehr als reine Muskelarbeit: Ein komplexes Zusammenspiel kognitiver Prozesse sowie sozialer, emotionaler und physischer Faktoren bestimmt, wie wir uns bewegen. Diese vielfältigen Einflüsse laufen in unserem Gehirn – der zentralen Steuerungsinstanz für Denken, Fühlen und Handeln – zusammen.

Dabei lassen sich zwei Perspektiven einnehmen: Zum einen können wir untersuchen, wie Bewegung auf das Gehirn wirkt, zum anderen, wie die Funktionsweise einzelner Hirnareale Bewegungsabläufe steuert. Dadurch können wir beispielsweise auch Einflüsse von Stress, wie Druck und Angst, in Bezug auf Bewegung besser nachvollziehen. Das Zusammenspiel von Gedanken, Gefühlen und motorischen Handlungen bildet die Grundlage der Bewegungs- und Trainingslehre. Es ermöglicht eine ganzheitliche Betrachtung, die sowohl zur Leistungssteigerung als auch zur allgemeinen Gesundheitsprävention im Sport genutzt werden kann.

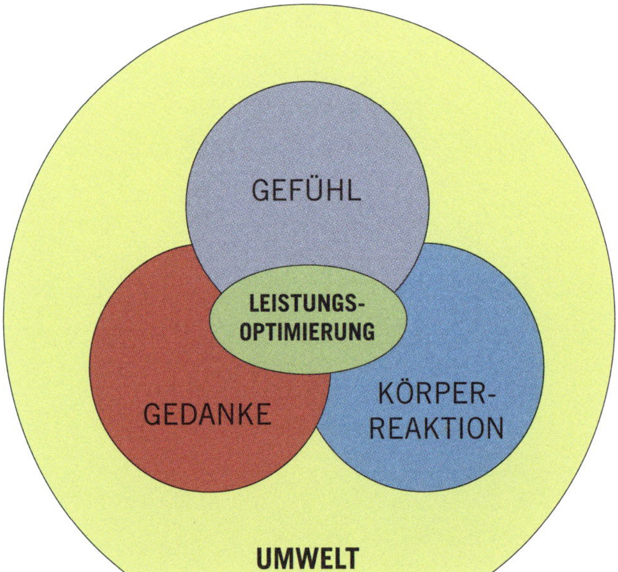

Denken in Systemen: Gedanke, Gefühl und Körperreaktionen greifen über die Steuerung neuronaler Prozesse beständig ineinander. Das kann zur Leistungsoptimierung genutzt werden.

International machten Forscher in den vergangenen 60 Jahren eine Vielzahl neuer Entdeckungen, die uns das Gehirn als Organ besser verstehen lassen. Dennoch gehen Expertinnen und Experten davon aus, dass wir bis heute nur einen Bruchteil seines tatsächlichen Potenzials kennen. Ursprünglich diente das Gehirn allein der Sicherung des Überlebens. Wer diesen evolutionären Ausgangspunkt berücksichtigt, gewinnt für viele Alltags- und Sportphänomene eine neue Sichtweise.

Als hochvernetztes Organ steuert das Gehirn nicht nur unsere Motorik, sondern auch unser Denken, Fühlen und Handeln. Deshalb lohnt es sich, die Funktionsweise einzelner neuronaler Netzwerke gerade im sportlichen Kontext genauer zu betrachten. Denn wie bereits zu Beginn des Kapitels betont, geht es im Sport nie allein um die mechanische Ausführung von Bewegungen. Entscheidend ist das Zusammenspiel kognitiver, sozioemotionaler und körperlicher Systeme unter Einfluss der jeweiligen Umweltbedingungen. Dieses systemische Denken eröffnet neue Möglichkeiten, Bewegung zu verstehen – insbesondere dann, wenn Körper oder Geist im Moment der sportlichen Leistung nicht so reagieren, wie wir es uns wünschen, zum Beispiel, wenn wir unter Druck stehen, Lampenfieber oder Angst haben.

Bei diesem systemischen Ansatz nehmen wir die neurobiologischen Prozesse im Gehirn in den Fokus, also den Aufbau und die Funktionsweise des Nervensystems. Dies ermöglicht es, die Leistungsoptimierung aus einer neuen Perspektive zu betrachten. Im Folgenden erfahren Sie, welche Vorgänge dabei im Gehirn im Einzelnen wichtig sind.

Neuronale Bewegungssteuerung

Bewegungen werden im Gehirn gesteuert. Dies ist uns teilweise bewusst, es geschieht teilweise aber auch unbewusst. Um zu verstehen, weshalb Stressoren wie Leistungsdruck, Lampenfieber oder Angst unsere Bewegungsumsetzung im Sport beeinträchtigen oder sogar blockieren können, lohnt sich ein Blick auf die zugrunde liegenden Steuerungsmechanismen.

In der Bewegungslehre unterscheidet man zwischen Bewegungsplanung und Bewegungsausführung, an denen unterschiedliche Hirnregionen beteiligt sind:

- Bewusste Bewegungen entstehen in kortikalen Bereichen der Großhirnrinde, insbesondere in den vorderen und oberen Regionen. Sie basieren auf Entscheidungen und erfordern Aufmerksamkeit, wie etwa das vorsichtige Tragen eines voll beladenen Tabletts.
- Unbewusste oder automatisierte Bewegungen hingegen werden überwiegend in subkortikalen Arealen gesteuert, also in tieferliegenden Strukturen unterhalb der Großhirnrinde.

Eine zentrale Rolle übernimmt dabei das Kleinhirn *(Cerebellum)*. Es koordiniert die Ausführung von Bewegungen, reguliert ihre zeitliche Abfolge und Dauer und ist entscheidend für motorisches

Lernen sowie das Bewegungs- beziehungsweise Fertigkeitsgedächtnis. Auch die Steuerung antagonistischer Muskeln, also der als Gegenspieler wirkenden Muskelpaare wie zum Beispiel Bizeps und Trizeps am Oberarm für das Beugen und Strecken des Arms, läuft hier zusammen. Deshalb gilt das Kleinhirn als eine Art Speicher für sportliche Fertigkeiten und als oberste Kontrollinstanz für Koordination.

Ein weiterer Grundpfeiler für das Erlernen und Ausführen von Bewegung ist die Propriozeption, auch Tiefensensibilität genannt. Sie beschreibt die Eigenwahrnehmung des Körpers und vermittelt Informationen über die Stellung und Bewegung der Gelenke, die Lage des Körpers im Raum sowie die notwendige Muskelkraft. Grundlage dafür sind spezialisierte Rezeptoren, die diese Daten an das Nervensystem weitergeben. Auf der Propriozeption beruht nicht nur unser Körpergefühl, sondern auch unsere Fähigkeit, sich Bewegungen innerlich vorzustellen. Auch hier werden alltägliche und vertraute Abläufe bei Druck, Anspannung oder Angst beeinträchtigt.

Spannend ist zudem, dass Nervenzellen nicht nur aktiv sind, wenn wir uns selbst bewegen, sondern auch, wenn wir Bewegungen anderer beobachten. Diese Entdeckung führte zur Identifikation der sogenannten Spiegelneuronen. Sie ermöglichen es uns, Bewegungen allein durch Beobachtung oder Vorstellung zu erlernen. Ein eindrucksvolles Beispiel liefert die Entwicklung von Kleinkindern: Niemand erklärt ihnen im Detail, wie Laufen funktioniert. Stattdessen beobachten sie, was andere tun, ahmen es nach und üben so lange, bis die Bewegung automatisiert ist.

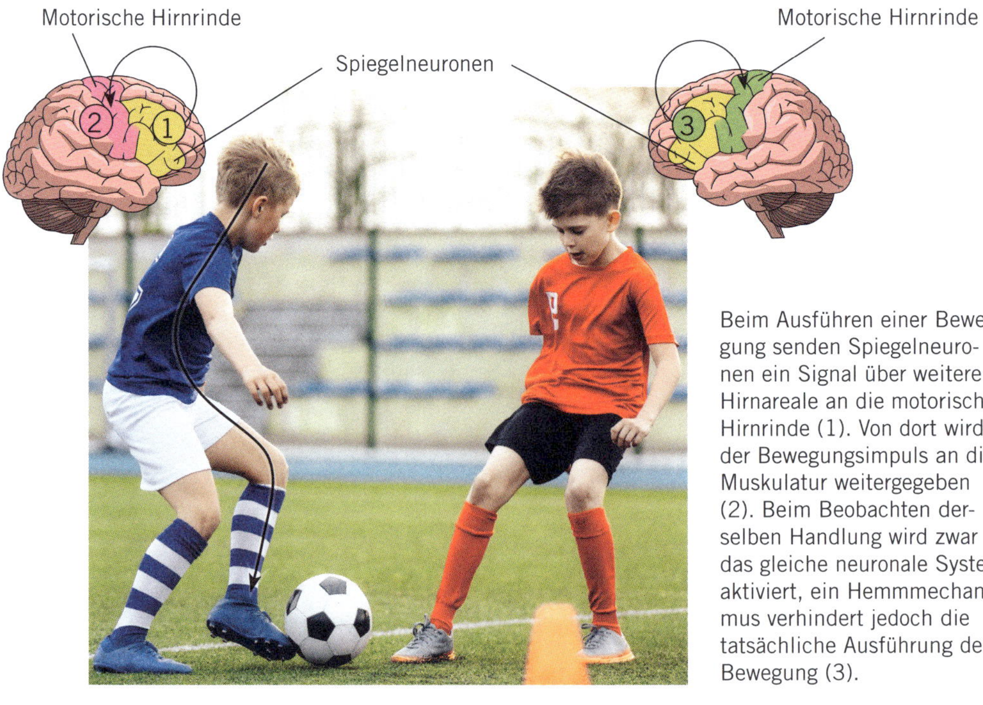

Beim Ausführen einer Bewegung senden Spiegelneuronen ein Signal über weitere Hirnareale an die motorische Hirnrinde (1). Von dort wird der Bewegungsimpuls an die Muskulatur weitergegeben (2). Beim Beobachten derselben Handlung wird zwar das gleiche neuronale System aktiviert, ein Hemmmechanismus verhindert jedoch die tatsächliche Ausführung der Bewegung (3).

Auch wenn die Forschung zu Spiegelneuronen noch in den Anfängen steckt, zeigen Studien, dass sie nicht nur auf Bewegungen reagieren, sondern auch auf Absichten, Gefühle, Berührungen oder Sprache. Damit scheinen sie für unser soziales Miteinander und insbesondere für unsere Empathiefähigkeit unverzichtbar. Für den Sport eröffnet dieses Wissen wertvolle Möglichkeiten: Durch gezieltes Beobachten, Mentaltraining oder die bewusste Arbeit mit der Vorstellungskraft lassen sich sowohl physische als auch sozioemotionale Lernprozesse beschleunigen. Dies kann nicht nur die Qualität von Bewegungen verbessern, sondern beispielsweise auch die Kohäsion innerhalb von Mannschaften.

Das Fasziengewebe: Sinnesorgan für An- und Entspannung

Seit circa 15 Jahren wird der Begriff »Faszien« synonym für das Bindegewebe benutzt. Die Medizin und Bewegungslehre hatten bis dato dem Bindegewebe wenig Bedeutung zugeschrieben. Das Bindegewebe wurde früher hauptsächlich durch seinen hohen Kollagen- und Elastananteil als Stützapparat betrachtet, ohne dass man dahinter eine größere Bedeutung vermutet hätte. Bis zu diesem Zeitpunkt war nicht bekannt, welche weiteren Aufgaben im Körper das Bindegewebe zu erfüllen hat. Es handelte sich um eine Wissenslücke. Ein Forschungsprojekt kam schließlich vor Jahren erstmals zu dem Ergebnis, dass sich Nervenrezeptoren im Fasziengewebe befinden, die mit dem zentralen Nervensystem vernetzt sind. Sie reagieren insbesondere auf emotionalen Stress und sensorische Informationen von außen und können daraufhin physische An- und Entspannung mitsteuern. Daher ist es angezeigt, dass gerade Sportler diesen Teil des Organismus näher betrachten, vor allem, wenn es um das Thema Druck und Angst geht.

Der Faszienforscher Prof. Dr. Robert Schleip widmete seine Arbeit über Jahre dem Bindegewebe. Er spricht von sechsmal mehr Nervenendigungen im Bindegewebe als in der Muskulatur.[1] Seit dieser Erkenntnis wird dem Fasziensystem heute auch eine große Beteiligung an der Schmerzwahrnehmung zugeschrieben. Dies war vorher nicht bekannt. Mediziner umschrieben das Fasziengewebe früher gern so: Wenn man das Bindegewebe von unten nach oben durchtrennte, würde das Skelett zusammenfallen wie ein Kartenhaus. Diese Beschreibung weist daraufhin, dass das Bindegewebe den gesamten Körper durchzieht. Wie ein Netz umhüllt es den Körper nicht nur unter der Haut, sondern umgibt in mehreren Lagen sowohl Muskeln als auch Organe, Gelenke und Nervenbahnen und verbindet alles miteinander.

Heute gilt es als das größte Sinnesorgan unseres Organismus. Einige sprechen sogar vom sechsten Sinn. Die unterschiedlichen Sensoren kommunizieren mit den entsprechend korrespondierenden Arealen des zentralen Nervensystems und steuern damit zum Beispiel über das Kleinhirn je nach Bewegung die Länge der Muskeln oder die Stellung der Gelenke zueinander, was in der Bewegungslehre, wie oben bereits beschrieben, Propriozeption genannt wird. Darüber hinaus kommunizieren die Rezeptoren mit dem limbischen System im Gehirn, was wiederum das emotionale Erleben mitsteuert, so zum Beispiel auch die Angst. Diese Zusammenhänge verdeutlichen erneut die Wichtigkeit des Denkens in Systemen. Gedanken, Gefühle und Körperbewegung greifen bei Anspannung stets ineinander, können sich aber auch gegenseitig in der Entspannung unterstützen.

Verändert sich die Spannung im Bindegewebe durch Stress oder hohe Bewegungsumfänge, »verklebt« oder »verfilzt« die ursprüngliche Gitterstruktur des Bindegewebes. Dies kann zur Folge haben, dass der Wassertransport des hydraulisch organisierten Fasziensystems nicht mehr so gut funktioniert. Dadurch werden die Zellen nicht mehr ausreichend mit Nährstoffen versorgt werden. »Das Milieu vertrocknet!«, so beschreiben manche Physiotherapeuten diesen Vorgang umgangssprachlich. Durch die fehlende Gleitfähigkeit des Gewebes sind auch Bewegungen oft eingeschränkt, wenn Faszien verkleben. Ebenso kann dies zu Schmerzen führen. Laut den Forschungsergebnissen der letzten Jahre können folgende Aspekte fasziale Probleme hervorrufen:

- Bewegungsmangel wie langes Sitzen
- zu hohe Trainingsumfänge oder zu schwere körperliche Tätigkeiten
- Verletzungen
- Entzündungen
- Infekte
- Stress

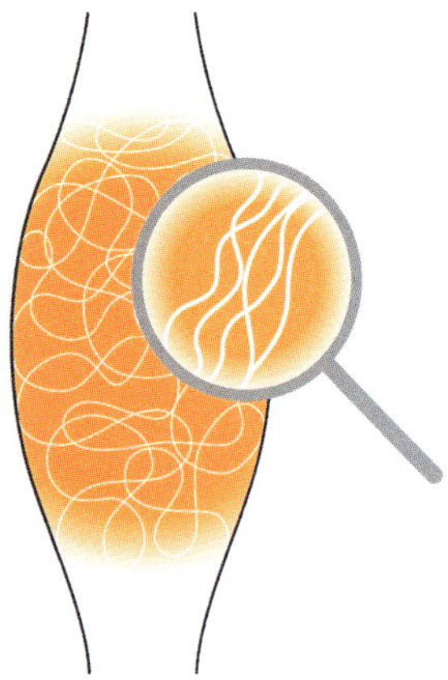

untrainiertes Fasziengewebe = ungleichmäßig, verklebt und unelastisch

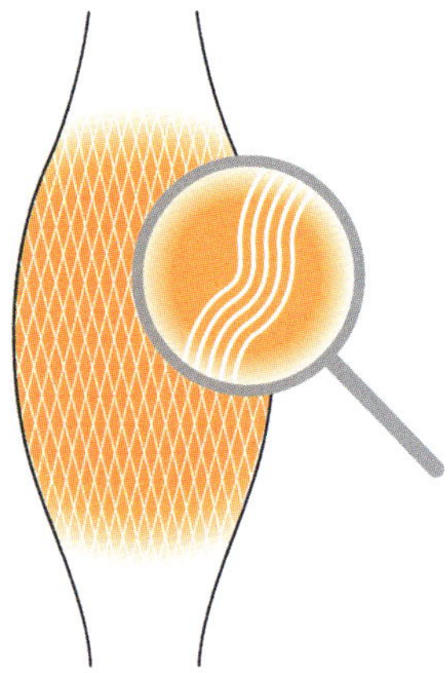

trainiertes Fasziengewebe = gleichmäßig strukturiert, locker und elsastisch

Durch Training wird das Fasziengewebe elastisch und belastbar und droht nicht zu verkleben.

Aufgrund dieses Forschungsergebnisses schlussfolgerten Wissenschaftler, dass es einen engen Zusammenhang zwischen körperlichem, mentalem und emotionalem Erleben gibt und sich in der Folge Stress – bildlich gesprochen – im Gewebe niederschlägt und »sammelt«. Bewegungen und Reaktionen auf äußere Einflüsse verändern sich, wenn wir Stress erleben, weil sich dadurch die Spannung im Fasziengewebe verändert. Faszien bilden also eine Brücke zwischen Körper und Psyche. Für Sportler ist dies eine wichtige Information. Denn wenn durch Stress oder Angst der Muskeltonus (aus dem Griechischen, *tonus*, »Spannung«) im Körper steigt, werden Bewegungsabläufe unsauberer: Rotationsbewegungen in Schulter und Hüfte gelingen in solchen Momenten beispielsweise nur eingeschränkt, Katapulteffekte bei Sprüngen, zum Beispiel im Sprunggelenk, werden begrenzt, Kraft- und Schnelligkeitsreaktionen im Muskel verlaufen langsamer, Bänder und Sehnen sind verletzungsanfälliger.

Der Stress, der sich merklich im Körper festsetzt und aufgrund von veränderten Druck- und Zugverhältnissen die Spannung in der Muskulatur verändert und sportspezifische Bewegungsabläufe unsauber werden lassen kann, lässt sich durch bestimmte Techniken von außen abbauen. Konkrete Übungsbeispiele folgen in Kapitel 3 ab Seite 87. Des Weiteren wird das vegetative Nervensystem beruhigt, was Angst reduzieren kann.

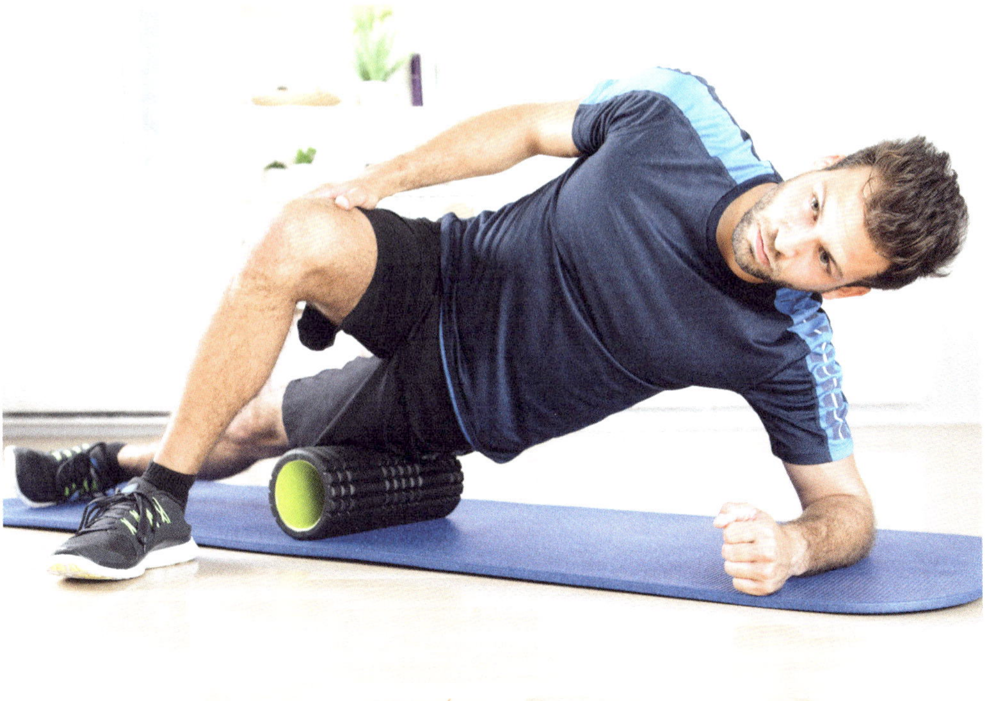

Sportler beim Faszientraining: Durch kontrolliertes Ausrollen werden Verklebungen gelöst, die Beweglichkeit wird verbessert und die Regeneration unterstützt.

EINE KURZE HISTORIE ZUR ANGST

Nehmen wir mal an, die Angst wäre eine Person des öffentlichen Lebens. Wie würden Sie sie beschreiben? Was zeichnet sie aus? Wo kommt sie her? Was sind ihre Stärken, was ihre Schwächen? Wie tritt sie in Erscheinung? Zahlreiche weitere Fragen ließen sich aneinanderreihen. Folgende Antworten können dazu in Betracht gezogen werden:

Geht man von der Annahme aus, es handele sich bei der Angst um eine Person, dann gäbe es folglich auch eine Biografie, einen Lebensverlauf. Sie hätte ihre ganz persönliche Geschichte. Diese persönliche Geschichte wird in den nächsten Abschnitten unter eine gesellschaftswissenschaftliche sowie neurobiologische Lupe genommen, weil sie aus unserer Sicht die Zunahme von Druck und Angst im Sport recht gut begründen lässt: »Wer« war die Angst ursprünglich mal und was ist aus ihr in unserer postmodernen Leistungsgesellschaft geworden?

Am Anfang war der Stress. Evolution hat ökonomisch betrachtet alles aufs Überleben hin optimiert, auch das Gehirn. Drohte Gefahr, folgte eine Stressmeldung: Eine Bedrohung wurde wahrgenommen, Ratlosigkeit wurde ebenso gemeldet wie das Gefühl der Angst oder Furcht. Darauf gehen wir an späterer Stelle genauer ein. Da Evolution langsam vonstattengeht, blieb diese Verkettung bis heute erhalten. Selbst wenn es nicht immer in der westlichen Welt um Leben oder Tod geht, wenn wir Stress erleben, so ist das Ineinandergreifen der Systeme des Überlebens bei Stressreaktionen bisher gleich geblieben.

Hirnforscher fanden in der Entwicklungsgeschichte des Gehirns heraus, dass dieses Organ auf Stressmeldungen hin nach einer Lösung suchte, um aus der erlebten Unsicherheit Sicherheit zu generieren. Mit jeder Stressmeldung lernte das Gehirn weiter dazu. Dem Stress gelang es, das Gehirn auf eine Art und Weise über Netzwerke umzufunktionieren, sodass es stabiler, lernfähiger und letztendlich immer größer wurde.[2] Auslöser für diesen Prozess war letztendlich die Angst. Das Erleben von Angst resultiert in einer Stressreaktion, die dem Zweck dient, bedrohliche Situationen zu überstehen. Zu den typischen Handlungsreaktionen gehören Kampf, Flucht und Erstarren/Totstellen. Signalstoffe, wie zum Beispiel die Stresshormone Adrenalin, Noradrenalin oder Cortisol, die in den Nebennieren produziert werden, ermöglichen es, diese Notfallreaktionen im Organismus aufrechtzuerhalten. Klassische Angstreaktionen zeigen sich in der Geschichte der Menschheit schon immer auf zwei Ebenen, sowohl auf der körperlichen als auch der psychischen, jedoch bei jedem unterschiedlich ausgeprägt und nicht immer in allen Facetten. Unser Organismus kann dabei wie folgt reagieren:

- **Erhöhter Blutdruck:** Dabei wird das Blut meist weg vom Gehirn hin zu den Muskeln transportiert, damit wir uns schneller in Bewegung setzen. Dabei kann Schwindel auftreten.
- **Muskelzittern:** Die Zitterbewegung im Körper baut übrigens Adrenalin ab.

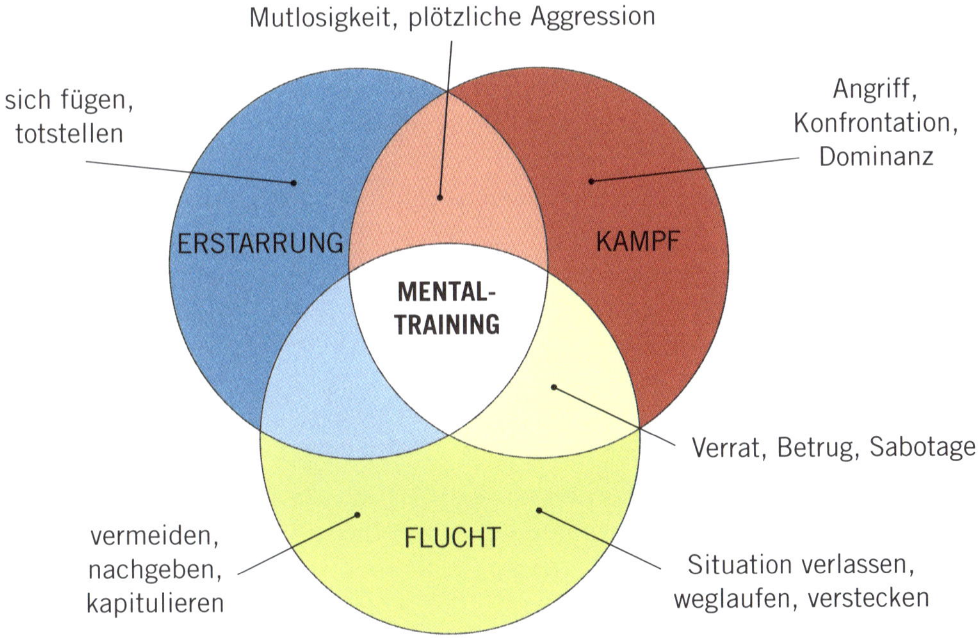

Stress oder angstauslösende Situationen führen evolutionär bedingt bis heute zu Kampf, Flucht oder Erstarren. Mentaltraining ermöglicht flexiblere, lösungsorientiertere Reaktionen.

- **Schnellere Atmung:** Die erhöhte Atemfrequenz kann zu Hyperventilation führen.
- **Harndrang:** Durch ein Mehr am Stresshormon Noradrenalin verspüren wir einen plötzlichen Druck, Harn lassen zu müssen.
- **Drang zur Darmentleerung:** Statt für die Verdauung soll mehr Energie für andere körperliche Prozesse zur Verfügung stehen. Dadurch kann es oft zu Durchfall kommen.
- **Blackout:** Hier geht die Amygdala in den instinktiven Überlebensmodus und schaltet den Verstand – den präfrontalen Kortex – quasi offline, was durch hohen Stress ausgelöst wird und zu einem vorübergehenden Blockieren von Wissens- und Handlungsprozessen im Gehirn führt.
- **Depersonalisierung:** Sie wird ebenfalls durch hohen Stress ausgelöst und beschreibt ein vorübergehendes »Neben-sich-Stehen«, also eine Entfremdung vom eigenen Körper und der Umwelt. Der präfrontale Kortex übernimmt die Kontrolle über die limbische Aktivität, er dämpft die emotionale Verarbeitung, um handlungsfähig zu bleiben.

Diese Reaktionen können als Schutzreaktionen des Gehirns verstanden werden. Sie entwickeln dabei eine unterschiedliche neurobiologische Dynamik, auf deren Grundlage wir nun genauer eingehen.

STRESS NEUROBIOLOGISCH VERSTEHEN

Das Zusammenspiel von körperlicher und psychischer Belastung prägt maßgeblich die Leistungsfähigkeit. Dabei ist Stress, wie wir schon gesehen haben, keine rein psychologische Empfindung, sondern ein messbarer biochemischer Zustand. Zwei zentrale Akteure im Stressgeschehen sind die Hormone Adrenalin und Cortisol. Sie stellen den Körper blitzschnell auf körperliche und geistige Leistungsbereitschaft ein. So können sie kurzfristig zu Höchstleistungen führen, langfristig aber zu Blockade und Erschöpfung. Die Dosis und Dauer sind also entscheidend für ihre Wirkung – dies ist für Eltern und Trainer, die von außen die Entwicklung der Athleten hautnah erleben, wichtig zu wissen. Kommt es zu Blockaden oder Erschöpfung bei Sportlern, sollte dies als Signal verstanden werden, um die Ursachen für das hohe Stressniveau der Betroffenen ausfindig zu machen. Die Sportler selbst vermögen in einem solchen Zustand gar nicht zu reflektieren und selbst Lösungen zu finden. Daher ist eine gesunde Sensibilisierung für diese Themen bei Personen im nahen sozialen Umfeld ratsam.

Wenn der Körper Stress spürt, wird über das limbische System und die Amygdala (Mandelkern) die Situation gescannt und blitzschnell bewertet. Sie sendet dann Impulse zur vegetativen Steuerung an das sympathische Nervensystem und zeitgleich den Hypothalamus und aktiviert damit die Hypothalamus-Hypophysen-Nebennierenrinden-Achse (die häufig verwendete Abkürzung HPA-Achse steht für die englische Bezeichnung *Hypothalamic-Pituitary-Adrenal Cortex-Axis*).

Adrenalin *(Epinephrin)* wird vom sympathischen Nervensystem in Sekundenschnelle über das Nebennierenmark freigesetzt und bewirkt kurzfristige physiologische Anpassungen, die für eine unmittelbare Leistungssteigerung sorgen. Dieses Hormon ist der Turbo des Nervensystems und hilft zum Beispiel in Wettkampfsituationen, das Maximum abzurufen. Im Gehirn wirkt Adrenalin indirekt. Es aktiviert die Noradrenalinausschüttung aus dem *Locus caeruleus* (der sogenannte blaue Fleck im Hirnstamm), das wiederum im gesamten Kortex verteilt wird. Dadurch wird unter anderem:

- die Amygdala sensitiver für Gefahrenreize,
- der Hippocampus aufmerksamer für relevante Erinnerungen und
- der präfrontale Kortex für Entscheidungs- und Handlungskontrolle kurzfristig stimuliert, aber bei Dauerstress gehemmt.[3]

Diese Reaktionen können in der Praxis wie folgt aussehen: Ein 100-Meter-Sprinter hat wenige Sekunden bis zum Start. Die Adrenalinfreisetzung ist maximal und das Herz rast, die Pupillen sind geweitet. In dieser Phase ist Adrenalin ein Leistungsbooster, der Reaktionszeit, Muskelspannung und Konzentration schärft und dafür sorgt, im Hier und Jetzt zu sein. Die Gefahr ist, dass der Erregungszustand zu hoch werden kann, wenn die Angst übermäßig wird, und das kann zu einem Fehlstart führen, was im Sportlerjargon »Überdrehen« genannt wird.

Cortisol wirkt etwas langsamer, hält den Körper aber länger im Einsatzmodus und wird daher auch »Langstrecken-Stresshormon« genannt. Seine kurzfristigen Hauptwirkungen im Körper sind:

- Erhöhung des Blutzuckerspiegels zur schnellen Energiebereitstellung
- Hemmung von Entzündungen und Immunreaktionen
- Erhaltung der Homöostase bei anhaltendem Stress

Bei chronisch erhöhtem Cortisolspiegel, etwa durch Trainingsüberlastung oder permanenten Leistungsdruck, kann es jedoch zu Müdigkeit, Infektanfälligkeit und Leistungsabfall kommen.

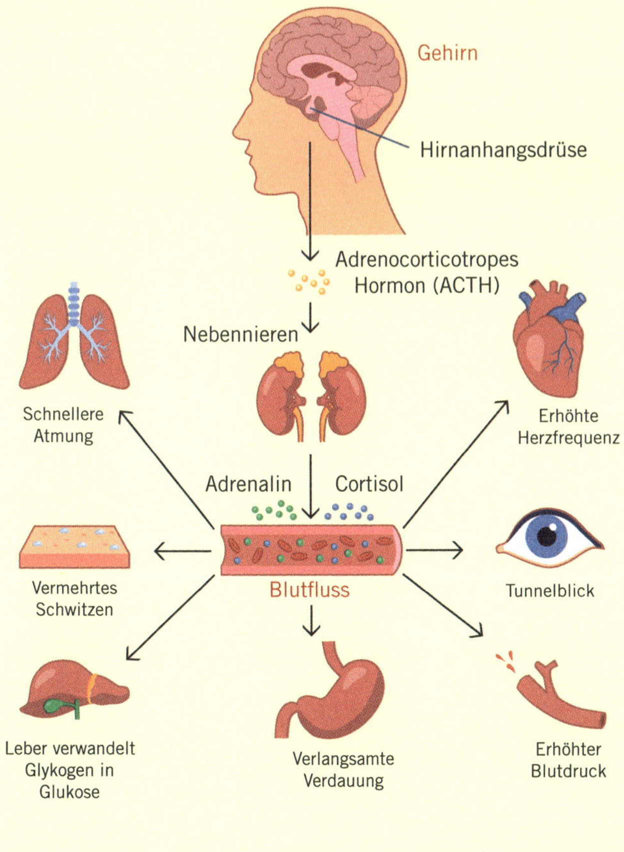

Die Stressantwort im Körper setzt mehrere Prozesse in Gang und wird über die Hormonausschüttung von Adrenalin und Cortisol ausgelöst.

Im Gehirn verstärkt Cortisol die Aktivität der Amygdala, was zu emotionalen Überreaktionen führen kann. Gleichzeitig wird die Funktion des präfrontalen Kortex eingeschränkt, wodurch die Entscheidungs- und Handlungskontrolle beeinträchtigt wird. Zusätzlich beeinflusst das Hormon die Gedächtnisprozesse im Hippocampus, es hemmt Gedächtnisbildung und Kontextverarbeitung. Es wirkt also sowohl adaptiv an die Situation als auch hemmend, je nachdem, wie viel von dem Hormon ausgeschüttet wird und wie lange dieser Zustand anhält.

Nach dem transaktionalen Stressmodell von Lazarus und Folkman entsteht Stress nicht durch das Ereignis selbst, sondern durch die kognitive Bewertung der Situation.[4] Im Sport erfolgen solche Bewertungsabläufe wiederholt von außen, zum Beispiel durch Trainer, Eltern oder ein gegnerisches Umfeld, und von innen, also durch den Athleten selbst. Das Gehirn durchläuft dabei zunächst die primäre Bewertung. Es prüft, ob ein Reiz positiv, irrelevant oder gefährlich ist. Bei als gefährlich empfundenen Situationen unterscheidet es, ob es einen Schaden gibt, eine Beeinträchtigung droht oder die Situation eine herausfordernde, aber bewältigbare Aufgabe darstellt.

Im nächsten Schritt erfolgt die sekundäre Bewertung. Der Sportler schätzt seine Bewältigungsressourcen ein, also körperliche Fitness, erlernte Fähigkeiten, mentale Stärke, Selbstvertrauen oder Unterstützung durch Team und Trainer. Fehlen Ressourcen, und sei es nur in der eigenen Wahrnehmung, entsteht über die Aktivierung der Stresssysteme das Gefühl von Stress.

Wie Sie sehen, ist Stress also ein subjektives Gefühl. Die individuelle Einschätzung bestimmt, ob Druck als Herausforderung (Challenge) oder Bedrohung wahrgenommen wird.[5]

Diese Differenzierung ist entscheidend, da Athleten im Challenge-Zustand tendenziell bessere Leistungen abrufen und resilienter mit Fehlern umgehen.[6]

Was können wir nun daraus lernen? Cortisol und Adrenalin sind Teil unseres evolutionären Überlebenssystems und im Sport unentbehrlich. Doch wie bei jedem leistungssteigernden Mittel ist die Dosis entscheidend. In moderatem Maße wirkt es aktivierend und leistungssteigernd, im Übermaß jedoch hemmend.

Wie kann man als Sportler nun diese Informationen positiv für sich nutzen? Das Wichtigste ist, erst einmal zu akzeptieren, dass Stress kein Feind ist, sondern ein Signal, das Rückschlüsse über die eigene Verfassung gibt. Daraus ergibt sich, dass man seine Körpersignale als Feedback über die eigene Erregungslage einordnen kann, denen man nicht einfach ausgeliefert ist, sondern die man mit geeigneten Werkzeugen – zum Beispiel Mentaltechniken, Regeneration, Schlaf – regulieren kann. Stress ist man nicht mehr hilflos ausgeliefert, sondern man bleibt handlungsfähig. Auch Sie können lernen, den eigenen Hormonhaushalt zu verstehen und bewusst zu steuern, was ein enormer Wettbewerbsvorteil denen gegenüber ist, die von ihm gesteuert werden.

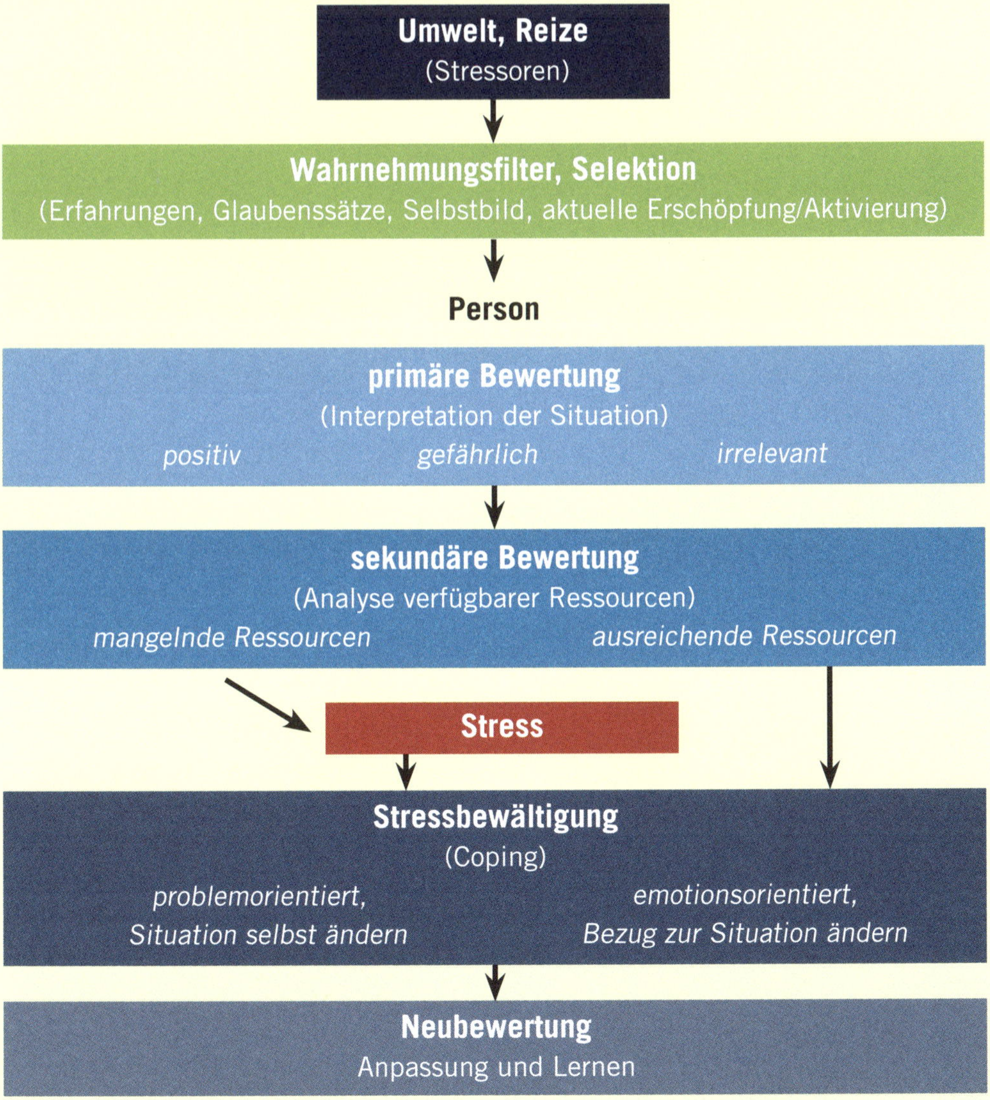

Das transaktionale Stressmodell nach Lazarus und Folkman: Stress entsteht in erster Linie durch die individuelle Bewertung einer Situation.

Findet das Gehirn keinen regulierenden Umgang mit hohen Stressreaktionen, kann dies zu Dauerstress führen. In der Natur bedeutet Dauerstress bei vielen Lebewesen, dass das Überleben oft nicht mehr möglich ist. Die Systeme kollabieren.[7] Bei Menschen kann sich dies beispielsweise in einer Anpassungsstörung zeigen. Diese kann wiederum in eine Depression führen oder in Einzelfällen leider sogar im Suizid enden. Angst und Stress führen folglich eine sehr enge Beziehung. Und genau diese Beziehung wurde im Laufe der Geschichte in verschiedenen Kontexten gesellschaftlich genauer betrachtet. So gibt es neben philosophischen Angstkonzepten auch psychologische Bestimmungsversuche. Eine konkrete interdisziplinäre Definition von Angst liegt jedoch bis heute nicht vor, von Stress übrigens ebenso wenig.

Wichtig, um Angst in unserer Welt greifen und begreifen zu können, ist die Tatsache, dass es sich um eine Reaktion handelt, und zwar um eine emotionale Reaktion. Angst ist ein Gefühl, genauer gesagt sogar ein ganz normales Gefühl. Objektiv betrachtet handelt es sich um ein Gefühl mit Signalfunktion, das sich in jedem zeigen kann. Sie ist jedoch weder in der DNA festgeschrieben noch sind die Reaktionsketten bei jedem Menschen gleich. Sie zeigt sich individuell und gesellschaftlich geprägt. In der DNA festgelegt sind genetische Programme, die aktiviert werden, wenn Angstreaktionen erfolgen. Wann, warum und wo sie erfolgen, hängt von zahlreichen Faktoren des Umfelds ab, zum Beispiel wie jemand in seiner Familie gelernt hat, mit Angst umzugehen, oder wie und ob eine Situation im kulturellen Umfeld und in der Familie als angstbesetzt bewertet wurde. Gene schaffen kein unabänderliches Schicksal. Sie bilden eine Anlage, eine gewisse Vulnerabilität, die durch Umwelt, Erziehung, Erfahrungen und Training geformt wird. Dies nennt man epigenetische Prozesse.[8]

Im Allgemeinen spricht man von zwei Formen der Angst: Kontingenzangst und konkrete Angst. Wer eine Angstreaktion genauer verstehen möchte, sollte sich mit diesen beiden Formen von Angst auseinandersetzen. Es gilt, den Unterschied Angst versus Furcht verstehen zu lernen.

Angst versus Furcht

Hirnforschung und Psychologie unterscheiden zwischen Angst und Furcht, wo wir im Alltag meist verallgemeinernd von Angst sprechen. Doch auch im Mentaltraining ist die Unterscheidung wichtig, um das emotionale Erleben besser verstehen und mittels passender Techniken verändern zu können.

Furcht gilt als Emotion, die sich als Reaktion auf einen Signalreiz bezieht, auf ganz konkrete Dinge, Situationen oder Personen, wie zum Beispiel eine giftige Schlange oder Todesangst bei einer Geiselnahme. Im Gehirn wird eine reale Gefahr als Bedrohung gemeldet. Wir sprechen in solchen Fällen auch von rationalen Ängsten. Um diese besser zu verstehen, hilft ein Blick ins limbische System.

DAS LIMBISCHE SYSTEM

Jeder Athlet weiß, wie es sich anfühlt, wenn ein wichtiger Wettkampf bevorsteht. Das Herz schlägt schneller, die Gedanken rasen und der Körper reagiert außerhalb der gewohnten Kontrollfähigkeit fast automatisch. Verantwortlich dafür ist das limbische System, die emotionale Schaltzentrale des Gehirns. Es ist ein Netzwerk aus verschiedenen Strukturen tief im Inneren des Gehirns, das Emotionen, Motivation, Triebverhalten, Gedächtnisinhalte und körperliche Reaktionen miteinander verbindet. Hier wird entschieden, wie sich eine Situation anfühlt, ob sie als bedrohlich, neutral oder belohnend erlebt wird. Diese Bewertung geschieht blitzschnell und verläuft meist unbewusst, lange bevor der denkende Verstand eingreifen kann. Die zentralen Strukturen sind:

- Amygdala (emotionale Bewertung, Angstreaktion)
- Hippocampus (kontextuelles Gedächtnis, räumliche Orientierung)
- Hypothalamus (vegetative Steuerung, Hormonfreisetzung)
- Nucleus accumbens (Motivation, Belohnungssystem)

Die Amygdala (Mandelkern) steht im Zentrum dieses emotionalen Frühwarnsystems und scannt permanent die Umwelt, vergleicht sie mit gespeicherten Erfahrungen und entscheidet, ob eine Situation als bedrohlich wahrgenommen wird. Diese schnelle Reaktion schützt uns evolutionär vor Gefahr, kann aber im Sport auch zum Beispiel zu Angst vor einem Wettkampf führen. Das liegt daran, dass der Mandelkern auch Sitz des emotionalen Gedächtnisses ist und Angstreaktionen speichert, wie bei einem Sprinter, der in der Vergangenheit bei einem wichtigen Finale gestolpert ist und nun vor dem nächsten Startschuss panikartige Anspannung spürt.

Der Hippocampus arbeitet eng mit der Amygdala zusammen, indem er Erfahrungen kontextualisiert, etwa dass ein Wettkampf zwar herausfordernd, aber nicht gefährlich ist, oder, um beim vorherigen Beispiel zu bleiben, dass der Stolperer im Finale eine Ausnahme war. Der präfrontale Kortex übernimmt schließlich die bewusste Regulation. Er kann beruhigend auf die Amygdala einwirken, Entscheidungen lenken und ermöglicht somit wieder eine emotionale Kontrolle. Es ist also ein schmaler Grat zwischen Fokussierung und Verkrampfung, je nachdem, wie aktiv die Amygdala ist. Wenn sie zu stark reagiert, entstehen Nervosität, Angst oder Blockaden. Wenn sie gut reguliert ist, mobilisiert sie Energie, schärft die Wahrnehmung und steigert die Reaktionsgeschwindigkeit.[9]

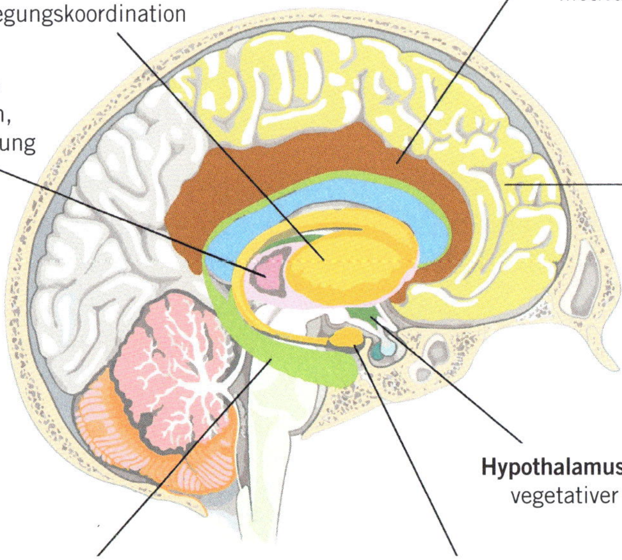

Das limbische System ist ein neuronales Netzwerk verschiedener Hirnareale, die für die Steuerung und Verarbeitung von Emotionen, Körperfunktionen und Gedächtnis zuständig sind.

Angst beschreibt ein gegenstandsloses Empfinden, ein diffuses, unangenehmes Gefühl der Anspannung. Die Bedrohung ist unspezifisch. Es geht nicht akut um Leben oder Tod, weder bei Redeangst noch bei Angst vor Wettkämpfen. Die Gefühle beziehen sich vielmehr auf innere Bilder oder Gedankenketten, meist in Bezug auf erlebte Situationen, die erinnert werden und die man vermeiden möchte. Wir sprechen hier von irrationalen Ängsten. Die Angst kommt also von innen, während die Furcht plötzlich auftritt und durch äußere Reize ausgelöst wird.

Sowohl bei Angst als auch bei Furcht kommt es zu physiologischen und mentalen Symptomen, wie erhöhtem Herzschlag, flacher Atmung, Übelkeit oder einem Blackout. Bei der Furcht flachen diese Symptome schnell wieder ab, sobald die Bedrohung vorüber ist. Bei der Angst halten die Symptome über einen längeren Zeitraum an, da der Sympathikus durch das entsprechende Gedankenkarussell und Verhalten länger aktiviert bleibt – auch hier stoßen wir wieder auf das enge Zusammenspiel von Kopf und Körper.

Diese letztgenannte Angst beziehungsweise Kontingenzangst beschreibt folglich das Moment der Unbestimmtheit, einen Verlust von Kontrolle, der mit einem Leiden an Unsicherheit einhergeht.[10] Das kann einem im nahen sozialen Umfeld widerfahren, zum Beispiel als

Wettkampfathlet durch den Druck, Ergebnisse erzielen zu müssen. Nicht zu wissen, ob man gewinnt, kann Versagensangst auslösen. Oder aber wir fühlen uns Gesellschaftsprozessen ausgesetzt, die wir nicht kontrollieren können, zum Beispiel beim Thema Klimawandel, Weltkrieg oder Terrorismus, was wiederum Zukunftsangst hervorrufen kann. Bedrohung bestimmt dabei die Wahrnehmung. Sicherheit kann nur dann resultieren, wenn wir Zusammenhänge verständlich nachvollziehen können, Orientierung erleben oder es möglich wird, bestimmte Situationen vorhersehen zu können.

Konkrete Angst beschreibt wiederum das, was synonym gern mit Furcht bezeichnet wird. Wir setzen eine Situation, eine Person, ein Tier oder Ähnliches in Bezug zu einer konkreten Gefahr. Wir nehmen Bedrohung wahr und befürchten Verletzung, Krankheit, Gefahr, Verlust oder Tod. Angst lässt sich hier als »objektfokussierte Angst« beschreiben.[11]

KONTROLLVERLUST

Ein Leben ohne Angst gibt es nicht, es handelt sich stets um eine Regulierung von Unvorhersehbarem und den Prozess, das Überleben zu sichern. Die Vorstellung, Situationen hilflos ausgeliefert zu sein, macht vielen Menschen heute mehr Angst als das Erleben von Bedrohung. Doch was genau passiert dabei eigentlich?

Kontrollverlust ist mehr als nur ein gedankliches Empfinden. Er ist ein körperlich spürbares und neurobiologisch verankertes Phänomen. Das Gefühl, die Kontrolle zu verlieren, entsteht, wenn das Gehirn die Balance zwischen rationaler Kontrolle und emotionaler Reaktion verliert: Rationales Denken wird überlagert, körperliche Alarmzeichen werden intensiv erlebt und die Welt scheint sich der eigenen Kontrolle zu entziehen.[12]

Kontrollverlust ist also ein Zustand, in dem Gehirn und Körper auf Bedrohung reagieren, selbst wenn diese Bedrohung objektiv nicht existiert. Es ist ein inneres Alarmsystem, das in Sekundenbruchteilen die Kontrolle von rationalem Denken auf instinktives Handeln verschiebt. Und genau diese Verschiebung ist das, was wir als Kontrollverlust spüren. Als Sportler zu lernen und wahrzunehmen, wann sich ein Gefühl von Kontrollverlust einstellt und warum, kann mithilfe von Mentaltraining unterstützt und aufgefangen werden.

Beide Angstformen gehen mit dem Gefühl der Ungewissheit und Angstempfindungen einher und beruhen stets auf einem persönlichen, subjektiven Wahrnehmungsgehalt. Und beide Angstformen können einander bedingen. Diese Information ist essenziell für einen guten Umgang mit Mentaltraining. Im Übungsteil ab Seite 87 finden Sie nähere Informationen dazu. Mentaltraining wird auch in Gruppensettings erfolgreich eingesetzt, aber wer beim Thema Umgang mit Druck und Angst persönlich weiterkommen möchte, braucht ein individuelles Einzeltraining, um die eigenen biografischen, subjektiven Aspekte gezielt bearbeiten zu können.

Seit der Pandemie beobachten Fachleute aus Gesundheit und Medizin eine eindeutige Verstärkung von Angsterleben, Angstreaktionen und Dauerstress. Für die Entstehung von Angst werden hier soziokulturelle Bedingungen mit in Betracht gezogen. Aus einer Emotion, die Stressreaktionen nach sich zieht, um das Überleben zu sichern und den Organismus zu stabilisieren, entwickelte sich in der kapitalistischen Leistungsgesellschaft in unterschiedlichen Kontexten ein sich ausbreitendes Unsicherheitsempfinden. Das Vertrauen, in die Welt gut und sicher eingebunden zu sein und in diesem sozialen Gebilde Schutz zu finden, war für viele zwischenzeitlich verloren gegangen.

Die Verkettung »Leistungserbringung – Erwartung – Druck – Versagensangst« spielt in diesem Zusammenhang ganz offensichtlich eine große Rolle in der westlichen Welt, und zwar eine, die als gesamtgesellschaftliches Phänomen bis in den privaten Alltag eingedrungen ist. Das Postulat »Ich bin, was ich kann!« diktiert Menschen im Gefüge der Leistungsgesellschaft ihre Stellung. Es sind die Ergebnisse, die zählen, und die damit verbundenen Erwartungen, die zielgerichtet verfolgt werden. Siege und Podestplatzierungen sind die Währung des ehrgeizigen Sportlers, Noten, Beförderungen und Prämienzahlung die des Schülers, Studenten und Arbeitnehmers. Wichtig ist es daher, Ursachen von Angst auszumachen und Menschen wieder an ihre Ressourcen heranzuführen, sowohl gesamtgesellschaftlich als auch individuell im Sport. Und ihnen zu vermitteln, dass wir ohne Angst nicht lernen, wie das Leben funktioniert. Gerald Hüther bringt es auf den Punkt: »Nicht die Angst, sondern das Erleben, eine bedrohliche Situation gemeistert zu haben, führt zu einer Aktivierung des sogenannten Belohnungszentrums und damit zur Freisetzung von Botenstoffen und Hormonen, die das Auswachsen neuer Nervenzellfortsätze und das Knüpfen neuer Nervenzellkontakte stimulieren.«[13]

Angst als Chance und Herausforderung zu betrachten, ist das Ziel, nicht, angstfrei zu werden. Mit diesem Buch möchten wir Ihnen vermitteln, einen konstruktiven Umgang mit der Angst im Sport zu erlernen, Bedrohung zu erkennen, sie wahrzunehmen und zu regulieren.

STARTSCHWIERIGKEITEN

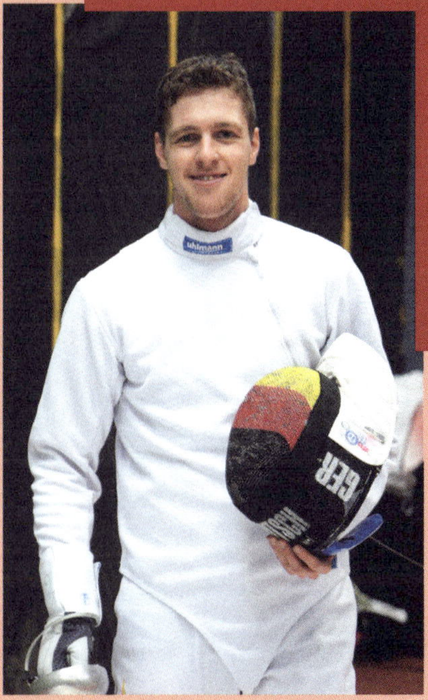

Erfahrungsbericht von Peter Bitsch

Während meiner Zeit als Leistungssportler im Degenfechten war ein Motiv besonders wiederkehrend: die Angst vor der Eliminierung in der Vorrunde auf Weltcups. Auf Weltcups im Fechten werden zu Beginn des Turniers die Teilnehmer auf Runden mit je sieben Fechtern aufgeteilt. Diese fechten jeder gegen jeden und am Ende wird eine Rangliste über alle Runden erstellt. Die letzten 30 Prozent dieser Liste werden anschließend eliminiert.

Das Vorrundenaus ist für jeden Fechter im Weltcup die Höchststrafe und zusätzlich in unserem Sportsystem eine wirtschaftliche Pleite. Der daraus resultierende Druck und die Angst sowie mein Unvermögen, mit all dem umzugehen, führten mitunter zu Beginn meiner Zeit im großen Weltcup-Zirkus dazu, dass ich mich vorerst aus dem Leistungssport zurückzog.

Nach ein paar Jahren wagte ich schließlich den Neuanfang. Von diesem Moment an arbeitete ich mit einer Mentaltrainerin. Nach einem euphorischen Start stellte sich nach den ersten Weltcups jedoch das altbekannte Gefühl wieder ein. Schon beim Aufwärmen fühlte ich mich wie in Watte gepackt, müde und träge. Die Gefechte liefen dann immer an mir vorbei, meist überstand ich zwar die Vorrunde, aber mein Unterbewusstsein dachte nicht daran, das Ganze als Lerneffekt zu sehen. Eine erste Hilfestellung war eine Meditation, die ich mithilfe einer Sprachnachricht meiner Mentaltrainerin im Hotel am Vortag eines Weltcups durchführte. Ich fühlte mich zunächst wieder sicherer.

Meinen Durchbruch in dieser Angelegenheit erlebte ich schließlich jedoch beim Weltcup in Vancouver im Jahr 2024. In der Viertelstunde zwischen dem Aufwärmen und dem Start der Runde fühlte ich mich erneut zunehmend gelähmt. Inzwischen hatte ich jedoch immer mehr über die Verbindung von Gedanke, Emotion und Bewegung gelernt. Und ich lächelte. Kein Lächeln, das von innen kam, nur ein Hochziehen der Mundwinkel. Selbstverständlich kam ich mir dabei reichlich dumm vor und sah mich nervös in der Halle um. Und dabei fiel mir auf, dass alle anderen mindestens ebenso nervös waren wie ich – und kein sichtbares Mittel dagegen hatten. Das wiederum amüsierte mich und ich begann nun ehrlicher zu lächeln, wenn auch aus Schadenfreude. Schließlich war es, als würde sich ein Nebel lichten, ich wurde immer wacher und auch insgesamt fühlte sich alles leichter an. Die anschließende Runde bewältigte ich endlich ohne Angstattacke. Während Wettkämpfen bei den folgenden Weltcups kehrte die Angst nun immer seltener zurück und wenn, wusste ich, wie ich ihr begegnen konnte: Ich lächelte.

EINFLUSS VON DRUCK UND ANGST AUF LEISTUNG

Alles, was wir im Leben erreichen wollen oder müssen, ist an Erwartungen gekoppelt, sei es das Bestehen einer Prüfung, das Backen eines Kuchens oder das Pokalspiel mit der Volleyballmannschaft. Erwartungen wie diese werden von Menschen aus unserem Umfeld an uns gestellt – Familie, Partner, Freunde –, aus einem bestehenden System heraus wie Schule, Arbeit, Verein, oder wir richten sie selbst an uns. Erwartungen sind an Hoffnungen und Glaube gekoppelt, die, neurobiologisch betrachtet, Handeln und Denken antreiben und unterstützen oder aber hemmen können. Doch was genau passiert im Gehirn, wenn wir hoffen und glauben?

Das Gehirn ist im Grunde eine Vorhersage-Maschine. Jede neue Situation wird mit früheren Erfahrungen im Hippocampus und mit emotionalen Bewertungen in der Amygdala abgeglichen. Generell ist die Amygdala auf Vorsicht getrimmt, weshalb sie »sicherheitshalber« eher warnt und Situationen lieber negativ als positiv bewertet. Der präfrontale Kortex analysiert die Situation ebenfalls: »Ist das nützlich, gefährlich, neutral?« Wenn etwas als positiv oder lohnend eingeschätzt wird, wird auch das Belohnungssystem involviert. Im Ergebnis wird also schnell eingeordnet, ob etwas gut oder schlecht, sicher oder bedrohlich ist. Emotionen sind dabei kein Störfaktor, sondern das Fundament jeder Bewertung und der daraus folgenden Handlung.

Hoffnung und Glaube sind eng mit dem Belohnungs- und Emotionsregulationssystem verknüpft. Hoffnung und der positive Glaube aktivieren das dopaminerge Belohnungssystem im Gehirn, was uns hilft, motiviert zu sein, Ziele zu formulieren, auch bei Rückschlägen nicht aufzugeben und handlungsfähig zu bleiben. Zusätzlich kann das körpereigene opioide System, ein Teil des Zentralnervensystems, aktiviert werden, was dann zur Ausschüttung von Glückshormonen führt, die für Motivation, Selbstwirksamkeit, die Regulierung der Schmerzempfindung und Regeneration sorgen. Somit können Hoffnung und der Glaube an einen positiven Ausgang als Gegenspieler zur Angst gesehen werden, allerdings sind weitere Studien nötig, um die Zusammenhänge abschließend wissenschaftlich zu untermauern.[14] Trainer, die von diesen Mechanismen wissen und sie nutzen, helfen Athleten in ihrer Entwicklung.

Wie wir letztendlich Leistung abrufen, hängt von mehreren Faktoren ab. Vollständig untersucht sind diese Zusammenhänge noch nicht. Eine allgemeingültige Rezeptur für eine gelungene Performance gibt es ebenso wenig. Dennoch wissen wir um diverse Herangehensweisen, wie wir den Ablauf einer Leistungserbringung unterstützen können. Sie ist das Ergebnis einer fein abgestimmten individuellen Dynamik aus mentaler Steuerung, physiologischer Stabilität und situativer Anpassung, insbesondere dann, wenn Druck, Müdigkeit oder Unsicherheit zunehmen. Hier setzt Mentaltraining an und kann eine entscheidende, nützliche Rolle spielen.

Was von Wissenschaftlern in den vergangenen Jahren belegt werden konnte, ist, dass jeder Mensch seine ganz individuellen Handlungsstrategien beim Umgang mit Leistungserbringung findet, die von der eigenen Biografie, dem sozialen Umfeld und der individuellen Persönlichkeitsstruktur geprägt sind.[15] Diese Handlungsstrategien lassen sich manchmal kontrollieren und beeinflussen, sodass wir gezielt Leistung abrufen und Ziele erreichen können. In anderen Fällen übermannen uns Gefühle der Unsicherheit, die eine Leistungserbringung nur schwer bis kaum möglich machen. In letzteren Fällen spielen innere Prozesse wie Druck und Angst eine entscheidende Rolle. Gäbe es einen Wettstreit der Gefühle, würden Angst und Druck im Fall von Versagen zu den Gewinnern gehören. Denn meist übernehmen sie das Steuer, wenn es uns schwerfällt, Leistung abzurufen.

Druck- und Angstempfinden sind situationsabhängig. Wer während eines Wettkampfs im Sport Angst hat, muss nicht unbedingt Angst bei Prüfungen in der Schule erleben. Daher lohnt sich ein ganz persönlicher Blick auf die jeweilige Situation. Diese sollte räumlich, zeitlich und sachlich eingegrenzt werden. So fragen wir im Coaching immer danach, was bei den Athleten zum Zeitpunkt der ersten Performance mit Versagensangst sonst so im Leben los war. In fast allen Fällen folgen Antworten wie: »Ich habe die Schule gewechselt«, »Meine Trainerin ist weggegangen«, »Mein Vater ist nach langer Krankheit verstorben«, »Meine Freundin hat mit mir Schluss gemacht« oder Ähnliches. Wie oben beschrieben, greifen die Systeme im Alltag ständig ineinander. Sie bedingen einander, sie beeinflussen sich wechselseitig, müssen sich aber nicht auf alle Lebensbereiche übertragen.

Dass wir Angst und Aufregung empfinden, wenn von uns Leistung gefordert wird, ist normal und darf so sein, es ist sogar in gewissem Maße notwendig, um optimale Leistungen zu erbringen. Wir wollen es gut machen und haben Angst, zu versagen. Es stellt sich dabei immer die Frage, welchen Umgang wir finden, um diese Gefühle zu regulieren. Nehmen sie überhand, kommt es zu Blockaden oder Panik. Wir werden regelrecht handlungsunfähig.

Schon 1908 wurde dieser Zusammenhang als Yerkes-Dodson-Gesetz festgehalten.[16] Es beschreibt die Beziehung zwischen Erregung und Leistung als umgekehrte U-Kurve: Bis zu einem gewissen Punkt verbessert steigende Erregung die Leistung – danach verschlechtert sie sich wieder.

Die Fähigkeit, Leistung trotz Druck- und Angstempfinden abrufen zu können, macht Menschen zu mental starken Persönlichkeiten.[17] Führt die Angst zu versagen zu Schamgefühl oder Befangenheit, verlieren wir den Fokus und werden abgelenkt oder leiden mitten in der Performance unter einer Blockade. Ausgelöst werden kann dies durch einen Blackout oder eine Panikattacke. In der Psychologie spricht man dabei von *choking under pressure* (Versagen unter Druck). Die Angst wird so groß, dass die Performance scheitert. Zwei Aspekte wirken dabei wechselseitig aufeinander ein: Die Performance wird charakterbedingt als angstbesetzt *(trait anxiety)*

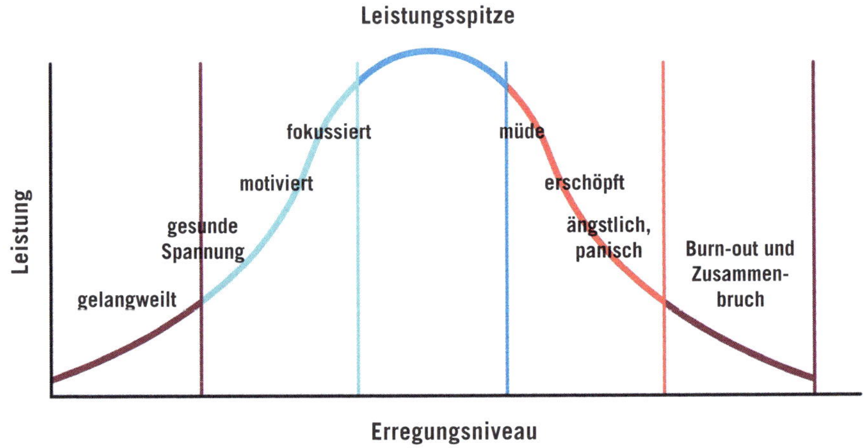

In der Yerkes-Dodson-Kurve wird das Verhältnis von Leistungserbringung zum vorhandenen Erregungsniveau beschrieben.

oder situationsbedingt *(state anxiety)* wahrgenommen. Beide Aspekte können einander bedingen. In Coaching und Therapie gilt es herauszufinden, welche der beiden Angstformen welche Reaktionsketten auslöst.

Interessant ist das Ergebnis einer Studie von 2008, in der Wissenschaftler herausfanden, dass mentale Stärke deutlich mit Sportangst korreliert, aber nicht unbedingt mit sportlichen Erfahrungen, dem Geschlecht oder dem Selbstbewusstsein.[18] Mentale Stärke schützt also nicht automatisch davor, unter Druck zu versagen. Zahlreiche Beispiele aus der Sportwelt führen zu der Annahme, dass jeder Athlet irgendwann, irgendwo davon betroffen sein kann. So erlitten beispielsweise der erfolgreiche Triathlet Jan Frodeno etwa 2010 und die Ausnahme-Turnerin Simone Biles 2021 ein Burn-out. Doch wie sollten Athleten in einer solchen Situation handeln?

Die folgenden Kapitel sollen helfen, *choking-under-pressure*-Situationen managen zu lernen. Wesentlich dafür ist es, uns darin zu schulen, Druck- und Versagensängste zu erkennen. Wenn wir die neurobiologischen Prozesse, die in Kapitel 2 ausführlich beschrieben werden, wahrnehmen lernen, werden wir Zusammenhänge auf der zeitlichen, räumlichen und sachlichen Ebene besser erkennen und können negativen Reaktionsketten mit spezifischen Techniken begegnen. Leistungsabfall sowie Leistungsstagnation können dadurch systematisch strukturell aufgefangen werden, was wiederum Selbstwirksamkeit fördert. Hierin liegt schließlich ein Schlüssel für seelische Gesundheitsförderung.

NEUROPLASTIZITÄT UND MENTALE ANPASSUNG

In unserem ersten Buch haben wir ausführlich erläutert, weshalb wir Mentaltraining als einen zentralen Baustein sportlicher Leistungsoptimierung halten und es deutlich mehr als nur ein Ergänzungsprogramm zum physischen Training ist. Die Optimierung der Leistungserbringung erfolgt durch die Verbesserung des Zusammenspiels kognitiver und sozioemotionaler Prozesse, also das Zusammenspiel von Gedanken, Gefühlen und Körperreaktionen.

Die Wirksamkeit von Mentaltraining beruht auf der Fähigkeit des Gehirns, sich sowohl strukturell als auch funktionell dynamisch an Anforderungen, Gedanken und Erfahrungen anzupassen. Diese Fähigkeit des Gehirns wird als Neuroplastizität bezeichnet. Lange Zeit ging man davon aus, dass dies nur für motorisches Lernen gilt, heute weiß man, dass dies auch auf mentale Prozesse zutrifft. Jeder mentale Prozess hinterlässt Spuren im Gehirn, was heißt, dass durch wiederholte Gedanken mit der Zeit stabile »Datenautobahnen« entstehen. Man kann sich das wie einen Trampelpfad, der auf einer Wiese entsteht, vorstellen. Wenn man nur einmal über die Wiese geht, stellen sich die Grashalme nach einer gewissen Zeit wieder auf, und der Pfad ist verschwunden. Mit jedem Mal, mit dem man diesen gleichen Weg geht, wird er immer deutlicher und breiter, ein dauerhafter Pfad entsteht. Das Gleiche passiert im Gehirn und über die Zeit hinweg entstehen stabile Verknüpfungen.

Neurobiologisch handelt es sich dabei um den Ausbau von Verästelungsbahnen, den sogenannten neuronalen Netzwerken. Neuronale Verknüpfungen werden entweder gestärkt oder abgeschwächt, je nach Häufigkeit des Gebrauchs dieser Bahnungen, frei nach dem Motto »Use it, or you lose it«. Dieses Phänomen wird auch Hebb'sche Lernregel genannt.[19]

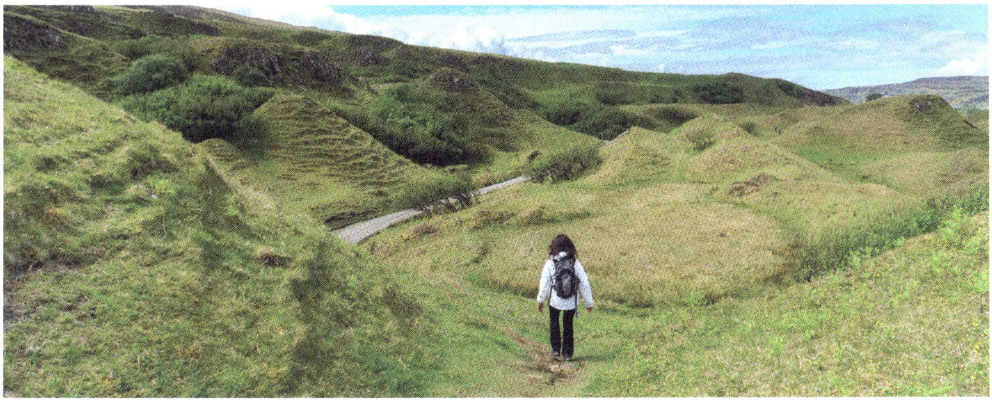

Im Gehirn werden neuronale Verknüpfungen über Wiederholung gestärkt, wie bei einem Trampelpfad, der immer deutlicher ausgetreten und schließlich zu einem regulären Weg wird.

Studien mit bildgebenden Verfahren (fMRT) zeigen, dass bei der mentalen Vorstellung von Bewegungen ähnliche Gehirnareale aktiv sind wie bei der tatsächlichen Ausführung der Bewegung. Das Gehirn unterscheidet dabei nur begrenzt zwischen Vorstellung und wirklicher Ausführung der Bewegung. Die innere Bewegungsvorstellung stimmt neuronal gesehen in weiten Teilen mit der tatsächlichen, körperlich ausgeführten Bewegung überein.[20] Was also intensiv gedacht wird, hat ganz reale Auswirkungen auf biologischer Ebene. Besonders effektiv scheint dabei kombiniertes Training aus Vorstellung und realer Durchführung, was zu signifikant besseren Ergebnissen geführt hat als das reine Körpertraining.[21]

Für Hochleistungssportler ist dies besonders interessant, da sie mit mentalem Training ihre motorischen Netzwerke trainieren, selbst wenn sie sich nicht bewegen. Dies ist vor allem relevant bei Verletzungen, wenn kein Training stattfinden kann, in Erholungsphasen oder zur Feinkorrektur der Bewegungsausführung. Man kann also sagen, dass, je häufiger eine Bewegung oder Vorstellung davon trainiert wird, die beteiligten neuronalen Netzwerke umso stabiler und schneller feuern, was zu einer höheren Bewegungsgenauigkeit und besseren Reaktionsgeschwindigkeit führt.

Neben den motorischen Netzwerken fördert das Mentaltraining zudem die mentale Neuroplastizität des Gehirns. Im Bereich des Sports heißt das, dass sich Athleten an neue Reize und Herausforderungen sowohl kognitiv als auch emotional anpassen können. Dies ist für Sportler von großer Bedeutung, da Gefühle, Emotionen und Denkweisen die Leistungsfähigkeit massiv beeinflussen können, wie wir bereits bei den Ausführungen von *choking under pressure* (siehe Seite 31) erfahren haben. Denkweisen zu verändern, Problemlösungskompetenzen zu fördern, Stress zu reduzieren und eine effektivere Emotionsregulation aufzubauen, stehen hier im Fokus des Mentaltrainings. Dies sind alles Faktoren, die zu einer erhöhten Resilienz, raus aus dem Tunnelblick hin zu einer größeren Verhaltensflexibilität führen. Gerade auch Nachwuchstalente profitieren vom frühzeitigen Erlernen mentaler Techniken zur Bewältigung von Stress und Druck sowie zur Auflösung mentaler Blockaden.

Wie Mentaltraining nun diese Handlungsstabilität unter Belastung unterstützen kann und was dabei auf neurobiologischer Ebene passiert, schauen wir uns im nächsten Kapitel genauer an, um damit ein kognitives Verständnis für die Basis von erfolgreicher und stabiler Leistungserbringung zu schaffen.

Das Gehirn als Fußballteam

Unser Gehirn arbeitet wie eine perfekt eingespielte Mannschaft. Jeder Bereich hat seine Position, seine Stärken, und nur wenn alle miteinander agieren, kann der Mensch Leistung erbringen und dabei ausgeglichen und kreativ sein. Da das Gehirn Bilder liebt, haben wir die Aufgaben der einzelnen Hirnregionen mit einem Fußballteam verglichen, um diese Zusammenarbeit im Gehirn besser begreifbar zu machen.

Wie die Gehirnareale wie ein Fußballteam zusammenarbeiten

Hirnregion	Rolle im Fußball	Team/Funktion auf dem Spielfeld	Neurobiologische Bedeutung
Metakognition/ bewusstes Selbst	**Cheftrainer an der Seitenlinie**	Beobachtet das Spielgeschehen von außen, gibt übergeordnete Richtung und Haltung vor	Metakognitive Ebene: Selbstbeobachtung, Achtsamkeit, Reflexion; können das Gehirn steuern und regulieren
Präfrontaler Kortex	**Kapitän und Spielmacher**	Lenkt das Spiel, entscheidet über Tempo, Strategie und Risiko	Steuerzentrale für Denken, Planung, Impulskontrolle und Emotionsregulation; hält alle Funktionen im Gleichgewicht
Amygdala	**Emotionaler Stürmer**	Reagiert blitzschnell auf Chancen oder Bedrohungen	Zentrum für Angst, Alarm und Emotion; löst Stress- oder Fluchtreaktionen aus
Hippocampus	**Erfahrener Mittelfeldspieler**	Kennt die Spielzüge, erinnert an Taktiken und Erfolge	Gedächtniszentrum; verknüpft Erfahrung, Lernen und Kontextinformationen
Basalganglien	**Eingespielter Mittelfeldspieler**	Spielt automatisierte Pässe, sorgt für Routine	Steuern Bewegungsabläufe, Gewohnheiten und Automatismen (Muskelgedächtnis)
Thalamus	**Schiedsrichter**	Entscheidet, welche Reize ins Spiel kommen	Filtert und leitet Sinnesinformationen an die richtigen Hirnareale weiter
Insula	**Verbindungsspieler und Torwartmelder**	Spürt das innere Klima des Teams, erkennt Erschöpfung oder Fokus	Vermittelt Körperwahrnehmung und emotionale Zustände; verbindet Innen- und Außenwelt
Anteriorer cingulärer Kortex	**Mentaltrainer**	Achtet auf Fokus, Motivation und Fairplay	Kontrollzentrum für Aufmerksamkeit, Fehlererkennung und Emotionsregulation
Nucleus accumbens	**Fanblock im Stadion**	Jubelt bei Erfolg, feuert das Team an	Belohnungs- und Motivationszentrum; setzt Dopamin frei bei Freude und Erfolg
Spiegelneuronen	**Teamspirit**	Führt das Spiel intuitiv zusammen, antizipiert das Miteinander der Mitspieler	Grundlage für Empathie, Resonanz, Synchronisation und soziale Wahrnehmung
Kleinhirn *(Cerebellum)*	**Co-Trainer für Präzision**	Achtet auf Timing, Balance und Koordination	Feintuning von Bewegungen, Gleichgewicht und Timing
Hirnstamm/ Hypothalamus	**Torwart**	Hält den Kasten sauber, schützt das Überleben, reagiert reflexhaft	Steuert lebenswichtige Körperfunktionen (Atmung, Herzfrequenz, Temperatur, Hormonachsen); aktiviert bei Gefahr sofortige Schutzreaktionen

KAPITEL 2

DRUCK UND ANGST IM SPORT

Die Welt feiert erfolgreiche Sportler, egal ob im Breiten- oder im Leistungssport. Nicht selten erlangen sie Heldenstatus, im Spitzensport sogar auf nationaler und internationaler Ebene. Sie schreiben Geschichte und werden für ihre außergewöhnlichen Leistungen gefeiert. Dabei wird das olympische Leistungscredo »höher, schneller, stärker« stets in einem positiven Licht mit Erfolg, Ruhm und Ehre gleichgesetzt. Schwächen, Niederlagen, Verletzungen oder gar psychische Belastungen und Erkrankungen werden dabei nur selten beleuchtet. Dennoch gewinnt diese dunkle Seite des Sports zunehmend Raum in der Arena sportlicher Höchstleistungen. Dass Erwartungen an die Leistung, egal ob von innen erzeugt oder von außen an den Athleten gestellt, Druck und Angst erzeugen, hat sich herumgesprochen. Dass es hier Handlungsbedarf im Umgang mit beiden braucht, ebenfalls. Denn sowohl Druckempfinden als auch Angst können gesundheitsgefährdende Auswirkungen haben. Im Sport werden Grenzen leider nicht nur in positive, sondern auch in negative Richtungen verschoben. Im folgenden Kapitel erfahren Sie, was genau sich hinter Angst und Druck im Sport verbirgt und wo sich Ansätze für einen besseren Umgang mit beiden finden lassen.

DIE PSYCHOLOGIE DER UNSICHERHEIT

Der Hirnforscher Prof. Dr. Achim Peters sagt: »Wir erleben die Welt durch die Brille unserer Erwartungen.« Unsere Gedanken tüfteln dabei unterschiedliche Szenarien aus, ähnlich wie ein Drehbuchautor, der versucht, den bestmöglichen Verlauf für seine angedachten Szenen zu finden. Unser Gehirn schafft dafür Vorhersagen, die Erlebtes mit Möglichem kombinieren. Nicht immer entspricht dieser Film vor unserem inneren Auge der Realität. Und genau darin liegt die Herausforderung. Werden aus Gedanken kreisende Gedanken, folgt nicht selten Unsicherheit. Diese führt in einer Situation, in der Leistung von uns gefordert wird, häufig zu einem Gefühl von Angst, genauer gesagt von Angst, zu versagen. Die meisten Athleten gewöhnen sich an Lampenfieber oder ein flaues Gefühl im Bauch. Sie sammeln Erfahrungen im Umgang mit dem Gefühl der Unsicherheit. Manchen gelingt dies aber nur begrenzt. Wie gut sich Unsicherheiten auflösen lassen, ist individuell unterschiedlich.

Betrachten wir dies einmal genauer: Untersuchungen haben gezeigt, dass wir besser darin werden, mit Unsicherheiten umzugehen, je mehr Erfahrungen wir mit selbigen sammeln. Je öfter wir mit Erwartungen von innen und außen konfrontiert werden, desto wahrscheinlicher gelingt es uns, gut mit diesen Unsicherheiten umzugehen.[22] Was passiert dabei genau?

Über die Jahre sammeln wir in unterschiedlichen Kontexten immer mehr Erfahrungen, sei es im Alltag oder im Sport. Kehren Situationen wieder, die auf bekannten Erfahrungen beruhen, ermöglicht uns dies eine schnellere und bessere Entscheidungsfindung. Das Gehirn scannt in neuen Situationen oder in Situationen mit einem offenen Ausgang Bekanntes, um Unsicherheiten zu reduzieren. Der eingangs erwähnte Überlebensmodus wird in solchen Fällen aktiviert. Das Gehirn wählt eine Lösung, die, basierend auf den Erfahrungen, am sinnvollsten erscheint, um die größtmögliche Sicherheit in der neuen Situation zu erreichen.

Wenn nun aber die oben erwähnten Erwartungen sehr hoch oder an neue, unbekannte Herausforderungen gekoppelt sind und wir befürchten, diese Erwartungen nicht erfüllen zu können, zweifeln wir daran, die angestrebte Leistung überhaupt erbringen zu können. Mitunter stellt sich Versagensangst ein. Das gesetzte Ziel erscheint dann plötzlich unerreichbar. Zielvereinbarungen können wiederum helfen, Unsicherheitsgefühle zu verringern. Solange Ziele beispielsweise realistisch sind und dem eigenen Trainingsniveau entsprechen, sind sie erreichbar. Auch wenn es dazu vielleicht bestimmte mentale Coachingmethoden braucht, wird kein Gedankenkarussell in Gang gesetzt, das regelrechte Bedrohungsszenarien vorhersagt. Wir sehen uns dann Herausforderungen gegenüber, die mit den passenden Übungen bewältigt werden können, die negative in positive Gedanken umwandeln. Das Selbstvertrauen steigt, die Unsicherheit sinkt. Wenn wir diese Erfahrung wiederholen, dass wir herausfordernde Situationen meistern, können wir dadurch unsere Gefühlskette regulieren, und automatisch werden auch unsere Körperbewegungen entspannter und damit sicherer. Entsprechende Techniken finden Sie im Übungsteil ab Seite 87.

Die Sache mit den Erwartungen

Im Sport ist Leistungserbringung stets mit einem gewissen Druck verbunden, siegen zu müssen – ansonsten erleidet der Athlet eine Niederlage. In der Sportsoziologie spricht man vom Sieg-Niederlage-Code. Der Athlet befindet sich immer in einer Situation mit offenem Ausgang: verlieren oder gewinnen, die eigene Bestzeit übertreffen oder dahinter zurückbleiben. Oder die Leistung stagniert, was sich ebenfalls eher wie eine Niederlage anfühlt. Sicher vorhersagen lässt es sich nie, ob die Performance zur eigenen Zufriedenheit verläuft oder nicht. Sportergebnisse leben vom ungewissen Ausgang.

Dieses Erleben führt zu Unsicherheit. Wir erleben Stress. Der Umgang mit Stress entscheidet wiederum, wie gut wir Gedanken und Gefühle regulieren können, um dann die bestmögliche Performance im Sport abzurufen. Wie in Kapitel 1 bereits beschrieben, überwiegt bei einigen Sportlern die Hoffnung auf Erfolg, bei anderen eher die Furcht vor Misserfolg. Beides erzeugt Stress, wie jemand aber damit umgeht, entscheidet darüber, ob dieser Stress überwunden werden kann, indem der Athlet seine Leistung abrufen kann und damit siegt, oder ob der Stress ihn übermäßig verunsichert und er so viel Druck und Angst empfindet, dass das systemische Ineinandergreifen von mentalen Vorgängen und seiner körperlichen Leistung blockiert. Je besser Sie über diese Zusammenhänge zwischen psychologischen Faktoren und anatomischen Reaktionen Bescheid wissen, desto leichter wird es, die für Sie passenden Methoden und Techniken abzuleiten, die Ihnen einen verbesserten Umgang mit Stress aufgrund von Druck und Angst ermöglichen. Der Weg zu mehr Souveränität im Umgang mit Stress beginnt dabei meist bei Selbstzweifeln, da der Ausgang einer sportlichen Leistungserbringung in fast allen Fällen unvorhersehbar ist. Unter Athleten spiegelt sich dies nicht selten in einem niedrigen Selbstvertrauen wider. Im Zentrum steht stets die Frage, ob man es schafft, den Erwartungen gerecht zu werden – eine Frage, die für viele Athleten von Unsicherheit und Zweifel geprägt ist. Zweifel und Unsicherheit hemmen die Fähigkeit, wohlüberlegte Entscheidungen zu treffen, ebenso wie die Motivation, Neues auszuprobieren, was im Sport beispielsweise die saubere Ausführung einer bekannten Bewegung sein kann.

Die Sportpsychologie unterscheidet hier zwischen Athleten, die Furcht vor Misserfolg haben – ihre Motivation ist: »Ich will weg von dem unguten Gefühl!« – und solchen, die positiv, also hoffnunsvoll, gewinnen zu können, in Training und Wettkampf gehen. Deren Motivation lautet: »Ich bewege mich auf ein positives Gefühl zu!« Die Kunst liegt folgerichtig darin, aus

Unsicherheit Sicherheit werden zu lassen, den Antrieb zu finden, zu trainieren und aus einem inneren Zögern Klarheit abzuleiten. Wer auch in unsicheren Situationen mit kühlem Kopf klar erkennt, was zu tun ist, wird auch die richtigen Entscheidungen fällen.

Neurobiologisch sind Erwartungen nichts anderes als Vorhersagen des Gehirns über die Zukunft. Das Gehirn ist ein vorhersagendes Codierungssystem: Es verarbeitet nicht nur eingehende Reize, sondern bildet ständig Hypothesen, wie die Welt gleich aussehen oder sich anfühlen wird.[23] Erwartungen werden aus Erfahrung, Erinnerung und dem vom Dopamin – umgangssprachlich »Glückshormon« genannt – gesteuerten Belohnungssystem gespeist. Sie geben Sicherheit und strukturieren Verhalten, wobei jedes Abweichen ein Motor für Lernen oder Stress darstellt. Forschungen von Wolfram Schultz und Kollegen haben gezeigt, dass dopaminerge Neurone im Mittelhirn nicht auf die Belohnung selbst reagieren, sondern auf den Unterschied zwischen Erwartung und Ergebnis.[24]

Wenn also etwas besser läuft als erwartet, wird diese Überraschung belohnt und Motivation und Lerneffekt werden gestärkt. Ist sie schlechter als erwartet, kommt es zu einer Enttäuschung und die Erwartungen werden angepasst. Entspricht das Ergebnis genau der Erwartung, bleiben die Emotionen neutral. In diesem Fall stabilisiert sich das Verhalten, der Devise folgend: »Ich habe nichts anderes erwartet.«

Da Druck und Angst hirnphysiologisch eng miteinander verwoben sind, behandeln wir sie gemeinsam. Wenn wir von außen kommenden, fremdbestimmten Druck oder von innen kommenden, selbst erzeugten Druck wahrnehmen und empfinden, dann stehen immer Erwartungen dahinter: Trainer, Vereinsfunktionäre, Eltern ebenso wie das Publikum, Sponsoren oder gar die Medien erwarten gute Ergebnisse. Nicht zuletzt setzen die Athleten selbst Maßstäbe an ihre

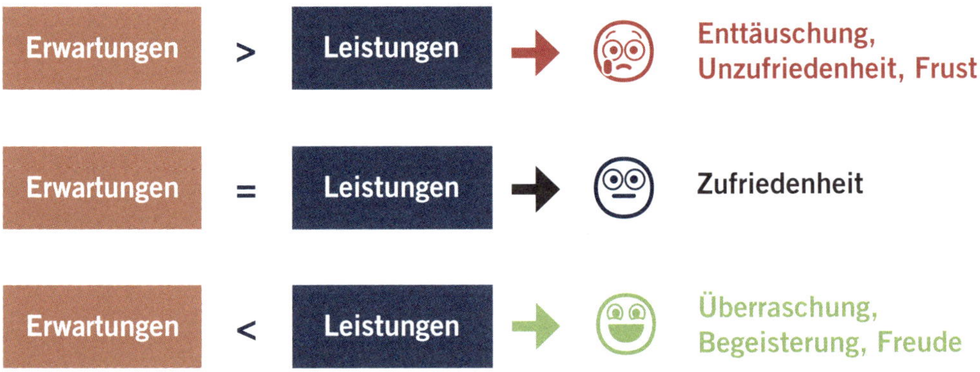

Der Zusammenhang zwischen Erwartung, Leistung und der daraus folgenden Emotionen verdeutlicht, wann wir enttäuscht oder motiviert sind.

Leistungserbringung, und ihre eigenen Erwartungen sind oft höher als die externen. All diese Erwartungen wollen erfüllt werden. Werden sie erfüllt oder gar übertroffen, ist das Grund zur Freude. Kann die erwartete Leistung nicht erbracht werden, sind Enttäuschung, Frustration, Ärger und Traurigkeit vorprogrammiert, womöglich sogar Scham oder Schuldgefühle. Sportliche Leistungserbringung ist also immer mit emotionalem Erleben verbunden. So ist auch das sportliche Wettkampferleben von Anfang bis Ende rein emotional. Zu wissen und zu lernen, dass das Regulieren der eigenen Gefühle, egal ob sie intrinsisch oder extrinsisch ausgelöst wurden, der Schlüssel für eine gesunde Performance ist, unterstützt den Zugang zu einem gesunden Mindsetting. Neurozentriertes Mentaltraining fördert die persönliche Entwicklung in der Leistungserbringung und führt zu mehr Selbstwirksamkeit, auch beim Umgang mit Erwartungen.

WAS IST LEISTUNGSDRUCK?

Das englische Wort *stress* kommt aus der Materialforschung und bedeutet »Druck ausüben«. Beim Menschen ist Druck stets an Erwartungen gekoppelt. Druck im Sport entsteht, wenn durch die bereits erläuterten Erwartungen Stress ausgelöst wird, bestimmte Leistungen zu erbringen und Bewertungen standzuhalten.

Innerer und äußerer Druck haben in der heutigen Zeit laut Wissenschaft sowohl im Sport als auch in Schule, Studium und Beruf zugenommen. Wissenschaftler führen die Zunahme von Druckerleben ebenso wie Angst auf eine Zunahme von Stress, zum Beispiel durch immer höhere Leistungserwartungen, und instabilen sozialen Beziehungen zurück. Sie sprechen sogar von einem »Zeitalter der Angst«.[25] Doch warum hat dieser Druck so sehr zugenommen und warum hat er Einfluss auf unsere Leistung?

Druck spüren wir. Im Kopf und im Körper. Mental, emotional und physisch. Wenn wir Druck ausgesetzt sind, greifen Gedanken, Gefühle und Körperreaktionen ineinander, egal, ob wir uns selbst unter Druck setzen oder ob wir uns äußerem Druck ausgesetzt fühlen. Entweder wollen wir eine gute persönliche Leistung erbringen oder es werden von außen Leistungsmaßstäbe gesetzt, die es zu erreichen gilt. Das Antizipieren einer Zielerreichung geht dabei oft mit Aufregung einher, manchmal mit Angst, in vielen Fällen häufig sogar ganz konkret mit Versagensangst. Wenn wir liefern können und Erfolg haben, freuen wir uns, sind überrascht oder sogar begeistert. Endet die Situation mit einer Niederlage, sind wir enttäuscht, ärgerlich, unsicher, verzweifelt und traurig.

Egal, um welche Art von Druck es sich handelt, es geht immer um die Erwartung an ein Ergebnis: Wir hoffen auf Erfolg oder fürchten den Misserfolg. Und genau diese Erwartungen lassen uns Druck erleben.

ENTSCHEIDUNGSFINDUNG UNTER DRUCK AUS NEUROBIOLOGISCHER SICHT

Wenn Sportler in Stresssituationen unter Druck stehen, wird der präfrontale Kortex zur entscheidenden Instanz. Bleibe ich ruhig oder reagiere ich impulsiv? Treffe ich eine taktisch kluge Entscheidung oder handle ich aus Angst oder reflexhaft? In vielen Sportarten sind Entscheidungen solcher Art zudem in kürzester Zeit zu fällen. Dabei greifen verschiedene Hirnareale ineinander. Schauen wir uns diesen Prozess der Entscheidungsfindung und daraus resultierender Handlungsimpulse genauer an.

Zunächst werden sensorische Eindrücke (Was sehe, höre oder spüre ich gerade?) mit Gedächtnisinhalten aus dem Hippocampus (Welche Erfahrungen habe ich damit gemacht?) und emotionalen Bewertungen aus der Amygdala (Ist das gefährlich oder angenehm?) zusammengeführt. Es werden also Informationen gesammelt. Schon in dieser frühen Phase sind Erwartungen und Vorerfahrungen entscheidend, das Gehirn arbeitet subjektiv und nicht neutral, es filtert und gewichtet. Diese Abläufe geschehen im präfrontalen Kortex. Er sitzt direkt hinter der Stirn, er wird oft als »Sitz der Vernunft« bezeichnet und gilt als die Schaltzentrale der Entscheidungsfindung.

Der Neurowissenschaftler Antonio Damasio hat herausgefunden, dass einer der drei Bereiche, der sogenannte ventromediale präfrontale Kortex, an der Entstehung und Nutzung von sogenannten somatischen (den Körper betreffenden) Markern beteiligt ist, die in Form unbewusster körperlicher Signale dabei helfen, Entscheidungen zu fällen. Die Insula nimmt diese körperlichen Reaktionen wie Herzklopfen oder den Knoten im Bauch wahr und gibt ihnen eine emotionale Bedeutung, etwa Beunruhigung oder Beklemmung. Sie dienen als eine Art Bauchkompass, da der Körper sich an vergangene Situationen erinnert, die auf unzähligen gespeicherten Erfahrungen und emotionalen Bewertungen beruhen. Er sendet subtile Signale, die dem präfrontalen Kortex helfen, schnell zwischen Risiko und Sicherheit zu unterscheiden.[26] Gerade im Sport sind diese somatischen Marker von enormer Bedeutung. Ein erfahrener Tennisspieler spürt, wann ein Stoppball riskant, aber lohnend ist. Eine Kletterin fühlt wiederum, ob ein Griff im Gestein fest oder locker sitzt.

Neben dem präfrontalen Kortex spielt der anteriore cinguläre Kortex eine wichtige Rolle im Prozess der Entscheidungsfindung. Dieser ist eng mit dem präfrontalen Kortex vernetzt. Er erkennt Konflikte, zum Beispiel wenn zwei Hand-

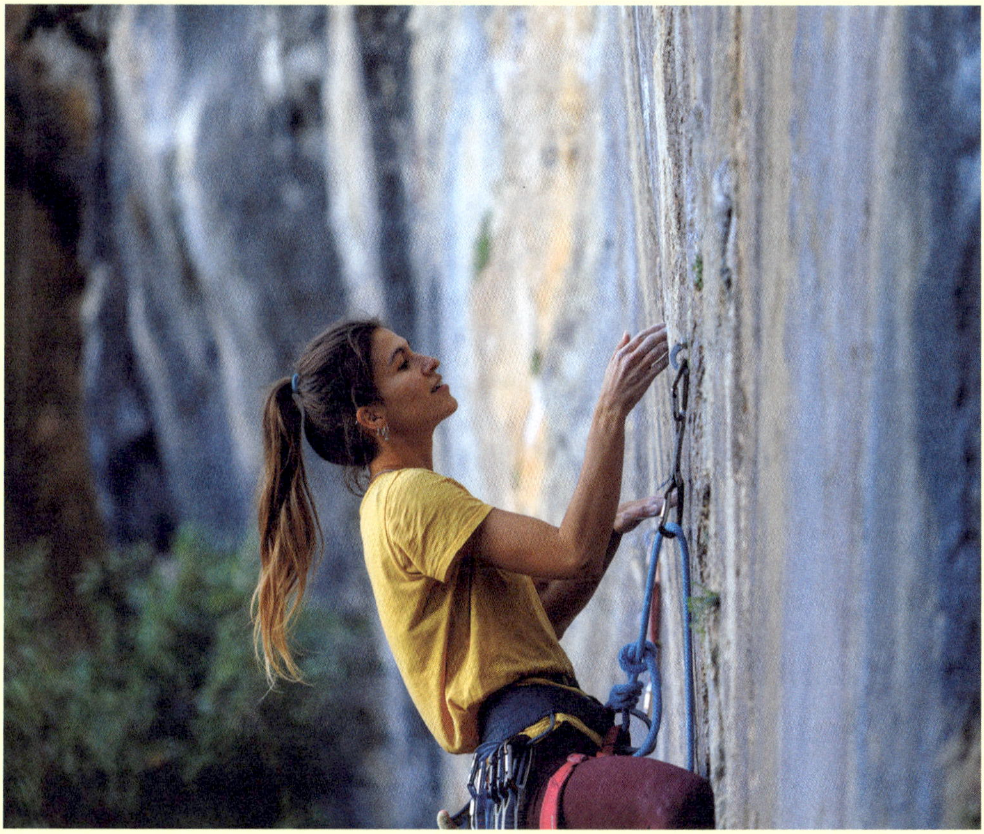

Eine Kletterin spürt unbewusst, ob ein Griff sicher genug zum weiteren Aufsteigen ist.

lungsoptionen gleich attraktiv wirken oder wenn Erwartungen nicht erfüllt werden. Der präfrontale Kortex nutzt diese Information, um Strategien flexibel anzupassen. Sobald eine Option den ansprechendsten Wert bekommt, werden motorische Programme im Basalganglien-System aktiviert und die Entscheidung sozusagen in Bewegung umgesetzt.[27]

Unter normalen Bedingungen ist die Entscheidungsfindung also kein rationaler bewusster Prozess, sondern ein fein abgestimmtes Zusammenspiel von Emotion, Erfahrung und Logik. Der präfrontale Kortex prüft Optionen, vergleicht Konsequenzen und wägt ab, bevor ein Entschluss fällt. Doch sobald Druck ins Spiel kommt, sei es durch Zeitknappheit, eine Wettkampfsituation oder akute Bedrohung, verändert sich die Balance im Gehirn deutlich. Diese Information ist äußerst wichtig für Athleten, denn lange Zeit galt die Entscheidungsfindung als rein rationaler Prozess. Die Regulation unserer Gefühle spielt jedoch auch hier eine entscheidende Rolle in der sportlichen Leistungserbringung. Uns ist es ein

Anliegen, aufzuzeigen, dass jeder Druck- und Angstsituation eine anatomische Verkettung zugrunde liegt, die neurobiologisch gesteuert wird. Wenn Sportler sich dessen bewusst werden und Trainer dies ebenfalls nutzen, gelingt ein neuer Umgang mit Druck und Angst, was die Leistungserbringung verbessert.

Was geschieht nun genau, wenn sich jemand unter Druck entscheiden muss? Zunächst springt die Stressachse an, Adrenalin und Noradrenalin versetzen den Körper in Alarmbereitschaft, Cortisol sorgt für zusätzliche Wachheit. Gleichzeitig verschiebt sich die Einsatzintensität der beteiligten Hirnregionen. Die Aktivität des präfrontalen Kortex, der normalerweise für rationales Abwägen zuständig ist, wird gedämpft. Stattdessen gewinnt die Amygdala an Einfluss.[28] Sie reagiert emotional, schnell und instinktiv, also genau das, was in Gefahrensituationen überlebenswichtig ist. Das Belohnungssystem im Striatum verändert in diesem Prozess ebenfalls seine Prioritäten. Unter Druck bevorzugt es kurzfristige Gewinne oder schnelle Schadensvermeidung, während langfristige Überlegungen in den Hintergrund treten. Neurochemisch spielt dabei Dopamin eine doppelte Rolle. In moderaten Mengen steigert es Motivation und Fokus, doch ein Übermaß begünstigt impulsive – und unüberlegte – Entscheidungen.[29]

Die Folge des soeben beschriebenen Prozesses ist, dass das Gehirn unter Druck von einer kontrollierten, kognitiven Entscheidungsweise hin zu einer emotional-intuitiven wechselt. Entscheidungen werden schneller gefällt, aber oft auf Kosten der Genauigkeit und Flexibilität. Was im Wettkampf oder in Gefahr ein Vorteil sein kann, birgt in komplexen Alltagssituationen jedoch das Risiko für Fehlentscheidungen. Studien zeigen dies eindrücklich. Eine Übersicht von Starcke und Brand fasst zusammen, dass akuter Druck die Entscheidungsmechanismen systematisch verschiebt, weg von rationaler Kontrolle, hin zu schneller, oft emotional gefärbter Reaktion.[30] Für Athleten, aber auch für Trainer oder Schieds- und Kampfrichter ist dies eine bedeutende Information. Die anatomischen Abläufe liefern eine detaillierte Begründung, warum und wie Emotionen im Sport »überkochen« können. Neurozentrierte Mentalübungen können dem gezielt entgegenwirken.

In der Öffentlichkeit einer Leistungsgesellschaft zählt meist nur der absolute Erfolg, nicht die persönliche Leistung. Im Leistungssport gewinnt nur, wer tatsächlich einen Podiumsplatz erreicht, nicht, indem wir, wie häufig behauptet, einfach nur mitmachen. Dabei sein ist am Ende des Tages doch nicht immer alles. Im Breitensport erleben wir häufig eine mildere Einstellung zur Leistungserbringung. Dennoch kann es auch hier zu Versagensängsten und Druckgefühl kommen.

Manche Sportler setzen sich konkrete Ziele, andere diffuse, wiederum andere versuchen einfach nur im System zu bestehen und den Erwartungen anderer gerecht zu werden. So überrascht es uns wiederholt, dass selbst Leistungssportler zum Saisonbeginn häufig kein ausformuliertes Ziel haben. Immer wieder hören wir Sätze wie: »Die Teilnahme an einem internationalen A-Finale wäre super!« Das Gehirn kann dabei nur schmunzeln. Wo soll das bitte schön stattfinden? Und was benötigst du dafür? Wer oder was hindert dich, dorthin zu kommen? Es ist die oben erwähnte Klarheit, die wir brauchen, um Unsicherheit neurobiologisch in Sicherheit zu verwandeln und Druck mit mehr Selbstvertrauen standhalten zu können. Schauen wir uns die unterschiedlichen Formen von Druck einmal genauer an.

Der innere Druck

Sicherlich kennen auch Sie den selbst gemachten Druck von innen. Es gibt ihn nicht nur im Sport. Druck entsteht, wenn wir eine gute Leistung abliefern wollen. Das Druckgefühl hängt dabei von den Erwartungen ab, die einem Bewertungsmuster entsprechen. Dieses mag unser eigenes sein, ist aber fast immer durch unser soziales Umfeld geprägt. Hierbei kommt es zu Vergleichen mit Leistungen anderer innerhalb eines Systems, zu dem wir uns selbst in Bezug setzen. Das kann die Erwartung eines Vaters an das richtige Verhalten des Kindes auf einem Familienfest sein, die Erwartung einer Kirchengemeinde an den Pfarrer oder die Erwartung einer Lehrerin an eine mündliche Leistung ihrer Schüler. In all diesen und vielen weiteren Konstellationen lässt sich wiederholt erkennen, dass häufig Perfektion angestrebt wird, wodurch selbst gemachter Druck entsteht. Die Angst, nicht zu genügen, nicht genug wert zu sein, führt dabei einige Menschen in ein Burn-out oder eine Depression. Psychologisch und neurobiologisch betrachtet wissen wir heute, dass Selbstvertrauen, Motivation, Wille, Dopaminausschüttung und Konzentration eine wichtige Rolle spielen, damit der innere Druck nicht zu Leistungseinbußen führt und die seelische Gesundheit erhalten bleibt. Ab Seite 115 finden Sie ausführlichere Informationen zu diesem Thema.

Deutlich wurde bereits an anderer Stelle, dass Druck, ebenso wie Schmerz, immer eine subjektive Komponente besitzt. Das heißt, das Druckerleben ist an individuell verankerte Verhaltensweisen, Erfahrungen, Einstellungen und Erwartungen gekoppelt. Diese werden meist erlernt. Zudem handelt es sich bei Druck nicht allein um ein Gefühl, sondern auch um eine

Interpretation. Daher bewerten manche Menschen Druck sogar als motivierend, dem Motto »Pressure makes diamonds« – unter Druck entstehen Diamanten – folgend. Was genau dabei im Gehirn passiert und wie Sie diesen Reaktionsketten mit Mentaltraining begegnen können, erfahren Sie ab Seite 87.

Der Druck von außen

Äußerer Druck kann aus dem näheren sozialen Umfeld kommen, wie zum Beispiel von Familienmitgliedern wie Eltern, von Trainern, dem Verein, von Kollegen, und Druck kann darüber hinaus durch Medien, Sponsoren, Zuschauer, Ärzte, Therapeuten oder Vertreter und Institutionen der freien Wirtschaft ausgeübt werden. Druck aus dem sozialen Umfeld entsteht durch eine Erwartungshaltung, die sich dadurch erklärt, dass die anderen ihren Anteil am Erfolg sehen und diesen erwarten, weil es ihrem eigenen Ego schmeichelt. Es wertet einen Trainer auf, wenn sein Sportler Erfolg hat. Er gilt als Leistungsgarant und wird gefeiert, wenn sich seine Arbeit in Erfolgen seiner Schützlinge auszahlt. Dasselbe betrifft auch die Eltern von Sportlern. Ein erfolgreicher Athlet kommt nur durch elterliche Fürsorge und zeitliche sowie finanzielle Unterstützung vonseiten der Eltern an die Spitze. Auch hier möchten Eltern gern durch den Erfolg des Kindes belohnt werden, wobei die Belohnung nicht unbedingt materieller Art sein muss. In Kapitel 4 erfahren Sie ab Seite 143 mehr dazu.

Eine besondere Situation entsteht in Konkurrenzsituationen, egal ob es sich um Vereinskollegen handelt oder die Konkurrenz im weiteren Kreis auf nationaler, internationaler Ebene oder auf Social Media zu suchen ist. Immer spielt die Bewertungsstruktur eine große Rolle. Wer ist besser als ich? Was sagen die anderen über mich? Diese Fragen können zu quälenden

Intrinsische Motivation – aus eigenem, innerem Antrieb

innere Werte

Erfüllung

Selbstbestätigung

Neugierde

Interesse

Spaß

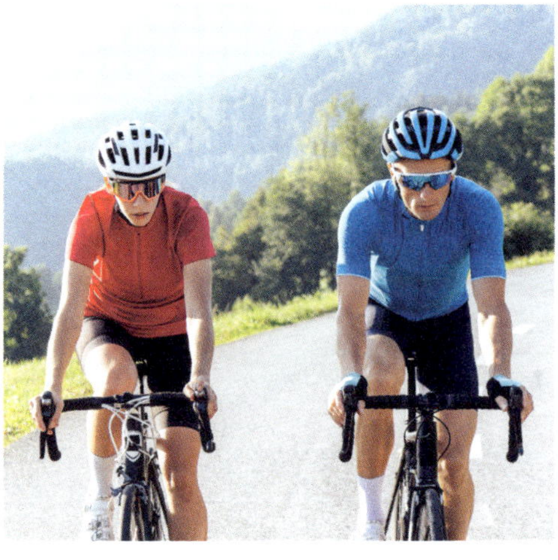

Extrinsische Motivation – durch äußere Einflüsse

Auszeichnungen

Anerkennung

Einkommen

Nutzen

Preise

Lob

Warum wir handeln, wird durch innere Motivation und äußere Anreize bestimmt.

Gedanken und Gefühlen führen, die am Selbstwert nagen, oder Zweifel und Ängste wachsen lassen, wenn Erfolg nicht garantiert ist oder die eigene Leistung über einen längeren Zeitraum stagniert. Solche Zweifel und Ängste können sogar zu ernsthaften psychischen Erkrankungen wie Depressionen oder Essstörungen führen.

Fassen wir zusammen: Unsicherheit ist an Druck- und Angsterleben gekoppelt, nicht nur im Sport. Wenn unser Gehirn keine Gefahr meldet, fühlen wir uns sicher, in uns selbst sowie mit anderen. Es handelt sich dabei aber stets um eine gefühlte, persönlich empfundene Sicherheit. Das Sicherheitsgefühl resultiert aus ganz individuellen Bewertungen und Befindlichkeiten heraus, die in Bezug zur Biografie, zum sozialen Umfeld und der Gesellschaft stehen. Daher empfiehlt es sich, als Athlet die eigenen störenden Einflüsse zu kennen, die eigenen Stressfaktoren benennen zu können und dafür zu sorgen, dass diese aufgehoben, vermieden oder zumindest verringert werden, sei es, dass wir lernen, mit diesen Faktoren beruhigend umzugehen, oder durch Kommunikation – allein das Benennen und Aussprechen sowie andere miteinzubinden kann Linderung verschaffen – oder ganz gezielte Handlungen.

Wenn Stressoren reduziert oder aufgelöst werden, normalisieren sich der Cortisol- und Adrenalinspiegel. Das Gehirn schaltet vom Alarm- in den Ruhemodus, die Amygdala beruhigt sich und geht aus ihrem Selbstschutzmodus, in dem sie sich verteidigt, heraus und der präfrontale Kortex gewinnt die Kontrolle zurück. Beobachten Sie einmal, wie beispielsweise ein Tennisspieler wütend reagiert, nachdem der Ball ins Aus geraten ist, und trotzdem Ruhe bewahrt und den Schläger nicht aufs Feld schleudert, sondern sich auf den nächsten Ballwechsel konzentriert. Sein inneres System hat sich in Sekundenschnelle beruhigt und er kann sich konzentriert der nächsten Herausforderung stellen. Wir können dann wieder rational agieren und Impulse besser kontrollieren.

Stressabbau schafft also die biochemische Grundlage für souveränes Verhalten und letztlich für zwischenmenschliche Nähe. Mehr Selbsterkenntnis, Selbstverantwortung und Autonomie sind die Bausteine, die dazu beitragen. Vertrauen und Empathie, die beiden Säulen für ein gesundes Sicherheitsempfinden, werden neurobiologisch möglich, weil das Gehirn wieder Ressourcen frei hat, nicht nur auf die eigene Bedrohung, sondern auch auf andere zu achten. Die Techniken im Übungsteil ab Seite 87 zeigen Ihnen, wie dies genau funktioniert und wie Sie selbst daran arbeiten können.

Doping im Spitzensport – Druck par excellence

In den letzten Abschnitten haben wir gezeigt, wie Athleten Druck von innen und von außen für sich besser verstehen lernen und worin die Herausforderungen dabei liegen. Mit die größten Stressfaktoren stellen dabei die in diesem Buch geschilderten äußeren Faktoren durch Eltern, Trainer und Social Media dar. Hinzu treten im Leistungssport systemische Akteure, die am Erfolg von Sportlern teilhaben und die sportliche Leistung in Geld oder Prestige entlohnt sehen wollen. Sie selbst wiederum versprechen den Athleten einen Zuwachs an Ruhm, Erfolg und Geld. Dazu gehören Sponsoren, aber auch Berater, Mediziner sowie die Politik. Sportler begeben sich ab einem bestimmten Leistungsniveau in wirtschaftliche und rechtliche Abhängigkeiten, unterzeichnen Verträge und sind dadurch geschäftlich gebunden. Diesen Verträgen gerecht zu werden, erzeugt Druck. Wir wollen an dieser Stelle das Doping näher unter die Lupe nehmen, weil hier wiederholt ein extremes Machtgefälle entsteht, das das Verhalten der Sportler massiv beeinflusst.

Die Dopingfalle

Es gilt als Sportsgeist, eine hohe Leistung im Sport durch hartes Training, Disziplin und Talent zu erzielen – den olympischen Werten der Fairness, Ethik und Ehrlichkeit im Sport entsprechend. Dieser Geist würdigt Körper und Verstand. Doping wirkt hier als zerstörerische Kraft, weshalb eine Organisation gegründet wurde, die dieser Entwicklung Einhalt gebieten soll: die Welt-Anti-Doping-Agentur oder World Anti-Doping Agency, kurz WADA. Auf Landesebene wurde in Deutschland die NADA, die Nationale Anti Doping Agentur Deutschland, gegründet. Sie kontrolliert Leistungssportler, um zu prüfen, ob dem Code der WADA durch Einnahme von Substanzen widersprochen wird. Wenn sie einen Missbrauch von leistungsfördernden Substanzen und damit Unehrlichkeit feststellt, werden bereits bestehende Titel aberkannt und es kommt zu Verboten, für eine bestimmte Zeit an weiteren Wettkämpfen teilzunehmen.

Aufzeichnungen über leistungssteigernde Substanzen gibt es seit dem 3. Jahrhundert. Mediziner spielen hier eine entscheidende Rolle, denn sie bieten sowohl passive als auch aktive Dopinghilfe an. Dabei werden Sportler entweder zu Medikamenten beraten oder die Mediziner behandeln ihre Sportler mit Infusionen oder verabreichen Injektionen mit leistungssteigernd wirkenden Substanzen.

Es braucht nicht viele medizinische Fachleute, um ein großes Dopingnetzwerk aufrechtzuerhalten. Erfolgsversprechen sowie Geldmittel sind dabei ausreichende Attraktoren, um die Menschen zu einem regelwidrigen Verhalten zu veranlassen. Wie weit das gehen kann und wie viel Druck sich dahinter verbirgt, zeigen aktuelle Entwicklungen in Bezug auf die Einführung der ersten offiziellen sogenannten Enhanced Games (englisch *enhanced* bedeutet »verbessert«, »gesteigert«) in den USA, bei denen 2026 zum ersten Mal in den Sportarten Schwimmen, Leichtathletik und Gewichtheben offiziell gedopt werden darf, sollten die Spiele stattfinden dürfen. Geld als Attraktor lässt Athleten hier so weit gehen, dass sie – oft einmalig – freiwillig und offen leistungssteigernde Substanzen einnehmen, um durch einen Sieg eine Chance auf 250.000 bis 1.000.000 US-Dollar Preisgeld zu bekommen. Dafür nehmen sie in Kauf, für jeden anderen Wettkampf unter Kontrolle der WADA gesperrt zu werden. Dies verdeutlicht den Druck der Athleten, aus ihrer sportlichen Karriere Profit schlagen zu wollen, und untermauert die Bemühungen der Athletenvertretung, mehr finanzielle Mittel zu fordern, denn andere

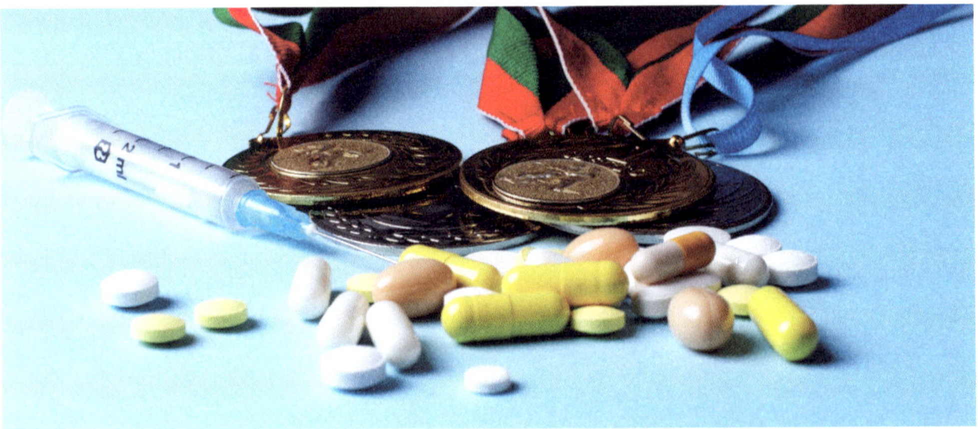

Das Versprechen, durch heimliches Doping zu Ruhm zu kommen, ist für viele Athleten verlockend.

verdienen heutzutage mehr an einem Athleten als der Athlet selbst. Doping wird bei den Enhanced Games zur Eintrittskarte. Es bietet nicht nur eine Chance auf einen Podiumsplatz, sondern auch auf viel Geld.

Doch zurück zur Rolle der Mediziner. Beobachter aus der Forschung beschreiben, dass sich Sportmediziner zu wenig der Medizin verpflichtet fühlen, dafür aber zu sehr ins Sportsystem gerutscht sind und sich in dessen Schatten mitsonnen wollen.

Das Schlimme an dieser Gier ist, dass leistungssteigernde Präparate oftmals ohne medizinische Indikation an die Athleten ausgehändigt werden. Die Nebenwirkungen werden dabei ebenso wenig kommuniziert wie die Anweisung, wie die jeweiligen Mittel einzunehmen sind. Wir wissen von Athleten, die im Ausland dopten, dass sie in Deutschland eine Augenklinik aufsuchen mussten, weil sie kurz davor waren, zu erblinden. Sowohl die Verabreichung als auch das Versäumen, über Gefahren und Nebenwirkungen aufzuklären, verstoßen gegen geltendes Recht. Das geht sogar so weit, dass Ärzte Sportlern ohne ihr Wissen Medikamente verabreichen. Ein Mediziner begeht jedoch einen schweren Behandlungsfehler, wenn der Sportler nichts von der Medikation weiß. »Einigen sich Sportler und Arzt dagegen über die Verabreichung von Dopingsubstanzen, so ist der Behandlungsvertrag wegen Verstoßes gegen die guten Sitten nichtig.«[31]

Doping ist dabei nicht allein ein Phänomen des Leistungssports. Konstant weitet sich das Dopingproblem inzwischen auch im Breitensport aus. In der Fernsehdokumentation »Geheimsache Doping – »Hau rein die Pille« in der *Sportschau* der ARD über Doping im Fußball konnten die Filmemacher belegen, wie viele Schmerzmittel von Fußballern genommen wurden, auch im Breitensport. Dies konnte ebenfalls bei Marathonläufern aus dem Breitensport belegt werden. Die Grenze zum Doping ist dabei unklar. Wie bei den obigen Beschreibungen kommt es auch hier zu einem Abhängigkeitsverhältnis der Sportler zu sogenannten Amtsträgern ihres äußeren Teams. Viele Athleten können oder wollen diesem nicht entkommen. In der Sportsoziologie spricht man von der sogenannten Dopingfalle.[32] Ein Grund dafür liegt im System selbst. Strukturelle Dynamiken sowie Beziehungen mit den Athleten sowie den hinter ihnen stehenden Aktionären wirken auf diese Entwicklungen sowohl national als auch international ein, und das sportartenübergreifend.

Gefordert und sinnstiftend wäre sowohl ein pädagogischer als auch ein juristischer Umgang mit dem Problem, um Doping mithilfe eines strukturellen Ansatzes zu bekämpfen. Die Sportwissenschaftler Bette und Schimank haben dies bereits vor 20 Jahren anschaulich dargestellt.[33] Es handelt sich schließlich nicht allein um die Entscheidung von Einzelpersonen wie von Jan Ullrich, der sich damals fürs Doping entschied, um konkurrenzfähig zu bleiben. Er wurde, wie viele andere auch, zum alleinigen Sündenbock gemacht, obwohl ganze Verbände ebenso wie medizinische Bezugsgruppen mit hinter solchen Einzelentscheidungen stehen. »Die Massenhaftigkeit der Verstöße und der eskalatorische Charakter der Devianz sollten vielmehr zu denken geben«, schreibt Bette beispielsweise.[34]

Sportler können selbstverständlich Nein sagen. Auch gibt es nach wie vor Athleten, die ohne Doping siegen können. Aber die Wahrscheinlichkeit, sich dem System zu beugen, damit ein Sieg und die Zugehörigkeit zur Weltspitze gesichert bleiben, führt etliche Sportler ins Doping. Nicht selten dem Motto folgend: »Wenn es alle machen, mach ich es auch!« Die Angst vor Erfolglosigkeit und eine ungewisse Zukunft wird so groß, dass von den Regularien abweichendes Verhalten angenehmer ist, als zu verlieren. Beim Doping wird deutlich, wie viele Nicht-Entscheidungen Sportler während ihres Aufstiegs im Sportsystem treffen. Die eigene Karriere gezielt gestalten zu können, ist äußerst selten. Und wenn Athleten das tun, werden sie oft vom System gerügt. Das passierte beispielsweise dem deutschen Schwimmer Marco Koch in Bezug auf die Wahl seines Trainingsortes abseits der Bundesstützpunkte sowie dem Ruderer Oliver Zeidler, der sich gegen den Ruderverband stellte und auch die Sportförderung öffentlich kritisierte. Beide eckten mit ihrer Kritik – und Ehrlichkeit – extrem an.

Je nachdem, wie der einzelne Sportler durch das Sportsystem navigiert, entscheidet bei vielen Athleten, wer sich wie, warum, wo und wann für Doping entscheidet. Die Unterstützer in diesem System wirken sehr stark darauf ein, werden aber nicht selten von Förderern zu Forderern. Druck entsteht. Evaluiert werden diese Beziehungen in Deutschland kaum. Selbst Eltern stehen diesem System oftmals hilflos gegenüber. Warum das so ist, wird in Kapitel 4 näher beschrieben.

Mit einer verantwortungsvolleren Pädagogik und Stärkung des Selbstwerts könnten aus unserer Sicht einige Dopingfallen umgangen werden, denn die Teilnahme am System wird für viele junge Sportler häufig ganz automatisch zu einer Art Legitimationsfloskel. Sie schützen sich gern durch Sätze wie »Ich hänge dafür nicht sinnlos in Clubs ab!«, obwohl sie selbst gern auch mal abends mit Freunden durch die Stadt ziehen und feiern würden, ohne an die nächste Trainingseinheit, den Einfluss des Alkohols auf den Organismus und den dadurch fehlenden Schlaf nachdenken zu müssen. Der Druck, konstant möglichst perfekte Leistung abliefern zu müssen, um brillieren zu können, ist enorm hoch. Mit mehr Transparenz, sozialer und psychologischer Unterstützung, dem Brechen von Mythen und Klischees zu Druck und Erfolg und gutem Regenerationsmanagement wäre an dieser Stelle vielen geholfen.

Ebenfalls zielführend ist die Arbeit der Athletenvertretung Deutschlands. Aktive, meist ehemalige Leistungssportler in diesem Verband setzen sich dafür ein, dass der Fremdbestimmung sowie Fehltritten durch Trainer, Funktionäre, Sponsoren und Ärzte über viele Jahre entgegengewirkt, diese sanktioniert und ein korrektes Verhalten durch Respekt und angemessene Gehälter gewürdigt werden soll. Der Ruf der Athleten, nicht mehr als Ware behandelt zu werden, bekommt zunehmend eine lautere Stimme.

FORMEN UND REAKTIONEN VON ANGST

Über die vielen Jahre unserer praktischen Arbeit hinweg haben wir mit zahlreichen Klienten gearbeitet, denen der Umgang mit Druck und Angst schwerfiel. Als Coach und Therapeut hilft es, Typologien zu folgen, um Menschen besser einordnen zu können, um so die passende Trainings- oder Therapieform zu finden. Typologien fungieren als Ordnungsschema. Es erleichtert uns, aus einer Menge von Informationen eine Klassifizierung zu erstellen, die eine Identifikation erleichtert oder Zusammenhänge erkennen lässt. So finden sich in der Literatur Unterscheidungen von Angsttypen, die sich beispielsweise auf individuelle Analysen beziehen, wie die des bekannten Psychoanalytikers Fritz Riemann (1902 bis 1979). Oder aber wir nutzen medizinische Klassifizierungen von Angst, die diese als Krankheit einstufen.

Die nachfolgend beschriebenen Formen von Angst finden sich unserer Erfahrung nach im Sport am häufigsten. Wir haben in unserer täglichen Arbeit mit Klienten bemerkt, dass es uns als Coaches und Therapeuten, aber auch unseren Klienten und Patienten hilft, Angst auf ihre Wurzeln hin zu untersuchen, der Frage folgend: Wovor habe ich eigentlich Angst? Dabei stellen wir fest, dass die Angst von Athleten stets individuell unterschiedlich ausgeprägt ist, wie es auch die Forschung wie beschrieben belegt hat.

Manche Sportler zeigen Angst vor dem ersten Schwimmwettkampf auf der langen Bahn nach der Wintersaison, andere haben Angst, sich zu verletzen, oder sie fürchten sich vor einem

Konkurrenten. Wer vor der einen Sache Angst hat, muss nicht allgemein ängstlich sein. Angst tritt in den meisten Fällen bereichsspezifisch auf: Angst vor Höhe beim Klettern, vor einem Pferd, vor der Konkurrenz, vor dem Start oder Ähnlichem. Angst bedeutet dabei nicht, dass der Athlet im Allgemeinen keine Leistung erbringen kann. Diese Unterscheidung ist sowohl für Trainer als auch für Sportler wichtig. Sie liefert zum Beispiel die Erklärung für Erfahrungen wie die, dass ein Athlet wenig bis kaum in Qualifikationsrunden, dafür aber in Halbfinal- oder Finalrunden aufgeregt ist und seine Bestleistung nicht abrufen kann. Dies kann auf ein spezifisches, negatives Finalrundenerlebnis hinweisen, zeigt aber, dass der Sportler nicht generell Angst vor der Performance im Wettkampf hat. Darüber hinaus kann Angst im Sport jeden treffen, geschlechts- und altersunabhängig. Niemand ist davor gefeit, auch nicht vor einer Angststörung. So erlitt der berühmte Bergsteiger und Extremkletterer Alexander Huber nach vielen Expeditionsjahren und Erfolgen in der Vertikalen plötzlich eine Angststörung und begab sich in Therapie. Diese verlief erfolgreich, sodass Huber seiner Leidenschaft wieder nachgehen konnte.

Viele Athleten leiden unter dem Gefühl der Anspannung durch Aufregung, die oft mit starken einschränkenden körperlichen und mentalen Begleiterscheinungen auftritt, häufig bereits Tage vor dem Wettkampf. Das Lampenfieber geht in diesen Fällen mit sehr starken Reaktionen im vegetativen Nervensystem einher und äußert sich durch starkes Schwitzen, Übelkeit, Erbrechen, Schwindel oder Durchfall. Oder es zeigt sich mental in Form von Konzentrationsschwäche bis hin zu Blackouts. Zurückführen lassen sich diese Reaktionen auf das neuronale Zusammenspiel von Mandelkern, limbischem System und der Inselrinde. Diese möchten wir an dieser Stelle genauer betrachten: Wenn Sportler von Herzrasen vor dem Wettkampf, von flauem Magen oder von Schmetterlingen im Bauch berichten, dann spricht in Wahrheit ein ganz bestimmtes Areal im Gehirn: die etwa Zweieurostück große Insula. Sie liegt verborgen in der Tiefe der Großhirnrinde und fungiert als Schaltstelle zwischen Körperempfindungen, Emotionen und Handlung. Sie wird oft auch als interozeptisches Zentrum bezeichnet, weil sie die Signale aus dem Körperinneren wahrnimmt, emotional beschriftet und ins Bewusstsein bringt.[35]

Ihre Zuständigkeit erstreckt sich von Geruch, Geschmack oder Schmerz über Ekel bis hin zu Empfindungen der inneren Organe, also etwa Sättigungsgefühl, Körpertemperatur oder Übelkeit. Die Insula steht in Kontakt mit weiteren Gefühle verarbeitenden Regionen im Gehirn und ist eng mit dem limbischem System verknüpft. Der präfrontale Kortex greift auf diese körperlich-emotionalen Signale zurück, bewertet sie und nutzt sie, um zukünftige Entscheidungen zu steuern.

Der vordere Bereich der Insula scheint zu erkennen, um welche Art von Gefühl es sich handelt, zum Beispiel, dass wir etwa Schmerz spüren. Der hintere Teil unterscheidet dagegen, wo genau und wie stark es wehtut und ob sich der Schmerz eher scharf oder dumpf anfühlt. Entsprechend sind auch die Aktivierungsmuster in der Inselregion unterschiedlich, wenn man selbst etwas fühlt oder aber mit anderen mitfühlt. Dies hat die Arbeitsgruppe um die Neurowissenschaftlerin

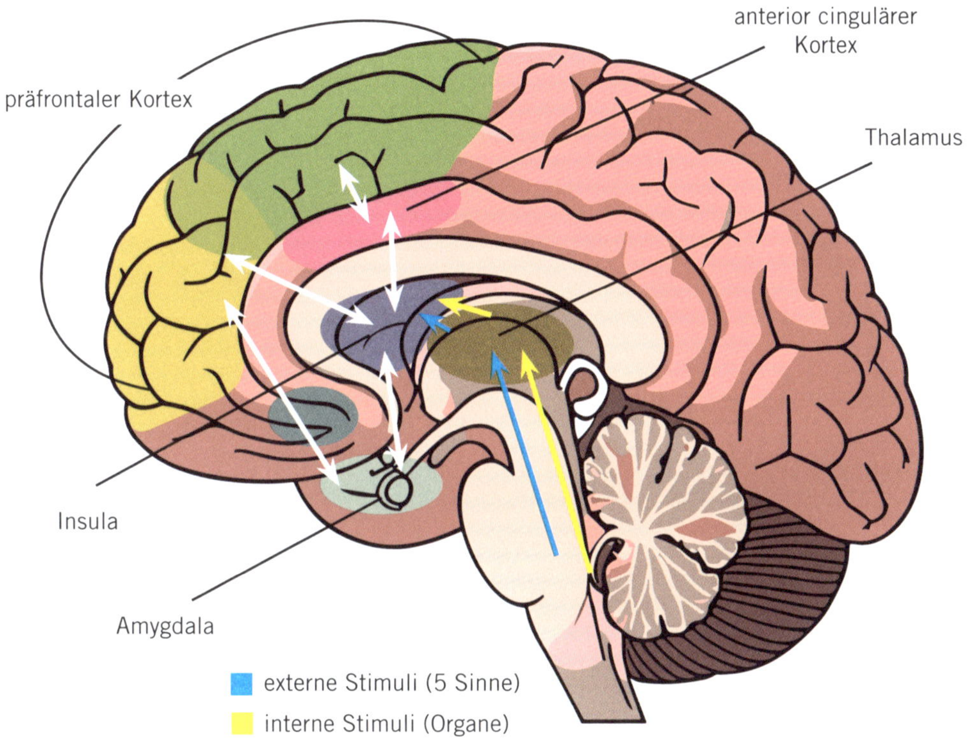

Die Insula vernetzt Körperwahrnehmung im limbischen System und leitet die Signale an den präfrontalen Kortex weiter, wo sie bewertet und in Entscheidungen übersetzt werden.

Tania Singer eindrucksvoll gezeigt.[36] In ihrem Versuch wurde untersucht, was passiert, wenn man den Schmerz einer anderen Person beobachtet. Die Insula reagierte insbesondere im vorderen Teil der Probandin und meldet demnach zwar den Schmerz, registrierte aber nicht, dass beispielsweise der Zeigefinger der rechten Hand betroffen ist und dass es ein gemeiner kleiner Schlag war, der sich metallisch anfühlt.

Studien zeigen, dass die Insula bei Angststörungen überaktiv ist.[37] Gleichzeitig belegen Untersuchungen mit Athleten, dass eine geringere Insula-Überreaktion unter Druck mit besserer Leistung verbunden ist.[38] Beim Elfmeterschießen im Fußball hat sich gezeigt, dass Spieler mit hoher Insula-Aktivität den Stress intensiver wahrnehmen und eher verkrampfen. Routinen wie tiefes Atmen und Visualisierung helfen, die Körperempfindungen zu beruhigen und die Insula zu entlasten. Beim Marathon zum Beispiel signalisiert die Insula nicht Angst, sondern körperliche Erschöpfung. Resiliente Läufer können die Signale umdeuten und so länger über ihr subjektives Leistungslimit hinausgehen. Das bedeutet also, dass nicht das Ausbleiben von Angst entscheidet, sondern die Fähigkeit, Insula-Signale zu regulieren und konstruktiv zu nutzen.

ANGST AN BORD

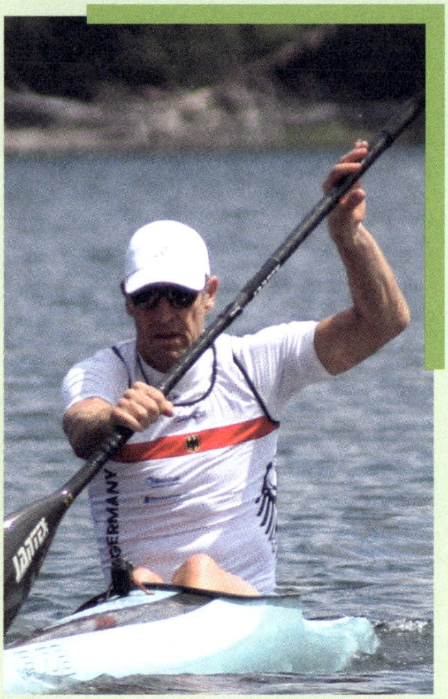

Erfahrungsbericht Gustav Rennertz

Seit meinem elften Lebensjahr fahre ich Rennkajak und bin in meiner Jugend in den 1970er-Jahren in allen Bootsklassen und Distanzen erfolgreich unterwegs gewesen. Ich habe nie aufgehört, im Rennboot zu fahren, doch nahm ich seit Ende der 1970er an keiner Regatta mehr teil.

Im Jahr 2024 wurde ich gefragt, ob ich als Senior im Altersklassen-Vierer-Kajak mitfahren wolle. Nach einem halben Jahrhundert stieg ich wieder in den Rennsport ein. Wir entschieden uns, mit einer Gruppe von Athleten 2025 bei der Weltmeisterschaft im Kanurennsport in Portugal mitzufahren. Schnell entstanden zwei Vierer-Mannschaften für die Altersklassen ab 55 und ab 60 Jahren und im Frühjahr 2025 begannen wir mit dem Training. Doch etwas Unerwartetes geschah. Beim ersten Training im Vierer-Kanu fing ich an zu zittern und bekam Panik, die mich fast lähmte. Nach zehn Minuten endete die Reaktion und wir konnten endlich trainieren. Laut meinem Freund und Hausarzt war es eine klassische Panikattacke, ausgelöst durch das Wackeln des Bootes. Dies wiederholte sich weitere zwei Male. Ich entwickelte eine Angst vor der Angst. In mir machte sich eine tiefe Verzweiflung breit. Ich hatte das Gefühl, jegliche Bootssicherheit verloren zu haben, obwohl ich seit mehr als 50 Jahren paddelte.

Dann erinnerte ich mich an die Arbeit mit einer Mentaltrainerin anlässlich meines ersten Ironman 2017. Ich nahm erneut Kontakt zu ihr auf und wir begannen sofort mit der Arbeit. Im Training entwickelten wir ein inneres Wesen für die Panik. Ich lernte, die Angst zu personifizieren und sie ins Boot einzuladen. Weiter erarbeiteten wir starke innere Bilder und Haltungen zu Themen, die in einem gut laufenden Vierer-Kajak notwendig sind und die ich mantragleich verinnerlichte. Ferner machten wir eine Hypnosesitzung, von der ich kaum etwas erinnere. Doch der Effekt des mentalen Trainings zeigte sich sofort. Die Arbeit mit den inneren Bildern wirkte unmittelbar und ich konnte die Angst gut lenken. Mein kleines »Angstwesen« ließ ich anfänglich vor meinem geistigen Auge im Fußraum des Bootes Platz nehmen. Schon bei der nächsten Trainingseinheit wurde das Zittern weniger. Und im weiteren Verlauf löste sich die Panik vollkommen auf. Ich empfand nun echte Vorfreude auf jede Trainingseinheit. Als wir mit der Bootsbesatzung dann im Juli 2025 in Portugal bei der Weltmeisterschaft an den Start gingen, gab es in mir überhaupt keine Unruhe oder unkontrollierte Angst mehr und wir konnten mit unserem Boot die Bronzemedaille einfahren.

Damit das eigene Angsterleben besser zugeordnet werden kann, teilen wir an dieser Stelle die Typologie, die wir im Laufe unserer Tätigkeit selbst herausgebildet haben und mit der wir arbeiten. Vielleicht hilft sie auch Ihnen, um Ihnen ein erstes Verständnis von Ihrer eigenen Angst, der Ihres Kindes oder der von Ihnen zu betreuenden Athleten zu gewähren. Wir möchten anmerken, dass es sich dabei nur um eine Orientierungshilfe, keinesfalls um ein diagnostisches Instrument handelt. Es dient als eine Art Modell und erleichtert den Zugang zum Thema Umgang mit Angst und Druck. Wir machen uns im folgenden Abschnitt weiter auf die Suche nach Zusammenhängen von Angst und Leistung im Sport. Zu lernen, warum manche Sportler Angst in bestimmten Situationen erleben und andere nicht, führt unweigerlich zu der Frage, was genau eigentlich ein Angstgefühl hervorruft.

Bei jeder sportpraktischen Ausführung handelt es sich um eine aufgabenbezogene Aktivität, die sowohl von außen als auch von innen eine Bewertung erfährt. Wir gelangen dabei in einen Erregungszustand, der sowohl das vegetative Nervensystem aktiviert, Erregung oder *arousal* genannt, als auch das zentrale Nervensystem – eine Energetisierung durch Aktivierung.[39] Wie schon beschrieben, reagieren Athleten individuell und subjektiv unterschiedlich auf den Umgang mit Erwartungen und Bewertungen.

Kommt es bei einem Athleten während eines Rennens im Wettkampf zum Beispiel tatsächlich zu Sportangst, würden einige betroffene Athleten vielleicht gar nicht immer unbedingt von Angst sprechen. Unsere Klienten erwähnen in solchen Situationen vielmehr, dass sie sich gestresst fühlen, zum Beispiel wenn sie an den Start gehen. Dass sie dabei Angst spüren, sprechen nicht alle aus. Trotzdem ist ihr Erleben emotional betrachtet ein angstbesetztes.

Stress und Angst ähneln sich sehr (siehe beispielsweise Seite 71). Neurobiologisch betrachtet läuft die Entstehung dieser beiden Gefühle im Gehirn gleich ab, sie unterscheiden sich jedoch in ihrer zeitlichen Dauer und im Ausmaß der wahrgenommenen Bedrohung. Bei Angst sprechen wir von einer heftigen akuten Reaktion (außer bei krankhafter Angst), bei Stress handelt es sich um einen kurzfristigen oder andauernden Zustand.

Die Sprache hilft, sich dem Thema Angst im Sport weiter anzunähern. In der Wortwahl des Betroffenen können mögliche Auslöser festgemacht werden, die zeigen, welche Gründe es für die Stressreaktion gibt, welche Ressourcen vorhanden sind und was für einen angemessenen Umgang mit Druck und Angst im Sport fehlt. Wir haben uns deshalb in unserer Arbeit dafür entschieden, Athleten nach Stressfaktoren in ihrem Leben und in ihrer Sportart zu fragen und ihre Antworten mit ihren eigenen Worten zu dokumentieren. Durch die Wortwahl können wir im Coaching erkennen, was genau die Sportler als stressig bewerten und welche Situationen sie nicht mehr regulieren können. Sobald wir in der Zusammenarbeit mit den Sportlern herausfinden, was genau Unsicherheiten hervorruft, können wir passende mentale Techniken anbieten, um die Regulation von Druck und Angst zu üben.

Hierbei helfen zwei Ebenen, um eine erfolgreiche Regulation zu erzeugen: beschreiben, was Angst macht, und wahrnehmen, welche Reaktionen sich im Kopf und im Körper zeigen. Zudem ist es nicht nur wichtig, zu erarbeiten, ob Angst entsteht und warum, sondern auch wie stark sie wahrgenommen wird. Dieser Aspekt erklärt nämlich, warum es beispielsweise besondere »Angstgegner« gibt, gegen die man antreten muss, denn diese stehen immer in Relation zum Ereignis: Was genau steht auf dem Spiel? Eine Olympiaqualifikation oder das Weiterkommen in die nächste Pokalauswahl? Daraufhin hilft es zu schauen, welche Ressourcen zur Bewältigung des Ereignisses zur Verfügung stehen. Man spricht in der Sportpsychologie von der Ereignis- und Ressourceneinschätzung. Solange ein Athlet die Kontrolle über das Ereignis und die Ressource, dieses Ereignis zu bewältigen, besitzt, ist die Gefahr einer Angstspirale gering. Je besorgter ein Sportler ist, desto höher ist die Wahrscheinlichkeit, dass er den Glauben an sich verliert und eine Angstspirale in Gang gesetzt wird.

Mauss und Robinson haben 2009 in einer Forschungsarbeit belegen können, dass sich Angst als Reaktion auf folgenden drei Ebenen ausdrückt:[40]

1. Subjektives Erleben
2. Körperliche Reaktionen
3. Ausdrucksverhalten

Mauss und Robinson gelingt damit eine Darstellung von Angst als ein mehrdimensionales Phänomen. Das subjektive Erleben bezieht sich als erste Ebene auf eine bewusste Wahrnehmung von Angst, sei es als Gefühl, weil Gefahr droht, oder als Zweifel und Sorge. Wie bereits an anderer Stelle erwähnt, handelt es sich dabei stets um stark individuell geprägte Aspekte, die durch unsere eigenen, kognitiven Bewertungen sowie persönliche Erfahrungen beeinflusst werden. Die zweite Ebene umfasst die körperlichen Reaktionen. Diese entstehen, wie auf Seite 51 beschrieben, durch die Aktivierung des autonomen Nervensystems. Das kann beispielsweise ein erhöhter Herzschlag sein, eine beschleunigte Atmung oder Schwitzen sowie Zittern. Das Ausdrucksverhalten bildet die dritte Ebene. Sie bezieht sich auf sichtbare Reaktionen wie Gestik, Mimik oder unsere Stimme. Diese Ausdrucksformen erfüllen eine soziale Funktion. Sie informieren unsere Umwelt über den emotionalen Zustand, wodurch soziale Interaktion beeinflusst werden kann.

Im Folgenden finden Sie eine beispielhafte Beschreibung der unterschiedlichen Angstformen und deren Reaktionen im Sport in Hinblick auf diese drei Ebenen. Die Stressoren sind beliebig ausgewählt und stellvertretend zu verstehen. Selbstverständlich ließe sich die Liste verlängern. Wir hoffen dennoch, Ihnen mit der kleinen Auswahl einen besseren Eindruck in die Verkettung »Stresswahrnehmung – Erleben – Ausdruck von Angst« geben zu können.

DER TRAININGSWELTMEISTER

Dieser Begriff beschreibt Athleten, die ihre besten Leistungsergebnisse im Training erzielen, in Wettkampfsituationen hingegen nicht an ihre gewohnten Trainingsresultate herankommen. In den meisten Fällen lässt sich dies auf Versagensangst zurückführen.

Der durch die Wettkampfsituation entstehende innere und äußere Druck wird bei diesen Athleten so hoch, dass sie an ihrer Leistungsfähigkeit zweifeln. Vor allem der Aspekt der Nicht-Wiederholbarkeit eines Wettkampfes führt dabei viele in den Erstarrungs-Stress-Modus. Zu wissen, es gibt an diesem Tag nur eine Gelegenheit, sich zu beweisen, stellt für viele Athleten eine große Belastung dar. Das vegetative Nervensystem ist in solchen Situationen so überreizt, dass der komplette Organismus beeinträchtigt wird und die sportartspezifischen Bewegungen häufig nicht mehr angemessen abgerufen werden können.

Die Athleten leiden dann unter Symptomen wie Magen-Darm-Beschwerden, Zittern, Herzrasen, Nervosität, Konzentrationsschwäche oder Schlafstörungen. Die Symptome äußern sich dabei häufig schon vor dem Wettkampftag. Mithilfe von Wahrnehmungstraining kann gemeinsam erarbeitet werden, wie der betroffene Sportler darauf reagiert und wie er selbst diese Stressfaktoren erlebt. In diesem Fall ist es ratsam, ein Protokoll anzulegen, in dem festgehalten wird, wie der Betroffene in welcher Situation reagiert. Bei den kleinsten Anzeichen wie zum Beispiel Übelkeit oder einer gesteigerten Herzfrequenz können dann bestimmte Mentaltechniken individuell und unmittelbar eingesetzt werden, um schnellstmöglich Ruhe ins System zu bekommen, sodass aus Aufregung gar nicht erst Angst entsteht.

Versagensangst

Versagensangst beschreibt die Angst vor dem Scheitern. Im Turnen könnte etwa die Frage aufkommen: Werde ich die Kür fehlerfrei bestehen? Wir befürchten in den Momenten, bevor wir eine perfekte Performance liefern müssen, oft, den eigenen Erwartungen oder den Erwartungen anderer nicht zu entsprechen. Wir zweifeln daran, ein selbst- oder fremdgewähltes Ziel zu erreichen. Wir befürchten, Fehler zu machen, uns vor anderen zu blamieren oder von außen abgelehnt zu werden. Die Vorstellung, zu versagen, führt zu negativen Gedanken, die wiederum Schamgefühle auslösen.[41] Im Sport ist Versagensangst sehr verbreitet. Der Satz »Ich genüge nicht!« regiert das Selbst in diesen Momenten. Wir spüren Angst und verlieren unseren Selbstwert. Diese Angst kann dazu führen, dass wir zögern, eine Handlung anzugehen oder sie zu Ende zu führen. Treten Niederlagen, Fehler und Versagensängste wiederholt auf, werden Scham- und Schuldgefühle häufiger und intensiver.

SCHAM- UND SCHULDGEFÜHLE

Scham und Schuld gehören zu den sogenannten Sekundäremotionen. Sekundäremotionen sind Emotionen, die als Reaktion auf primäre Emotionen auftreten. Zu den primären beziehungsweise Basisemotionen zählen wir nach dem amerikanischen Psychologen Paul Ekman die folgenden[42]:

- Freude
- Wut
- Furcht (Angst)
- Trauer
- Ekel
- Überraschung

Diese Grundemotionen sind genetisch festgeschrieben, das heißt, wenn keine pathologischen Befunde das Gefühlserleben einschränken, verfügt jeder Mensch über die Fähigkeit, die genannten Emotionen wahrzunehmen. Die Dauer und Häufigkeit, mit der die Emotionen auftreten, unterscheiden sich jedoch individuell. Je nach Charakter scheinen einige Emotionsreaktionen stärker ausgeprägt zu sein als andere. Dennoch ist vielen Menschen oft nicht bewusst, welche Emotionen sich wann, warum und in Form welcher Reaktionen zeigen, ob im Alltag oder im Sport. Zum Beispiel bemerken manche Athleten nicht, dass sie eher körperlich auf Wut reagieren, während sich die Reaktion bei anderen stärker im Kopf abspielt.

Sekundäremotionen sind Gefühle, die auf bestimmte Basisemotionen folgen und durch sie hervorgerufen werden. Wenn ein Mannschaftstrainer nach einem Spiel in der Kabine das Team rügt, dabei sehr bewertend urteilt und möglicherweise mit vulgären Ausdrücken der Mannschaft zu verstehen gibt, dass sie seinen Erwartungen nicht entsprochen hat und die Qualität ihres Spiels unterirdisch gewesen sei, kann das der Auslöser für Scham- oder Schuldgefühle sein. Manche Teammitglieder haben wiederum keinerlei Probleme damit, nehmen die Aussage an und haken sie ab.

Sekundäremotionen haben immer mit der Beziehung eines Menschen zu seinem sozialen Umfeld zu tun. Dafür ist ein zumindest rudimentäres Selbstkonzept notwendig, also die Fähigkeit, zwischen sich selbst und der anderen Person zu unterscheiden, die sich im Alter von zwei bis drei Jahren entwickelt. Die Ausprägung von Sekundäremotionen steht immer im Zusammenhang mit dem erlernten oder erfahrenen Wertesystem. Nicht jeder empfindet Scham, wenn der Trainer am Wettkampftag sagt, dass Absprachen nicht eingehalten wurden. Andere fühlen sich deswegen vielleicht schuldig, wieder andere nehmen es auf die leichte Schulter und zucken mit den Achseln.

Sowohl Scham- als auch Schuldgefühle gehören zu den sozialen Emotionen und sind im Erleben sehr ähnlich. Sie zeigen sich als unangenehmes, sehr intensives Gefühl, etwas falsch gemacht zu haben. Das Gefühl entsteht durch Erwartungen und Bewertungen von außen. Die Werte können dabei persönlichen Vorstellungen entsprechen oder sich auf sozial erlernte Werte beziehen, sie können mit Aussagen von anderen verknüpft werden oder auf Blicken beruhen, die nonverbal als urteilend gelesen werden. Das Empfinden von Scham und Schuld ist in jedem einzelnen mehr oder weniger ausgeprägt angelegt, diese Gefühle können aber auch in einer sozialen Gruppe verankert sein.

Scham zeigt sich, wenn wir das Gefühl haben, gegen Werte oder Normen verstoßen zu haben. Schuld beschreibt hingegen mehr, dass eine (falsche oder als falsch bewertete) Handlung negative Folgen hat und man persönlich Verantwortung dafür übernehmen möchte. Schuld richtet sich, im Gegensatz zur Scham, eher auf das Verhalten und dessen Auswirkung, wohingegen Scham stärker die Aufmerksamkeit auf das Selbstbild richtet und an Unzulänglichkeit, Verlegenheit und Angst vor Ablehnung gekoppelt ist. Bei Schuld sind das Bedürfnis auf Wiedergutmachung und Entschuldigung stärker ausgeprägt, bei Scham überwiegen Rückzug und die Neigung, das eigene Fehlverhalten zu verheimlichen.

Während Scham durch die Aktivität der Insula und die Selbstfokussierung des präfrontalen Kortex wie ein brennendes Gefühl der Bloßstellung wirkt und zur Bewertung »Ich bin schlecht« führt, aktiviert Schuld stärker die Netzwerke für Empathie und lässt uns die Perspektive des anderen übernehmen.[43] Hier liegt der Fokus auf dem Verhalten: »Ich habe etwas Falsches getan.« Neurobiologisch bedeutet das: Scham zieht uns zurück, Schuld bringt uns in Bewegung, um etwas in Ordnung zu bringen. Diese Information hilft insbesondere Trainern, ihre Athleten besser lesen zu lernen, sie zu verstehen und daraufhin zu unterstützen – sowohl mental als auch sozioemotional.

Wir neigen in solchen Momenten dazu, uns selbst zu blockieren, setzen uns unter Druck, oder sabotieren uns, indem wir uns selbst schlechtreden. In Situationen wie diesen entwickeln Betroffene zudem oft Vermeidungsstrategien. Alte Verletzungen werden zum Beispiel gern als Ausrede genommen, um bestimmte Übungen im Training nicht durchführen zu müssen. In der Psychologie spricht man von sekundärem Krankheitsgewinn. Manche Athleten mit starken Versagensängsten melden sich an Wettkampftagen krank, um nicht antreten zu müssen, vor lauter Angst vor der Angst (mehr dazu auf Seite 67). Häufig entwickelt sich diese Angst so stark, dass sie das Selbstvertrauen beeinträchtigt. Eine Leistung zu erbringen oder ein Ziel zu erreichen wird dadurch extrem erschwert. Im Nachwuchsbereich ist es nicht selten, dass manche sogar ihre sportliche Laufbahn an den Nagel hängen, bevor sie richtig begonnen hat.

Was passiert nun bei Versagensangst in Gehirn und Körper und wie wirkt sich das auf das Handeln aus? Versagensangst ist die Angst davor, in entscheidenden Momenten nicht gut genug zu sein, sei es im Wettkampf, im Training oder unter Beobachtung eines Menschen, von dem wir ausgehen, dass er uns beurteilt. Neurobiologisch betrachtet handelt es sich um eine Stressreaktion, bei der das Gehirn das mögliche Scheitern als Bedrohung einstuft. Die Amygdala erkennt soziale Bedrohungen genauso stark wie körperliche Gefahren. Wenn ein Sportler daran denkt, vor Publikum oder Teamkollegen zu versagen, wird die Amygdala aktiviert. Das löst die Aktivität des Sympathikus aus, was zu Herzrasen, flacher Atmung und Muskelanspannung führt. Gleichzeitig wird die Stressachse – die Hypothalamus-Hypophysen-Nebennieren-Achse, kurz HPA-Achse – aktiviert und der Cortisolspiegel steigt an.

Diese körperlichen Reaktionen sollen uns eigentlich helfen und unterstützen, etwas zu verändern, führen aber, wenn wir versäumen, uns zu regulieren, oft zu einem Verlust der Feinmotorik oder im schlimmsten Fall zu einem Blackout. Der präfrontale Kortex, der für Planung, Strategie und Konzentration zuständig ist, wird bei Versagensangst doppelt gefordert. Einerseits soll er die Angst kontrollieren, andererseits wird er durch den Cortisolanstieg gehemmt, woraufhin die kognitive Kontrolle abnimmt. Das erklärt, warum Sportler in Drucksituationen manchmal die einfachsten Abläufe vergessen oder regelrecht verkrampfen.

Hinzu kommt, dass die Insula den Herzschlag, die Atemfrequenzsteigerung und das Magengefühl registriert. Bei Versagensangst meldet sie: »Etwas stimmt nicht!« Dadurch wird die Angst noch bewusster erlebt.

Die verstärkte Selbstbeobachtung, die sich zum Beispiel in dem inneren Selbstermahnung »Mein Herz rast, ich darf nicht nervös wirken« äußert, verschärft die Blockade. Der anteriore cinguläre Kortex erkennt den Konflikt zwischen »Ich will gewinnen« und »Ich habe Angst zu scheitern«. In Verbindung mit der Insula und dem präfrontalen Kortex aktiviert er Gefühle wie Scham und Schuld, die die Versagensangst verstärken können. Damit wird die Angst weniger zu einer realen Gefahr als zum Erleben von sozialem Druck.

In der Folge reduziert sich die Feinmotorik, da die Amygdala-Überaktivität die Basalganglien stört, die für automatisierte Bewegungen wichtig sind. Dadurch kommt es wiederum zum Tunnelblick, die gesamte Leistung bricht ein und selbst routinierte Bewegungen wirken unsicher.

Wie Versagensangst ausgelöst, erlebt und erkannt wird

Auslösende Stressoren für Versagensangst	**Erleben bei Versagensangst**	**Körperliche Reaktionen**	**Ausdruck im Verhalten**
• Fehlpässe • Verschossene Tore • Nicht gehaltene Tore • Konkurrenz/Kaderzugehörigkeit • Fehlstart • Verletzung • Schmerz • Ermüdung • Antriebslosigkeit • Trainingstretmühle (langweilige Routine) • Vorläufe/Endläufe • Heim-/Auswärtsspiele • Übertraining • Fehlende Chemie zwischen Trainer und Athlet oder innerhalb der Mannschaft • Schwierige biografische Lebenssituationen (Arbeitsplatzverlust, nicht bestandene Führerscheinprüfung, Scheidung der Eltern)	• Scham • Schuld • Versagen • Sorgen (gesteigerter Umfang in der Wettkampfvorbereitung) • Zweifel (mangelndes Selbstvertrauen) • Furcht • Angst (Unsicherheit) • Wut • Enttäuschung • Mentales Gedankenkarussell	• Anspannung • Erschöpfung • Schmerz • Steigende Herzfrequenz • Steigende Atemfrequenz • Schweißbildung • Hautrötung	• Gesenkter Blick • Weggehen/Wegdrehen • Regungslosigkeit • Aggression • Schlaflosigkeit • Sozialer Rückzug • Vermeidung

Versagensangst ist kein Zeichen von Schwäche, sondern eine natürliche Reaktion des Gehirns auf wahrgenommenen sozialen Druck. Amygdala, präfrontaler Kortex, Insula und anteriorer cingulärer Kortex arbeiten dabei äußerst hochsensibel zusammen, was es in expliziten systematischen Neuroimaging-Studien tiefer zu erforschen gilt.

Für Sportler bedeutet das: Wer die neurobiologischen Mechanismen versteht, die in Stresssituationen ablaufen, kann Strategien entwickeln, um Versagensangst in Fokus, Mut und Leistung umzuwandeln.

Wettkampfangst

Bei manchen beginnt die Reaktionskette bereits Tage vorher, andere beschreiben die Kette aus negativen Reaktionen wiederum am Wettkampftag selbst oder kurz vor der Performance: Wettkampfangst kann sich sowohl vor als auch während eines Turniers oder Wettkampfs zeigen. Auch das belegt, wie individuell unterschiedlich Athleten mit Stress, Druck und Angst umgehen.

Letztendlich handelt es sich bei Wettkampfangst meist um Versagensangst, immer in Bezug auf die öffentliche, in einem festen räumlichen und zeitlichen Rahmen verortete Leistungserbringung. Die Herausforderung hier besteht darin, genau zu diesem Zeitpunkt an dem jeweiligen Ort Leistung abrufen zu sollen, egal unter welchen Bedingungen. Druck wird hier vor allem durch die Nicht-Wiederholbarkeit der Leistung aufgebaut. In Sportarten, in denen ich mich im Wettkampf-Event qualifizieren muss, wiederholt sich die Auswirkung genannter Parameter sogar, das heißt, der Druck bleibt oft über Stunden oder je nach Turnierart gar über Tage sehr hoch. Häufig greifen auch negative Glaubenssätze, die sich verselbstständigen, als Gedanken Kopfkarussell fahren und eine Bündelung von Aufmerksamkeit erschweren. Das können Sätze sein wie »Ich bekomme immer Magenprobleme auf Wettkämpfen im Ausland«, »In Luxemburg schneide ich immer schlecht ab, ich hasse Luxemburg«, »Nach einem Jetlag bin ich immer zwei Tage platt«, »Wenn mein Lauf am Vormittag liegt, erreiche ich immer eine schlechte Zeit«. Regelrechte Mythen können sich in solchen Fällen aufbauen, sowohl im Einzelwettkampf, aber häufig auch im Mannschaftssport. Dort werden diese sogar gern von Trainerteams geschürt. Trainerkommentare wie »Wir haben die letzten Auswärtsspiele alle verloren, strengt euch an!« erzeugen oft die Angst davor, dass sich eine Niederlage wiederholt, und können manchmal zu einer kollektiven Angst der gesamten Mannschaft vor Auswärtsspielen mutieren.

Wettkampfangst entsteht antizipatorisch. Sportler verbinden mit dem Spieltag in solchen Fällen eine Gefahr. Diese sogenannte Habachtstellung beschreibt den Moment erhöhter innerer Wachsamkeit. Der Körper ist angespannt, die Sinne geschärft, jederzeit bereit, zu reagieren. Neurobiologisch handelt es sich um eine orchestrierte Aktivierung mehrerer Systeme, die den Organismus innerhalb von Sekunden in Alarmbereitschaft versetzen. Ob daraus eine Blockade oder eine Bestleistung wird, entscheidet, wie Sportler die Signale deuten, und ob sie lernen, den Alarm des Gehirns in Energie für den entscheidenden Moment zu verwandeln.

Im Zentrum dieser Reaktion steht die Amygdala. Sie verarbeitet emotionale Reize und reagiert besonders empfindlich auf potenzielle Bedrohungen. Im Sport bedeutet das: Schon Sekunden vor dem Startschuss oder dem entscheidenden Aufschlag registriert die Amygdala die besondere Bedeutung der Situation und löst Alarm aus. Die Folge sind die klassischen Stresssymptome der Symathikusaktivierung wie beschleunigter Herzschlag, flachere Atmung, angespannte Muskeln und erhöhter Schweißfluss. Während Amygdala und Stresssysteme den Körper auf Bedrohung einstellen, ist der präfrontale Kortex gefordert, die Signale einzuordnen. Ist die Situation wirklich gefährlich? Oder handelt es sich um normalen Wettkampfdruck?

Athleten mit starker präfrontaler Kontrolle können die körperlichen Signale interpretieren, regulieren und in positive Energie umwandeln. Ist der präfrontale Kortex dagegen durch Überlastung oder übermäßige Angst gehemmt, verliert er seine regulierende Funktion und die Habachtstellung kippt in Übererregung oder Panik. Im Sport ist die Habachtstellung also kein Störfaktor, sondern eine notwendige Voraussetzung für Spitzenleistung. So stehen Torhüter beispielsweise beim Elfmeterschießen im Fußball unter enormem Druck. Die Habachtstellung ermöglicht höchste Reaktionsgeschwindigkeit. Überwiegt aber die Angst, wird die Bewegungskoordination unpräzise.

Entscheidend ist also, ob Athleten lernen, durch Atemtechniken, Routinen, Rituale und mentales Training diese Aktivierung zu regulieren. Denn so kann der präfrontale Kortex gestärkt und die Übermacht der Amygdala reduziert werden.

Eine angenehme Wettkampfkultur aufbauen

Die richtige Wortwahl ist bei der Betreuung von Athleten oft schon die halbe Miete für Vertrauen, Ruhe und Konzentration, ganz besonders im Wettkampfsetting. Aber auch nonverbale emotionale Kommunikation kann Teams unterbewusst lähmen. In internationalen Spielen lässt sich dies wiederholt beobachten. Eine Mannschaft kommt nicht ins Spiel, wirkt vorsichtig, zu defensiv, oft aber auch bewegungsarm, als fehle Energie, ein Funke, der nicht überspringen will. Man spricht dabei von »sozialen Synapsen«.[44] Teamsportler schicken innerhalb der Gruppe soziale Informationen über Körpersprache und Mimik. Diese Signale werden über die Sinnesorgane aufgenommen und zu elektrochemischen Informationen umgewandelt. Sie nehmen dabei Einfluss sowohl auf das Verhalten als auch auf die Gedanken. Daher ist es wichtig, dass manche Spieler ganz bewusst in bestimmte Richtungen sowohl über den Körper als auch über die Sprache kommunizieren, um nonverbale Muster aufzubrechen. Somit wird eine sogenannte emotionale Ansteckung, eine Art Kettenreaktion, wenn Gefühle und Stimmungen anderer Menschen von einem selbst übernommen werden, vermieden.

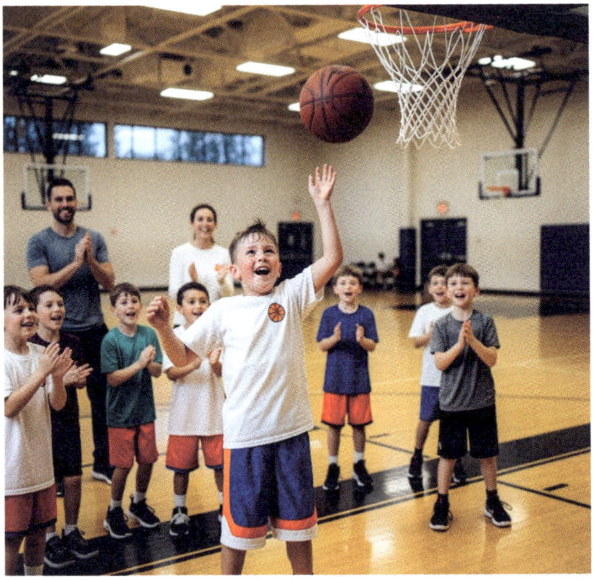

Ein positives, unterstützendes Mannschaftsumfeld mindert Druck und hilft, bessere Leistungen abzurufen.

In der sportpsychologischen Literatur spricht man vom optimalen Leistungszustand, wenn Leistung abrufbar ist, egal wie die inneren und äußeren Bedingungen ausfallen. Findet ein Schwimmer Luxemburg als Austragungsort für die erste Langbahnmeisterschaft in der Saison schlecht, ist eine Korrektur der räumlichen Ebene angezeigt. Die Korrektur könnte wie folgt aussehen: »Ich performe in einem mit Wasser gefüllten, rechteckigen Becken. Ob dieses in Madrid, Tokio oder Luxemburg steht, spielt keine Rolle.« Auch ein Lauf am Vormittag ist objektiv betrachtet nicht anders als die Teilnahme am Nachmittag. Es sind auch hier wieder unsere Gedanken und Bewertungen, die fast immer an schlechte Erfahrungen gekoppelt sind, die Glaubenssätze hervorbringen, dass das eine besser oder schlechter als das andere sei. Diese Glaubenssätze aufzubrechen ist Arbeit, die wir gern vermeiden. Wer etwas verändern möchte, braucht Motivation und die Bereitschaft, an sich zu arbeiten – in Coaching und Therapie stehen die entsprechenden Instrumente dafür zur Verfügung.

In der Wissenschaft konnte belegt werden, dass reichlich Wettkampferfahrung in Kombination mit ausgewählten Coping-Strategien in einer besseren Leistungserbringung durch weniger Angst resultiert. Dabei spielen weder das Alter der Sportler eine Rolle noch die Frage, wie viele Jahre Erfahrung der Betroffene in der jeweiligen Sportart hat.[45] Jede Wettkampferfahrung bringt Routine und damit mehr Ruhe in die Situation, wodurch sich die Performance verbessert. Entscheidend ist also, ob Athleten lernen, durch Atemtechniken, Routinen, Rituale und mentales Training diese Aktivierung zu regulieren, den präfrontalen Kortex zu stärken und die Übermacht der Amygdala zu reduzieren. Des Weiteren gilt es, die oben beschriebenen Signale der Insula richtig zu deuten. Wer lernt, diese Signale nicht als Bedrohung, sondern als Energiequelle zu interpretieren, verwandelt Nervosität in Nervenstärke und macht sich damit Druck zum Verbündeten, eine Fähigkeit, die Spitzensportler von anderen unterscheidet.

Wettkampfangst und ihre Auslöser erkennen und einordnen			
Auslösende Stressoren für Wettkampfangst	**Erleben von Wettkampfangst**	**Körperliche Reaktionen**	**Ausdrucksverhalten**
• Konkurrenz • Mobbing • Doping • Wetter • Publikum • Sitzen auf der Ersatzbank • Negativ interpretierte Startzeiten • Jetlag • Fremdes Essen	• Scham • Schuld • Versagen • Sorgen (gesteigerter Umfang in der Wettkampfvorbereitung) • Zweifel (mangelndes Selbstvertrauen) • Furcht • Angst (Unsicherheit) • Wut • Enttäuschung • Mentales Gedankenkarussell • Blackout • Panikattacke	• Zittern • Übelkeit • Durchfall • Schwindel • Muskelverspannungen • Stimmverlust	• Übermäßiger Perfektionismus • Übermotivation oder Untermotivation • Unruhiges Umhergehen • Fehlender Dialog

Verlustangst

Bei Verlustangst befürchten wir, etwas Wertvolles oder eine für uns wichtige Person zu verlieren: Es könnte um einen Trainerwechsel gehen oder um den Weggang eines Partners in Teamkonstellationen wie zum Beispiel beim Paar-Eiskunstlauf oder Beachvolleyball. Immaterielle Dinge wie beispielsweise soziale Positionen spielen mitunter ebenfalls eine Rolle. In jeder Liga-Sportart könnte dies beispielsweise Angst davor bedeuten, die Zugehörigkeit zur aktuellen Liga zu verlieren. Wenn wir Verlustangst spüren, fürchten wir Hilflosigkeit, das Gefühl der Einsamkeit oder dass wir unglücklich werden. Eine solche Angst beeinflusst nicht selten unser Verhalten, indem wir eifersüchtig reagieren oder Misstrauen gegenüber Menschen entwickeln. Es handelt sich dabei um eine normale menschliche Reaktion, weil wir sozialen Bindungen und Dingen, die eine Bedeutung für uns haben, einen hohen Wert zuordnen. Geht dieser Wert verloren, entsteht eine Lücke, die Gefühle von Leere und Unsicherheit hinterlassen kann.

Verlustangst ist eine der stärksten Emotionen, die das Gehirn aktivieren kann, und wurzelt tief im sozialen Überlebenstrieb des Menschen. Soziale Bindungen waren für Menschen immer überlebenswichtig. Der Schmerz bei Verlust oder Ausschluss hatte die Funktion, dass wir unser Verhalten überdenken, gegebenenfalls ändern und uns zurück in die Gruppe begeben. Dieses in uns angelegte System wirkt sich auch im Sport und bei Social Media aus und erklärt die Intensität, in der die Angst vor Verlust der Zugehörigkeit zu einer Gruppe erlebt wird.

Neurobiologisch betrachtet aktivieren sozialer Ausschluss oder Ablehnung dieselben Hirnregionen wie körperlicher Schmerz.[46] Besonders beteiligt ist der anteriore cinguläre Kortex, denn er verarbeitet Schmerzsignale, egal ob körperlich oder sozial. Die Insula meldet außerdem das unangenehme Bauchgefühl, das wir bei Ablehnung oder Verlust empfinden. Die Amygdala verstärkt daraufhin die emotionale Alarmreaktion. Und eine Stressaktivierung über die Hypothalamus-Hypophysen-Nebennieren-Achse geht, wie mehrfach erwähnt, mit einer Schwächung des präfrontalen Kortex einher. Schon die bloße Vorstellung eines drohenden Verlusts aktiviert die Amygdala so stark, als wenn eine reale Bedrohung bevorstünde, selbst wenn der Verlust nur hypothetisch ist. Während der präfrontale Kortex versucht, diesen Alarm rational durch Fragen wie »Ist der Verlust realistisch oder nur eine Befürchtung?« und »Welche Handlungsoptionen gibt es?« zu dämpfen, überwiegt oft die emotionale Wucht. Damit erklärt sich, warum Verlustangst im Sport so intensiv erlebt wird. Das Gehirn setzt sie mit einer echten Verletzung gleich. Athleten, die lernen, diese Signale zu regulieren und Bindungssicherheit zu erleben, können Verlustangst in Antrieb und Stärke verwandeln.

STURZANGST IN RISIKOSPORTARTEN

Wer in einer Risikosportart einmal gestürzt ist, weiß, dass sich daraus Ängste entwickeln können. Dabei wird die Sturzangst zu einer Art Gegner, der immer mitfährt und nicht selten blockiert. Viele Trainer und auch Verbände aus den Bereichen Bergsport, Mountainbiking oder Inlineskating propagieren dafür entsprechende Kurse. Doch ein Sturzangsttraining allein löst die Angst zu stürzen leider nicht auf. Sturztraining ist wichtig, um zu lernen, dass Stürzen beispielsweise zum Sportklettern dazugehört oder wir präventiv einen Sturz beim Mountainbiking so risikoarm wie möglich umsetzen lernen, sodass wir für den Ernstfall gewappnet sind. Den Fall zu erleben und gut gesichert zu stürzen, ist Lernen durch Erleben. Zudem erhält das Gehirn ein Bild fürs Fallen und Stürzen am Seil, mit dem Rad oder im Parcours. Was beim Sturztraining wiederum nur selten berücksichtigt wird, ist die Tatsache, dass Angst beim Klettern entsteht oder bei herausfordernden Abfahrten, nicht beim Fallen. Der kontrollierte Fall ist nicht die Lösung für die Angst. Durch ein Sturztraining zu lernen und zu wissen, dass das Stürzen nicht mit Verletzung und Tod verbunden sein muss, löst Angst nicht einfach auf. Wie bereits erwähnt, besitzt Angst stets eine subjektive Komponente. Sturztraining in der Gruppe ist bestimmt sinnvoll, da es das Techniktraining ergänzt. Besser greifen und begreifen können wir Angst jedoch im Einzelcoaching.

Verlustangst erkennen und einordnen

Auslösende Stressoren für Verlustangst	Erleben von Verlustangst	Körperliche Reaktionen	Ausdrucksverhalten
• Konkurrenz • Verletzung • Trainerwechsel • Mitspielerwechsel • Tabellen-platzierung • Finanzen • Todesangst (zum Beispiel in Extremsport-arten wie Klettern oder Gleitschirm-fliegen)	• Trauer • Enttäuschung • Bedrohung • Trauma und Panik • Posttraumatische Belastungs-störung	• Zittern • Übelkeit • Durchfall • Schwindel • Muskelver-spannungen • Stimmverlust • Blackout • Erstarren	• Klammern (an Dinge, oft auch körperlich an Menschen, sich durch Anfassen festhalten/Halt suchen) • Hängende Schultern • Gesenkter Kopf • Nicht in Be-ziehung gehen (zum Beispiel Vermeiden von Partnerübungen)

Angst vor der Angst

Die Angst vor der Angst beschreibt die Sorge, dass Angst erneut auftreten könnte. Meist kommt diese Angst in Form einer Panikattacke daher. Die Panikattacke kann als letzte Warnstufe verstanden werden – mit der Signalfunktion, dass eine Handlung nicht mehr durchgeführt werden kann. Personen, die diese Angst erleben, spüren dabei meist Anzeichen von Atemnot, Herzrasen, Unwohlsein, Schwindel bis hin zu einem Starregefühl, die weitere Bewegungen erschweren. Bewegungsabläufe erscheinen dabei roboterhaft bis starr, die Konzentration schwindet, ebenso reduzieren sich Einsatz und Ehrgeiz.

Die Angst führt dabei häufig dazu, dass bestimmte Situationen komplett vermieden werden, damit eine Panikattacke umgangen werden kann. Besonders herausfordernd ist hierbei, dass die Angst vor der Angst die eigentliche Angst verstärkt, was die jeweiligen Situationen noch belastender macht. Daraus resultiert oft ein Teufelskreis. Die Angst scheint stetig größer zu werden, und oft wird sie von Panikattacken begleitet. Eine Panikattacke ist also ein plötzlich auftretender, intensiver Zustand von Angst und körperlicher Alarmbereitschaft, oft ohne klar erkennbare äußere Bedrohung. Neurobiologisch handelt es sich dabei um ein überaktiviertes Alarmsystem, also um einen Fehlalarm im Gehirn.[47] Die schon bekannte Kaskade wird in Gang gesetzt: Die Amygdala schlägt Alarm, das Stresssystem wird hochgefahren und der präfrontale Kortex kann nicht mehr regulierend eingreifen. Diese Reaktionskette erzeugt körperliche Symptome und die Emotion extremer Angst, obwohl keine reale Gefahr besteht.

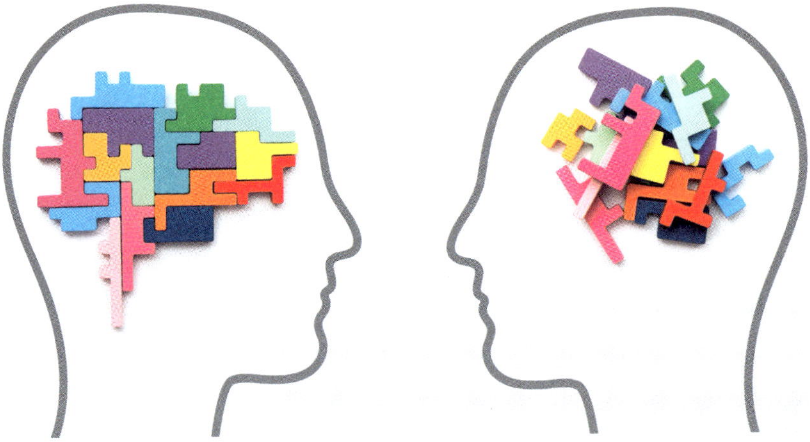

Mentaltraining hilft, bei Angst vor der Angst den endlosen Strom an katastrophierenden Gedanken in eine realistische, lösungsorientierte Richtung zu lenken.

Der Trick, um mit Panikattacken besser umzugehen, ist, erst einmal anzuerkennen, dass der beängstigende Zustand nichts anderes ist als eine fehlgelaufene Reaktionskette aufgrund einer Fehlinterpretation von Körpersignalen. Allein diese Anerkennung führt schon zur Beruhigung. Weitere Gegenmaßnahmen sind: die Situation aushalten und nicht flüchten, ruhig atmen und die eigene Aufmerksamkeit auf etwas anderes im Außen richten. Eine Anleitung für entsprechende Übungen befindet sich im nächsten Kapitel ab Seite 87.

Im Sport zeigt sich die Angst vor der Angst zunehmend im Nachwuchsbereich. Die Leistungserwartungen in Sport, Gesellschaft und Familie führen häufig zu einem so hohen Druck, dass es den Betroffenen oft unmöglich wird, zu handeln. Ebenfalls verbreitet ist die Angst vor der Angst nach Verletzungen oder Unfällen. Hier geht Vertrauen verloren. Das kann das Vertrauen in körperliche Heilungsprozesse oder Bewegungsabläufe sein, in Materialien (Klettern, Motorsport) oder Partner (Eiskunstlauf, Pferde). In diesen Fällen ist es wichtig, den Selbstwert zu stärken sowie bekannte Bewegungsabläufe weiterzutrainieren, um alte Routinen neu zu bewerten und auf Bewährtes aufzubauen.

Darüber hinaus lässt sich die Angst vor der Angst bei Athleten wiederholt durch extreme Selbstzweifel beobachten, in Form von Fragen oder Sätzen wie »Schaffe ich das?«, »Was, wenn ich verliere?«, »Das gelingt mir bestimmt wieder nicht!«, »Der Trainer stellt mich bestimmt nicht auf!«. Dadurch kann es zu einer Chronifizierung von Angst vor Wettbewerben kommen. Sportler versuchen, sich vor einer Wettkampfteilnahme zu drücken, und vermeiden die Leistungserbringung, kommen aber gern weiter ins Training. Die Angst vor der Angst lebt oft versteckt, braucht meist ein zweites Hinschauen, um erkannt zu werden, und wird daher oft erst nach längerer Zeit wahrgenommen.

Ergänzen möchten wir an dieser Stelle, dass sich bei Athleten, die unter Angst vor der Angst leiden, häufig ein Leistungseinbruch während des Wettkampfs beobachten lässt. Die Sportler schaffen es in solchen Momenten nicht, die Emotion zu bewältigen, woraufhin es dem Körper nicht mehr gelingt, an das erlernte Bewegungsgefühl sowie an Ausdauer anzuknüpfen und zudem die Konzentration aufrechtzuerhalten. Die klassische Stresskette wird dann aktiviert. Die Angst vor der Angst, die auch antizipatorische Angst genannt wird, ist die Furcht davor, erneut in eine angstauslösende Situation zu geraten.

Wer in einer angstbesetzten Situation Hilflosigkeit erlebt hat, möchte eine ähnliche Erfahrung tunlichst vermeiden und versucht, Kontrolle zu gewinnen. Er beginnt, sich über Katastrophendenken alle möglichen Szenarien auszumalen, um für den Ernstfall besser vorbereitet zu sein. Dies ist zunächst eine gut gedachte Strategie, allerdings hat sich gezeigt, dass es dem Gehirn ziemlich egal ist, ob wir etwas real erlebt haben oder uns nur vorstellen. Beides wird ähnlich verarbeitet und setzt die mittlerweile bekannte Kaskade an Negativreaktionen in Gang. Über die Erinnerung einer angstbesetzten Erfahrung beziehungsweise die Vorstellung einer zukünftigen Situation wird die Amygdala aktiviert, die Insula interpretiert Körpersignale als Bedrohung, die Angst steigt und der präfrontale Kortex schafft es nicht mehr, das System zu dämpfen, was die Angst vor Kontrollverlust noch weiter verstärkt – ein neurobiologischer Teufelskreis.

Für Sportler kann die Angst vor der Angst besonders belastend sein, weil sie schon vor dem Wettkampf oder der entscheidenden Bewegung eine körperliche Alarmreaktion auslöst. Wer diesen Kreislauf erkennt und gezielt trainiert, sei es durch Exposition, mentales Training oder Achtsamkeit, kann antizipatorische Angst in Fokussierung und mentale Stärke verwandeln.

Angst vor der Angst erkennen lernen

Auslösende Stressoren bei Angst vor der Angst	Erleben von Angst vor der Angst	Körperliche Reaktionen	Ausdrucksverhalten
• Angst • Erinnerungen	• Angst • Panik	• Blockaden • Blackout • Konzentrationsschwäche	• Vermeidung • Räumliche Distanzierung • Gesenkter Blick

Zukunftsangst

Zukunftsangst lässt sich wortwörtlich als Angst vor dem, was da kommt, beschreiben. Die Zukunft ist offen. Wir wissen nicht, was der nächste Tag bringt. Dennoch planen wir, orientieren uns, können manche Dinge absehen und versuchen, diese in Abläufe zu integrieren. Eine Garantie, dass alles so wie geplant verläuft, gibt es jedoch nicht. Ständig kommen Dinge dazwischen. Wir wissen auch nie, was wir dann denken werden oder wie wir uns fühlen oder was genau wir fühlen werden.

Manche Menschen verfallen beim Blick voraus in endlose Grübelketten und nehmen dabei häufig negative Ereignisse mit ins Blickfeld des Geschehens. Sie gehen vom Schlimmsten aus. Oftmals geht Betroffenen in solchen Situationen der Antrieb verloren. Sie handeln dann nicht sehr zuversichtlich, manchmal sogar regelrecht pessimistisch, und fühlen sich wiederholt unmotiviert. Sie sorgen sich übermäßig, was oft von Gefühlen starker Unsicherheit begleitet wird und in Angst resultiert. Im Sport gibt es einige Ereignisse, die bei vielen Zukunftsangst hervorrufen, dazu gehören die Tage und Wochen nach einer Krankheit und einer Verletzung, nach wichtigen Wettkämpfen sowie die Frage, wie es nach dem Karriereende weitergeht.

Nach ereignisreichen Wettkampfzyklen, intensiven Trainingsphasen oder Trainingslagern fallen manche Athleten in eine Art Blues, zum Beispiel nach einer Olympiateilnahme. Dieser Blues ähnelt Stimmungen, die Künstler nach intensiven Schaffensphasen erleben. Der Erfolgsrausch und das soziale Miteinander im Team sind vorbei. Der Alltag ist zurück und manch einer fällt in ein emotionales Loch. Es gibt kein aktuelles Trainingsziel mehr und die gewohnten Strukturen fehlen. Athleten stellen sich dann gern die Frage, was danach kommt.

Neurobiologisch handelt es sich wahrscheinlich um eine Kombination aus Stressentzug, Belohnungsdysregulation und emotionaler Entkopplung, was in entsprechenden Studien noch zu klären ist. Was wir wissen, ist, dass während der Vorbereitung und des Wettkampfs das Belohnungssystem dauerhaft aktiviert ist. Dopamin sorgt für Motivation und Euphorie.[48] Nach dem Wettkampf fällt diese Aktivierung abrupt weg und der Dopaminspiegel sinkt stark. Das Gehirn erlebt eine Art Belohnungsentzug. Zeitgleich kommt es ebenfalls zu einem Stressentzug. In der Vorbereitung und Wettkampfphase ist die Hypothalamus-Hypophysen-Nebennieren-Achse hochaktiv.[49] Wir erinnern uns: Cortisol sorgt für Wachheit, Leistungsbereitschaft und Energie. Nach dem Wettkampf fällt die ständige Aktivierung weg. Körper und Gehirn müssen sich erst wieder regulieren, Müdigkeit und Antriebslosigkeit sind die Folge.

Nach dem Höhepunkt fehlt zudem das übergeordnete Ziel. Der präfrontale Kortex ist damit arbeitslos, weil er keinen Fokus mehr hat. Und auch die Amygdala sowie die Insula, die während des Wettkampfs Emotionen und Körperzustände intensiv verarbeiten, haben plötzlich keine starken Inputs mehr. All das kann zu dem gefühlten Tief, einer emotionalen Stille, Leere oder sogar depressiven Verstimmung führen. In Kapitel 5 beschreiben wir dies ab Seite 175 noch mal ausführlicher für den Spitzensport und schauen, welche Herausforderungen bei der Karriereplanung und beim eigenen Karriereende entstehen können. Wer mentale Strategien erlernt und sich neue Ziele setzt, kann die Leere in Reflexion, Motivation und persönliche Weiterentwicklung verwandeln. Hier ist es die Kunst, in kleinen Schritten zu denken sowie eine realistische Planung mit guten Zielen umzusetzen, die in mehrere Zwischenziele unterteilt werden sollten. Zukunftsängste entstehen außerdem vermehrt nach Verletzungen oder einer Krankheit. Vor allem bei komplizierten Krankheits- beziehungsweise Genesungsverläufen oder wiederkehrenden Problemen verlieren Sportler oftmalig das Vertrauen in den eigenen Körper.

Zukunftsangst und wie man sie erkennt

Auslösende Stressoren bei Zukunftsangst	Erleben von Zukunftsangst	Körperliche Reaktionen	Ausdrucksverhalten
• Fehlende Trainingsstruktur • Fehlende Ziele • Karriereende • Verletzung • Krankheit • Nach wichtigen Wettkämpfen (beispielsweise einer Weltmeisterschaft oder den Olymischen Spielen)	• Angst • Panik • Unsicherheit • Sorge • Zweifel • Leere • Haltlosigkeit • Misstrauen	• Blockaden • Blackout • Konzentrationsschwäche • Gesteigerte Herzfrequenz • Schlaflosigkeit	• Vermeidung • Räumliche Distanzierung • Gesenkter Blick • Sozialer Rückzug • Suchtverhalten

Angst als Motor für Leistung: positive Effekte von Stress

Generell hat Angst im Sport eher ein schlechtes Image. Oft wird sie als etwas betrachtet, das überwunden, weggeschoben oder kontrolliert werden muss. Dabei ist Angst nichts anderes als ein evolutionäres Navigationssystem, das Sportlern signalisiert: »Jetzt zählt's.«

Neurobiologisch betrachtet aktiviert Angst ein hochintelligentes biologisches System, das kurzfristig Aufmerksamkeit, Reaktionsgeschwindigkeit und körperliche Leistungsfähigkeit steigert, um das Überleben zu sichern, wenn der Säbelzahntiger um die Ecke kommt. Heute haben sich die Zeiten geändert und wir können diese Reaktionssysteme zielgerichtet nutzen.

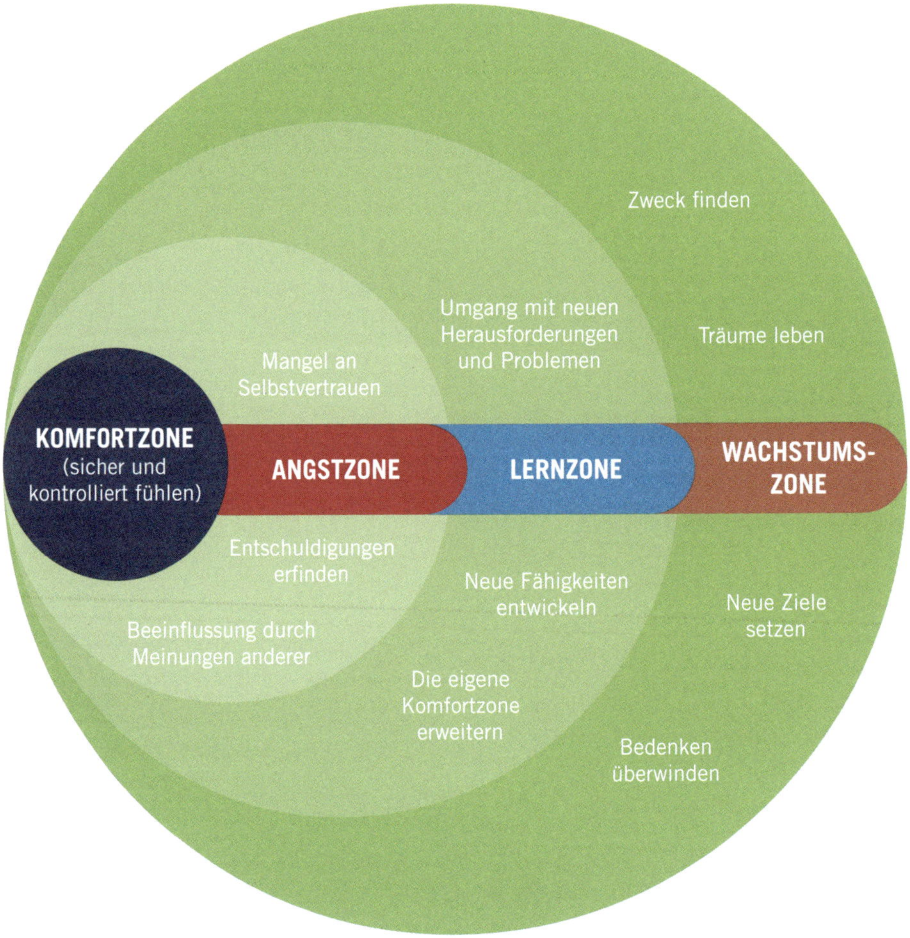

Persönliche Entwicklung entsteht, wenn man Schritt für Schritt über gewohnte Grenzen hinausgeht.

Ohne sie wären sportliche Höchstleistungen schlichtweg auch gar nicht möglich. Angst und Stress sind somit nicht per se negativ, sondern Teil eines Regulationsmechanismus, der dafür sorgt, dass wir in entscheidenden Momenten über uns hinauswachsen. All das dient nur einem Ziel: der maximalen Handlungsfähigkeit.

In der Wissenschaft wird zwischen zwei Formen von Stress unterschieden: Eustress und Disstress. Beide Begriffe stammen vom Stressforscher Hans Selye, der in den 1930er-Jahren als Erster die physiologischen Mechanismen von Stress beschrieb.[50]

Eustress (vom griechischen *eu* für »gut«) ist der »gute« Stress, der heute auch als »funktionaler Stress« bezeichnet wird. Er mobilisiert, fokussiert und verleiht Energie. Sportler erleben Eustress, wenn sie vor einem Wettkampf aufgeregt sind, aber gleichzeitig spüren: »Ich bin bereit«. Das sympathische Nervensystem aktiviert die Leistungsbereitschaft, die Aufmerksamkeit steigt, Bewegungen werden präziser. Neurobiologisch wird in dieser Phase vermehrt Dopamin ausgeschüttet, was Motivation, Belohnung und Lernprozesse unterstützt.

Disstress (vom lateinischen *dis* für »schlecht«) dagegen entsteht, wenn die Belastung als unkontrollierbar empfunden wird. Anspannung kippt in Angst und Panik, die Aufmerksamkeit verengt sich, der Körper verspannt sich. Die neuronale Aktivität im präfrontalen Kortex, dem Zentrum rationaler Entscheidungen, nimmt ab, während die Amygdala überaktiv wird. In diesem Zustand schaltet der Körper auf Reaktion statt Handlung um und reagiert mit Flucht, Angriff oder Erstarrung.

Der Übergang zwischen Eustress und Disstress ist fließend. Die Yerkes-Dodson-Kurve (siehe Seite 32) beschreibt dieses Prinzip anschaulich. Ein mittleres Stressniveau maximiert die Leistung, während zu wenig oder zu viel Stress sie mindert. Es gibt also einen Punkt der optimalen Aktivierung, an dem der Körper hellwach, aber ruhig ist, der sogenannte *sweet spot* zwischen Eustress und Disstress. Entscheidend ist dabei nicht die Situation selbst, sondern die Bewertung der Situation, und genau hier setzt Mentaltraining an.

Mentaltraining, etwa das Visualisieren kritischer Spielsituationen oder das gedankliche Durchspielen erfolgreicher Wettkämpfe, stärkt die Steuerungsfunktionen des präfrontalen Kortex und erhöht die Fähigkeit, Angst als Energiereserve zu nutzen. Rituale und feste Abläufe vor einem Wettkampf helfen, die Amygdala zu beruhigen und Überreaktionen zu vermeiden. Durch gezieltes Belastungstraining lässt sich lernen, körperliche Signale wie Herzklopfen oder Adrenalinschübe nicht als Bedrohung, sondern als Zeichen der Aktivierung zu deuten. Auch Atem- und Entspannungstechniken tragen dazu bei, das Erregungsniveau auf einem optimalen Punkt zu halten.

Ein weiterer Schlüsselfaktor ist die Fokussierung auf interne Ziele statt auf äußere Bewertungen, bei sich zu sein und zu bleiben. Athleten, die sich auf ihre Technik, Bewegungsabläufe und persönlichen Fortschritte konzentrieren, reduzieren die Aktivierung der Amygdala, die oft durch externen Druck von Eltern, Trainern, Medien, Publikum oder Erwartungen ausgelöst wird. So wird Angst nicht zum Störfaktor, sondern zu einem leistungssteigernden Signal.

Sportliche Höchstleistung ist also nicht das Ergebnis von Angstfreiheit, sondern das Resultat eines souveränen Umgangs mit Angst. [51] Oder, wie es ein Olympionike einmal formulierte: »Ich brauche den Druck. Ohne ihn wäre ich nur halb so gut.« Wenn es Athleten gelingt, diesen Druck nicht als Gegner, sondern als Energiequelle zu begreifen, entsteht etwas Außergewöhnliches. Aus der körperlichen Aktivierung wird ein Zustand höchster Konzentration, aus Anspannung wird Präzision, aus Angst wird Präsenz. Dieser Moment, in dem Stress und Kontrolle eine perfekte Balance finden, ist in vielen Sportarten der Eintritt in den sogenannten Flow-Zustand, den wir uns im Folgenden genauer anschauen.

Der Flow-Zustand: maximale Leistung bei minimalem Stress

Als Gegenpol zur Panik kann im Sport der sogenannte Flow-Zustand genannt werden. Der Flow-Zustand ist in aller Munde: Er ermöglicht es uns, Höchstleistungen zu vollbringen und regelrecht über uns hinauszuwachsen, was ihn gerade für den Sport interessant und sehr wünschenswert macht. Viele Athletinnen und Athleten beschreiben diesen Moment als »Einfach machen, nicht mehr denken!«, als das perfekte Zusammenspiel von Fokus, Leichtigkeit und Leistung. Der Psychologe Mihály Csíkszentmihályi hat 1975 das Flow-Konzept (*flow* ist das englische Wort für »fließen«, »strömen«) entwickelt und als einen Zustand beschrieben, in dem wir optimal leistungsfähig sind.[52]

Flow entsteht nicht zufällig. Er tritt dann auf, wenn eine Aufgabe herausfordernd, aber bewältigbar ist. Ist sie zu leicht, wird uns langweilig. Ist sie zu schwer, reagiert das Gehirn mit Angst oder Überforderung. Nur in der Mitte dieses Spannungsfeldes, also dort, wo die eigenen Fähigkeiten maximal gefordert, aber noch kontrollierbar sind, kann Flow entstehen.

Ein gewisser Tonus, also eine aktivierte Grundspannung im Körper, ist dabei notwendig. Sie signalisiert dem Nervensystem: »Ich bin wach, fokussiert und bereit.« Wird diese Haltung mit gezielter Aufmerksamkeit und innerer Ruhe verbunden, kann sich das System vollständig auf die Aufgabe einlassen, denn das Denken tritt in den Hintergrund, das Handeln übernimmt.[53]

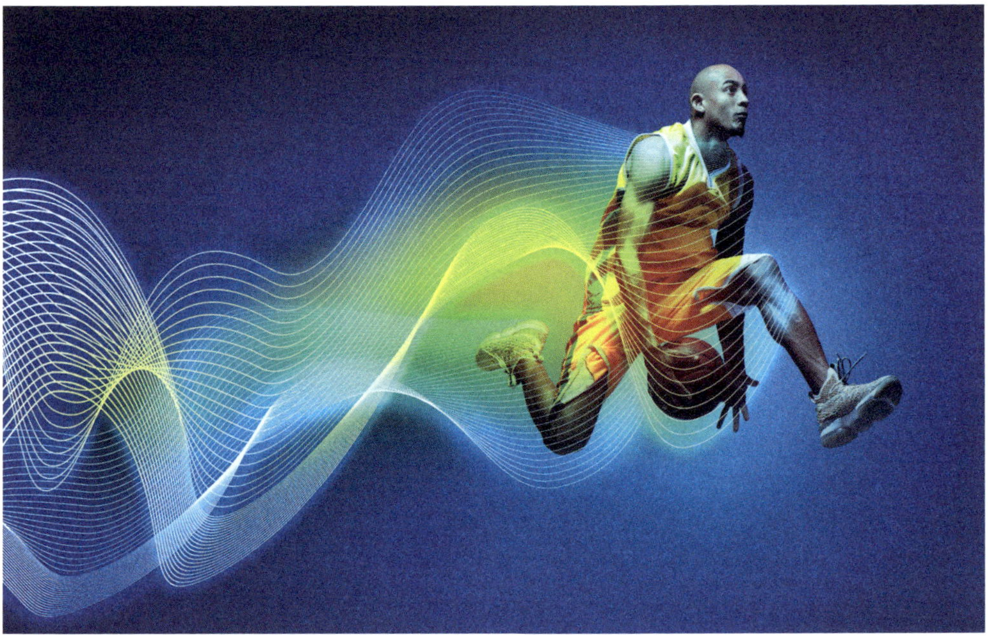

Wenn Herausforderung und Fähigkeit perfekt im Gleichgewicht sind und Körper, Geist und Fokus zu einer mühelosen Einheit verschmelzen, spricht man vom Flow-Zustand.

Neurowissenschaftlich gesehen scheint eine notwendige Voraussetzung für eine Flow-Erfahrung ein Zustand vorübergehender sogenannter Hypofrontalität zu sein, denn der präfrontale Kortex tritt in den Hintergrund. Dadurch werden Zweifel, Angst und übermäßiges Nachdenken gedämpft, während Aufmerksamkeit und Handlung gleichermaßen in den Vordergrund treten. Automatisierte Bewegungen, die auf dem impliziten Gedächtnis und den Basalganglien beruhen, laufen reibungslos ab. Gleichzeitig sorgt die Ausschüttung von Dopamin für Motivation und Belohnung, denn sie verstärkt den Wunsch, diesen Zustand immer wieder zu erleben. Haben sich die Fertigkeiten weiterentwickelt, muss man, um im Flow zu bleiben, die Komplexität der Aktivitäten sukzessive steigern. Diese feine Abstimmung zwischen Können und Herausforderung macht Flow damit zu einem idealen Trainingsprinzip, denn er fördert kontinuierliches Lernen, Anpassung und die Entwicklung neuer neuronaler Verknüpfungen.

Trainer, die wissen, was es braucht, um Flow zu erleben, können die Athleten darin unterstützen, die Voraussetzungen dafür zu schaffen, wie zum Beispiel Konzentrationsfähigkeit, Emotionsregulation, eine gute Arbeit an den individuellen Zielen und eine gekonnte Feedbackkultur.

FOLGEN VON DRUCK UND ANGST AUF DAS GEHIRN

Druck und Angst können die Gehirngesundheit langfristig beeinflussen, vor allem durch wiederkehrende oder dauerhaft anhaltende Stressketten. Auslöser dafür sind vor allem die Stresshormone Adrenalin und Cortisol, von denen schon ausführlich die Rede war. Diese werden in Druck- und Angstsituationen dauerhaft vermehrt ausgeschüttet und in hohen Konzentrationen im Blut. Zudem wird beispielsweise die Aktivität des Mandelkerns gesteigert, was zu erhöhter Reizbarkeit führen kann und verstärkt Furchtreaktionen auslöst. Darüber hinaus kann langfristiger Stress die Funktion des präfrontalen Kortex beeinträchtigen. Dies wirkt sich auf Prozesse wie die Entscheidungsfindung, die Regulation von Emotionen oder die Impulssteuerung aus. Im sportlichen Kontext führt dieser Prozess häufig zu Leistungsabfall, erhöhter Fehleranfälligkeit und mentaler Erschöpfung. Es kann auch schwieriger werden, Neues zu lernen und den Körper an neue Herausforderungen anzupassen, da anhaltende Angst die neuronale Vernetzung beeinflusst. Besonders problematisch ist dabei, dass sich diese neurobiologischen Veränderungen schleichend entwickeln und von Betroffenen oft erst spät wahrgenommen werden. Ohne gezielte Gegenmaßnahmen verfestigen sich diese Muster. Dauerhafter Stress fördert Prozesse im Gehirn, die unterschiedliche Erkrankungen wie beispielsweise Depression und Burn-out auslösen und die neuronale Gesundheit beeinträchtigen können. Die folgenden Abschnitte beschreiben, wie dies geschieht.

Wenn Angst krank macht: Auswirkungen auf die Gehirngesundheit

Angst ist ein lebensnotwendiges Gefühl. Sie schützt uns, warnt uns und hält uns handlungsbereit. Doch wenn Angst chronisch wird, wenn sie nicht mehr der Situation angemessen ist oder den Alltag bestimmt, kippt sie von einem Schutzmechanismus in ein Krankheitsbild und es kann zu Angststörungen, Panikattacken und Zwängen kommen. Der Körper reagiert, als stünde ständig ein Wettkampf bevor, bei dem es weder Erholungsphasen noch einen Schlusspfiff gibt. Neurobiologisch entsteht ein Ungleichgewicht zwischen Aktivierung und Regulation. Das verändert nicht nur das Denken und Fühlen, sondern auch strukturell das Gehirn. Es beginnt sich zu verändern, was objektiv messbar ist.

Die Amygdala bleibt überaktiv, während der präfrontale Kortex zunehmend »überstimmt« wird.[54] Der Hippocampus, wichtig für Gedächtnis und emotionale Kontextbewertung, verliert an Volumen, weil das Stresshormon Cortisol auf Dauer Nervenzellen schädigen kann. Das Ergebnis dieser Veränderungen ist, dass Betroffene häufiger Sorgen, grübelnde Gedankenschleifen und Kontrollverlust erleben, da ein Kreislauf aus Angst, Stress und neuronaler Übererregung entsteht, der immer schwerer zu stoppen ist. Bei einer Angststörung ist das System dauerhaft überaktiviert, die Angst ist unverhältnismäßig, hartnäckig und schränkt das Handeln spürbar ein. Schon harmlose Reize werden dann als bedrohlich interpretiert, man spricht von einer frei flottierenden Angst.[55]

Panikattacken sind akute Explosionen dieses Systems. Innerhalb von Sekunden wird der gesamte Organismus in Alarmbereitschaft versetzt und es kommt zu Herzrasen, Atemnot, Schwindel und Engegefühl in der Brust, um einige typische Symptome zu nennen. Neurobiologisch entsteht eine Panikattacke durch eine plötzliche Überaktivität im limbischen System. Insbesondere in der Insula, die wie ab Seite 52 beschrieben für die Wahrnehmung von Körpersignalen zuständig ist, und der Amygdala, gekoppelt mit einem Ausfall hemmender Signale aus dem präfrontalen Kortex. Der Körper glaubt, in Lebensgefahr zu sein, obwohl keine reale Bedrohung besteht (siehe auch zum Thema Angst vor der Angst ab Seite 67).

Ein verwandtes Phänomen sind Zwangshandlungen oder -gedanken, die ebenfalls mit überaktiven Angstnetzwerken zusammenhängen. Sportler etwa, die übermäßig an ritualisierten Abläufen festhalten, wie zum Beispiel »Ich muss genau dreimal atmen, bevor ich starte« oder »Ich muss morgens immer um sieben Uhr mein Porridge essen und dazu ein Glas frisch gepressten Orangensaft trinken!«, nutzen diese Routinen unbewusst zur Angstreduktion. Kurzfristig wirken sie beruhigend, langfristig verstärken sie aber die Angstnetzwerke, da das Gehirn lernt: »Ohne Ritual droht Gefahr.« Neurobiologisch handelt es sich um eine Fehlverschaltung zwischen dem präfrontalen Kortex, den Basalganglien und dem Thalamus. Diese Schleife, die normalerweise Handlungen und Bewertungen reguliert, läuft gewissermaßen in einer Endlosschleife. Das Gehirn versucht, durch wiederholte Handlungen die Angst zu beruhigen, was sie paradoxerweise verstärkt.

Lang anhaltende Angstzustände können auch in eine Depression münden. Wenn der Körper über Monate oder Jahre in Alarmbereitschaft steht, kommt es zu einer sogenannten Stresserschöpfung, da der Körper nicht endlos Cortisol, Adrenalin und Noradrenalin ohne Gegenregulation produzieren kann.[56] Wenn Angst chronisch ist, wird auch Gamma-Aminobuttersäure (GABA), die eine entscheidende Rolle bei der Regulierung neuronaler Erregbarkeit spielt, weniger wirksam oder in zu geringer Menge ausgeschüttet. Wie eine Studie von Hasler et al. zeigen konnte, weisen Menschen mit Depressionen häufig einen Mangel an GABA-Aktivität auf.[57]

Das Gehirn verliert sozusagen sein natürliches Bremspedal. Die Dopamin- und Serotoninsysteme, die für Motivation, Antrieb und Freude zuständig sind, werden gehemmt und die Folgen sind Erschöpfung, Rückzug und Antriebslosigkeit. Substanzen wie Benzodiazepine wirken deshalb angstlösend, weil sie an GABA-Rezeptoren andocken und deren Wirkung verstärken.[58] Allerdings funktioniert das nur kurzfristig und geht mit einem hohen Abhängigkeitsrisiko einher. Nachhaltiger lassen sich GABA-Systeme durch regelmäßige Bewegung, ausreichend Schlaf, Meditation und Atemübungen regulieren. Spannend ist dabei, dass sowohl Yoga als auch intensives Intervalltraining die GABA-Aktivität erhöhen.[59, 60]

Gerade im Leistungssport ist Angst vor Versagen, Verletzung oder Bewertung ein ständiger Begleiter. Wird diese Angst dauerhaft unterdrückt oder nicht reguliert, kann sie zu denselben neurologischen Veränderungen führen, wie man sie bei Angststörungen sieht.

Doch Sport bietet gleichzeitig das effektivste Mittel dagegen, denn Bewegung wirkt neuroprotektiv. Neben der Senkung des Cortisolspiegels und der Erhöhung von GABA steigert Sport die Neuroplastizität und fördert die Ausschüttung von BDNF *(Brain-Derived Neurotrophic Factor)*, einem Wachstumsfaktor für Nervenzellen. BDNF sorgt dafür, dass Gehirnbereiche, die unter Angst leiden, zum Beispiel der Hippocampus und der präfrontale Kortex, regenerieren und neue Verbindungen knüpfen können, wodurch sich Lernfähigkeit, Gedächtnis und emotionale Regulation verbessern. Bei Jugendlichen zeigten Trainingsstudien, dass aktive Jungen mit regelmäßigem Sport höhere Basiswerte von BDNF und von dem Insulin-ähnlichen Wachstumsfaktor 1, in der Fachsprache englisch *Insulin-like Growth Factor 1*, kurz IGF-1 genannt, haben als weniger aktive Gleichaltrige.[61]

Sportler, die also lernen, ihre Angst nicht zu bekämpfen, sondern sie zu verstehen, ihre Erregung zu regulieren und Pausen zur Regeneration einzubauen, schützen ihr Gehirn und bleiben dadurch langfristig leistungsfähig (siehe auch der Abschnitt über Psychoedukation in Kapitel 3 ab Seite 89).

Die Gefahr von Burn-out und Übertraining im Leistungssport

Wer im Sport nachhaltig Leistung erbringen möchte, braucht ein hohes Maß an Motivation, um mittels größerer, zielorientierter Trainingsumfänge seine sportlichen Ziele erreichen zu können. Hohen Belastungsphasen sollten stets Entlastungsphasen folgen. Als Athlet reicht nicht allein das Talent oder die Bereitschaft aus, hart für sein Ziel zu arbeiten, sondern es müssen bewusst Pausen und Erholung in den Trainingsplan integriert werden. Inbesondere bei Druck und Angst in intensiven Trainings- und Wettkampfphasen sollte dies berücksichtigt werden. Fällt in intensiven Trainingsphasen, zum Beispiel in der Wettkampfvorbereitung, die Erholung zu kurz aus, kann es zur sogenannten Untererholung kommen. Diese wirkt sich nicht nur körperlich aus, sondern auch mental sowie emotional, indem beispielsweise vermehrt negative Gedanken auftreten, ebenso Aktivierungsmangel oder Erschöpfung in Geist und Körper. Symptomen wie diesen kann in kurzen Untererholungsphasen mit heutiger Expertise im sportlichen Regenerationsmanagement durch Interventionen entgegengewirkt werden. Mentaltraining ebenso wie Entspannungstechniken helfen dabei zielgerichtet und erfolgreich.

Durch zu intensives Training und fehlende Erholungsphasen kann es zu einem deutlichen Leistungsabfall kommen. Wenn dieser nicht durch einen Infekt oder andere organische krankhafte Ursachen ausgelöst wurde, etwa zwei Wochen anhält und mit einem erhöhten Ruhepuls, Muskelkater und Schlafstörungen oder schneller Ermüdung einhergeht, sprechen Sportmediziner von »Übertraining«.[62] Die Diagnose ist allerdings nicht ganz einfach.

Beobachten Trainer und Mediziner ausgeprägte Symptome wie beispielsweise eine dauerhaft erhöhte Herzfrequenz und anhaltende Unruhe, die sie mit einer zu hohen Trainingsintensität in Verbindung bringen, sprechen sie vom sogenannten sympathikotonen Übertraining. Das heißt, der Sportler ist über die Sympathikusaktivität des vegetativen Nervensystems im Dauerstress und nicht fähig zur Regeneration, die ihn wieder in eine ausgeglichene Be- und Entlastungsregulation zurückführen würde. Bei Symptomen wie Antriebslosigkeit und Müdigkeit geht man von einer Überaktivität des Parasympathikus aus und spricht dementsprechend vom parasympathikotonen Übertraining. Beide Formen haben in der Regel eine stagnierende Leistungsfähigkeit zur Folge und führen bei betroffenen Athleten häufig so weit, dass eine Pause von mehreren Wochen bis hin zu Monaten notwendig wird. Wiederholte Druck- und Angstsituationen in Training und Wettkampf sind zum Beispiel prädestinierte Auslöser für solche Folgereaktionen im Sport. Wenn leidtragende Sportler nicht rechtzeitig gegensteuern, laufen sie Gefahr, weitere Krankheitsanzeichen, hormonelle Veränderungen, eine Schwächung des Immunsystems und dauerhafte Befindlichkeitsstörungen von Burn-out bis hin zu Depressionen zu entwickeln. Diese können wiederum weitere Beschwerdebilder mit sich bringen und zu enormen Einschränkungen führen.

Wissenschaftliche Studien beschreiben häufig zwei Aspekte bei den soeben genannten Symptomen.[63] Sind körperliche Veränderungen eindeutiger, wird medizinisch vermehrt von Übertraining gesprochen, treten psychische Beschwerden in den Vordergrund, ist häufiger von Burn-out als Syndrom die Rede. In der Internationalen Klassifikation der Krankheiten, ICD-11, ist Burn-out dem Code QD85 zugeordnet. Dieser beschreibt bei den Betroffenen ein »Problem im Zusammenhang mit Schwierigkeiten bei der Bewältigung des Lebens«, eines, das den Gesundheitszustand enorm beeinflusst. Er entsteht durch chronischen, nicht verarbeiteten Stress. Eine Entlastungsregulation ist in einem solchen Fall kaum mehr möglich. Dabei werden drei Charakteristika für Burn-out genannt: Energielosigkeit und Erschöpfung, eine zunehmend negative Einstellung zur Arbeit sowie ein Gefühl der Ineffektivität. In sportwissenschaftlichen Untersuchungen zu Burn-out im Sport werden folgende Symptome und Auslöser von Athleten für das Syndrom genannt:

Symptome

- chronische Fatigue
- depressive Verstimmung
- Stimmungsschwankungen
- Kontrollverlust bei Niederlagen
- Hilflosigkeit
- Motivationsverlust
- sozialer Rückzug

Auslöser

- Stress
- Trainer-Athleten-Konflikt
- Perfektionismus
- Minderwertigkeitsgefühle
- Druck durch Eltern
- Druck in der Peergroup

Unserem Ansatz zufolge sind Gedanken, Emotionen und Körperreaktionen eng miteinander vernetzt, weshalb psychosoziale Faktoren stets in Zusammenhang mit den physischen Prozessen betrachtet werden sollten. Das Erlernen eines systematischen Umgangs von Be- und Entlastung sollte daher für jeden Athleten einen wichtigen Platz in seinem Sportlerleben einnehmen. Die Aufklärung erster Anzeichen von Überlastung beispielsweise braucht aus unserer Sicht einen unabdingbaren psychoedukativen Ansatz, damit Athleten schon in frühen Stadien wahrnehmen lernen, wenn etwas in Beanspruchungsphasen nicht stimmt oder anders ist als sonst. Darüber hinaus können Prävention und Gesundheitsförderung, insbesondere im Nachwuchssport, durch eine engmaschige Betreuung durch Trainerteams, Schulungen auf Trainingslagern und Elternabenden unterstützt werden.

Im Leistungssport versucht man seit Jahren verschiedene Instrumente einzusetzen, um Erholungs- und Belastungszyklen in Training und Wettkampf begleitend zu überwachen. Man spricht dabei von Monitoring, das sowohl objektiv als auch subjektiv erfasst wird, das heißt, es werden sowohl Daten zu Befindlichkeiten auf der psychoemotionalen Ebene erhoben als auch nach physischen Faktoren wie Schmerz oder Ermüdung geschaut, die körperlich belastend sein können. Einheitliche Testverfahren gibt es jedoch laut Studienlage noch nicht dazu.

Regenerationsmanagement – Geheimwaffe bei Druck und Angst

Um den Gesetzen, denen das Wechselspiel von Beanspruchung und Erholung folgt, Rechnung zu tragen, bedarf es differenzierter Mechanismen. Zu verstehen, was in beiden Situationen physiologisch passiert, hilft, um Reaktionen in Kopf und Körper zu einem Gesamtbild zusammenzufügen und die richtigen Techniken zu deren Regulierung auszusuchen und anzuwenden.

Evolutionär betrachtet ist das Wechselspiel von Leistungserbringung und Regeneration etwas ganz Selbstverständliches, sozusagen ein Urprinzip der Natur: Anspannung und Entspannung, Einatmen und Ausatmen, Tag und Nacht, Ebbe und Flut. Ausgehend von unserem Gehirn als Steuerungszentrale für unseren Organismus ist die Grundidee die, dass auf Anstrengung immer Erholung folgt.

Wenn der Organismus regeneriert,

- werden die Energiespeicher neu mit Glykogen aufgefüllt,
- werden Nervenzellen neu gebildet, Verbindungen neu gebaut,
- wird die Körpertemperatur reguliert,
- werden Neurotransmitter aneinander angeglichen (zum Beispiel Serotonin und Dopamin),
- werden Stresshormone abgebaut (zum Beispiel Cortisol und Adrenalin), werden Entzündungen reguliert,
- wird der pH-Wert reguliert,
- werden Abfallstoffe im Gehirn, genauer im glymphatischen System, abgebaut,
- werden Kognition und Motorik verbessert und es
- werden Wachstumshormone und Sexualhormone ausgeschüttet.

Während des Prozesses der Regeneration führen folgende Aspekte zu mehr Erholung:[64]

- Pausen
- Entspannung
- Schlaf
- Ernährung
- Entspannte soziale Zusammenkünfte
- sanfte Bewegung
- innere Versenkung

Das Gehirn hat im Kern nur eine Aufgabe: das Überleben zu sichern. Alles, was es tut – ob es Stresshormone ausschüttet, um uns zu mobilisieren, oder Botenstoffe freisetzt, um uns zu beruhigen –, dient genau diesem Ziel. Ruhe und Regeneration sind dabei keine Luxusmomente einer modernen Leistungsgesellschaft, sondern integraler Bestandteil dieses biologischen Gleichgewichts. In diesen Phasen laufen im Gehirn und im Körper komplexe Stoffwechselprozesse ab, die sowohl die Zellreparatur, die Immunfunktion, die emotionale Stabilität sowie die Lernfähigkeit fördern.

Doch genau hier liegt das Problem der modernen Lebensweise im Allgemeinen und des Hochleistungssports im Besonderen: Wir sind Meister im Aktivieren, aber Lernende im Loslassen. Dauernde Erreichbarkeit, hohe Trainingsumfänge oder permanenter Leistungsdruck halten das autonome Nervensystem im sympathischen Modus, also in einem Zustand latenter Alarmbereitschaft. Entspannung ist dadurch kein Selbstläufer mehr, sondern ein bewusster, aktiver Prozess, den wir trainieren müssen, genau wie Schnelligkeit, Kraft oder Ausdauer.

Wer keine Pausen integriert, bleibt in sogenannten Aktionsschleifen gefangen. Neurobiologisch bedeutet das: Die Stress- beziehungsweise Hypothalamus-Hypophysen-Nebennieren-Achse bleibt dauerhaft aktiviert, der Cortisolspiegel sinkt nicht mehr ausreichend ab, die Regenerationssysteme des Körpers, insbesondere das glymphatische System (mehr dazu auf Seite 82) des Gehirns, kommen zu kurz. Langfristig führt dies zu Überlastung, Schlafstörungen, erhöhter Verletzungsanfälligkeit und emotionaler Erschöpfung.

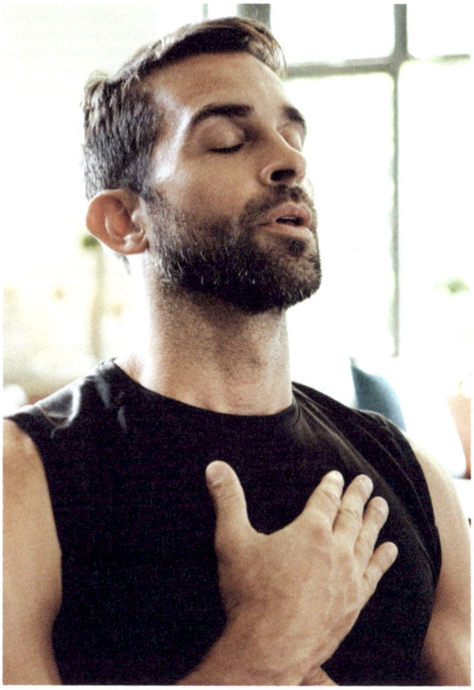

Ein Bild hilft, diesen Zusammenhang zu verstehen: Früher wurden Felder in Fruchtfolge bestellt und lagen regelmäßig brach. Diese Zeit der Ruhe war entscheidend, damit der Boden sich regenerieren und neue Nährstoffe bilden konnte. Wurde er ständig beackert, verlor er seine Fruchtbarkeit. Man musste künstlich nachdüngen. Genau so funktioniert auch das Gehirn. Wird es dauerhaft mit Reizen, Anforderungen und Training stimuliert, ohne Phasen der Ruhe, erschöpfen sich die Neurotransmitter-Reserven. Dopamin- und Serotoninspiegel geraten aus dem Gleichgewicht, das neuronale Netzwerk verliert an Flexibilität.

Atemübungen und leichte dehnende Bewegung beruhigen das Stresssystem, aktivieren den Parasympathikus und fördern körperliche sowie mentale Erholung.

DAS GLYMPHATISCHE SYSTEM

Erst vor ein paar Jahren entdeckte die Forschergruppe um die Neurobiologin Maiken Nedergaard das glymphatische System und beschrieb es erstmals als eine funktionelle Einheit.[65] Es spielt eine wichtige Rolle für die Gesundheit des Gehirns. Es kann als besonderes Reinigungs- und Abfallsystem (Müllabfuhr) im Gehirn verstanden werden. Der Begriff »glymphatisch« leitet sich von den »Gliazellen«, den Stützzellen des Gehirns, und dem Wort »lymphatisch« ab. Gliazellen umgeben die Blutgefäße im Gehirn und regulieren den Austausch zwischen Gehirnflüssigkeit (Liquor) und Nervengewebe. Aktiv wird das glymphatische System vor allem im Tiefschlaf, denn dann schrumpfen die Nervenzellen um bis zu 60 Prozent, wodurch die Zwischenräume, die sogenannten interstitiellen Räume, größer werden. So kann unsere Hirnflüssigkeit, der Liquor, durch das Organ Gehirn »spülen« und Stoffwechselreste abtransportieren.[66]

Für Sportler ist dieses System von zentraler Bedeutung, denn Regeneration ist ein neurobiologischer Prozess, der ebenso wichtig ist wie das Training selbst. Schlafqualität, Schlafrhythmus und Abendroutinen sind entscheidend, um die »Reinigungsleistung« des Gehirns zu maximieren. Wer regelmäßig zu spät trainiert, zu wenig schläft oder ständig unter Druck steht, behindert dadurch sein eigenes Reinigungssystem und damit seine Konzentration, Lernfähigkeit und emotionale Stabilität.

Ruhephasen sind also keine »Leerlaufzeit«, sondern hochaktive Phasen neurobiologischer Erneuerung. Hier reorganisiert das Gehirn neuronale Verbindungen, integriert Gelerntes und baut Stresshormone ab. Entscheidend ist jedoch, wie wir diese Phasen emotional bewerten. Wenn ein Sportler Ruhe mit Schwäche, Stillstand oder Verlust verbindet, bleibt der Körper trotz Pause in innerer Anspannung. Der Parasympathikus, der Teil des Nervensystems, der für Erholung und Regeneration zuständig ist, kann nur dann wirksam werden, wenn Ruhe positiv besetzt ist.

Erholung beginnt also im Kopf. Wer lernt, Ruhe als Teil von Leistung zu begreifen, schafft die Voraussetzung für nachhaltige körperliche und mentale Stärke. Regeneration ist keine Unterbrechung des Trainings, sie ist vielmehr sein unsichtbarer Motor.

Wichtig zu berücksichtigen ist außerdem, dass wir nicht allein nach körperlicher Anstrengung Erholungsphasen brauchen, sondern ebenso nach psychisch fordernden Situationen. Im Sport wird leider viel zu selten vermittelt, wann eine Performance besonders viele psychische Ressourcen verbraucht und Speicher leert. Pausen, Schlaf, Müßiggang oder auch das süße Nichtstun unterstützen lebenswichtige Prozesse, die auf keinem anderen Weg dauerhaft kompensiert werden können, weder körperlich noch seelisch. Folgende Situationen im Sport, die bereits unter den Formen und Reaktionen von Angst beschrieben wurden, belasten uns psychoemotional:

- Fehlstarts
- lange Spiele (im Mannschaftssport bei Verlängerung oder Elfmeterschießen, oder im Tennis Sätze, die nicht durch einen Tie-Break beendet werden, und Ähnliches)
- erhöhte Gefahrensituationen in Natursportarten (Segeln, Klettern, Wintersport, Radsport)
- Konkurrenzsituationen
- systemische Probleme (Belastende Trainer-Athleten-Verhältnisse, Trainerwechsel, verbandsinterne Entscheidungen)
- Verletzungen
- unerwartete Ereignisse (zum Beispiel Wetterwechsel, plötzlich öffentlich gewordene Skandale)
- leere nach Erfolg oder Karriereende (zum Beispiel der sogenannte Post-Olympia-Blues)

Dies sind nur ein paar Beispiele von Stressoren, die zu Druck und Angst führen können. Ob und wie sich Sportler dabei regulieren können, hängt von den eigenen Ressourcen ab. Ziel ist es, in jeder der genannten Situationen den Organismus sowie das Gehirn zu entspannen, aber auch die Seele zur Ruhe zu bringen. In Bezug auf Angst wirkt sich dies wie folgt aus.

Bei Erholung nach angstbesetzten Situationen finden im Gehirn bestimmte Prozesse statt, um wieder zur Ruhe zu kommen und emotional ausgeglichener zu werden. Das Nervensystem beruhigt sich, indem das sympathische Nervensystem im Angstzustand während der Regeneration an das parasympathische Nervensystem übergibt, welches wiederum für Entspannung sorgt. Das hilft, den Körper und das Gehirn zu beruhigen. Darüber hinaus kann emotionales Gleichgewicht nach angstbesetzten Situationen erzielt werden, indem die Meldungen im limbischen System, vor allem in der Amygdala, in bestehende Handlungsketten integriert und neu bewertet werden.

Das relativiert die Angst und ermöglicht Kopf und Körper, ein emotionales Gleichgewicht wiederherzustellen. Das Gehirn arbeitet stetig daran, zukünftige Ängste besser zu verwalten. Wahrnehmen können wir dies kaum. Der Stirnlappen, also der präfrontale Kortex, ist dabei bemüht, solche emotionalen Reaktionen besser zu managen, damit aus Unsicherheit wieder Sicherheit entstehen kann. Nach Phasen der Angst werden in den Erholungsphasen außerdem Stresshormone abgebaut, was den Körper entspannt.

Treten Angst- und Drucksituationen wiederholt auf und wird keine Rücksicht auf natürliche Entspannung wie Schlaf oder strukturiert-systematische Entspannung wie Entspannungstechniken oder Meditation genommen, gelangt der Organismus an einen *point of no return*. Das System kippt, das limbische System übernimmt und Panikattacken sowie Depressionen werden in solchen Fällen immer wahrscheinlicher. Daher ist ein präventives Regenerationsmanagement, das wunderbar gelehrt und praktiziert werden kann, aus unserer Sicht in der heutigen Zeit unabdingbar. Es kann mit nur wenigen Kniffen hervorragend in den Sportleralltag eingebaut werden und sollte zur selbstverständlichen Routine werden. Ein früher Beginn im Nachwuchssport bringt dabei enorme Vorteile.

Wenn das Gehirn ruht, bedeutet das nicht nur, dass Stress abgebaut wird, sondern dass parallel bereits auf Hochtouren daran gearbeitet wird, sich auf neue Herausforderungen einzulassen. Jedes Erlebnis kann gewissermaßen als Lernstoff verstanden werden, der in bestehende Vernetzungen eingewoben oder neu verknüpft wird. Und genau diese »Bauarbeiten« benötigen viel Energie und verbrennen viel Energie, was Erholung lebensnotwendig werden lässt. Auch wenn wir das als Athleten im alltäglichen Hamsterrad gar nicht immer so realisieren, verbrauchen jedes Training und jeder Wettkampf auch psychoemotionale Ressourcen, manchmal mehr, manchmal weniger. Wer sich hier besser aufstellen möchte, kann die bereits genannten Monitoring-Fragebögen ausfüllen oder Techniken aus dem Übungsteil (ab Seite 87) durchführen, damit auf allen drei Ebenen – emotional, mental und physisch – Erholung aktiv ermöglicht wird. Erhältlich sind diese über die Datenbank des Bundesinstituts für Sportwissenschaften oder an der Testzentrale des Hogrefe-Verlags.[67]

Wie wahre Resilienz aussieht

Roger Federer gilt als einer der erfolgreichsten Tennisspieler aller Zeiten. Doch was ihn so besonders machte, war nicht nur seine elegante Technik, sondern auch seine Fähigkeit, Rückschläge mental zu verarbeiten. 2013 erlitt Federer eine schwere Rückenverletzung. Viele Experten erklärten seine Karriere für beendet. In den folgenden Jahren musste er immer wieder bittere Niederlagen hinnehmen, doch Federer gab nicht auf. 2017, nach monatelanger Pause und ohne große Erwartungen, gewann er sensationell die Australian Open. Viele sprachen von einem Wunder-Comeback. Neurobiologisch betrachtet war es die Resilienz, die ihn befähigte, trotz Schmerz, Zweifel und öffentlichem Druck auf die große Bühne des Tennis zurückzukommen.

Resilienz bezeichnet also die Fähigkeit, trotz Stress, Belastungen oder Rückschlägen psychisch stabil zu bleiben, klug zu entscheiden und handlungsfähig zu bleiben. Sie ist keine feste Eigenschaft, sondern ein dynamisches Zusammenspiel von Gehirnnetzwerken, Neurotransmittern und hormonellen Regulationssystemen.[68] Der Unterschied zu einer Angstaktivierung liegt darin, *wie* das Gehirn diese Reize verarbeitet. Aus Angst wird Kontrolle, aus Bedrohung wird Herausforderung. Herzklopfen kann als Gefahr oder als Energie für die nächste Attacke gedeutet werden. Resiliente Sportler entscheiden sich unbewusst für Letzteres. Ein Marathonläufer, der trotz Schmerzen und Erschöpfung nicht aufgibt, hat zum Beispiel gelernt, Unbehagen als Teil des Prozesses zu akzeptieren.

Daniel Kahneman, Nobelpreisträger und Autor des Bestsellers *Schnelles Denken, langsames Denken*, beschreibt zwei grundsätzliche Arten, wie unser Gehirn arbeitet:[69]

- System 1 (»schnelles Denken«) – schnell, automatisch, emotional, intuitiv
- System 2 (»langsames Denken«) – langsam, kontrolliert, rational, analytisch

Im Sport zeigt sich System 1 überall, wie zum Beispiel der Reflex eines Torwarts beim Elfmeter oder die spontane Reaktion eines Basketballers auf einen gegnerischen Block. Dieses schnelle Denken ist überlebenswichtig und es lässt uns handeln, ohne lange nachzudenken. Doch in Drucksituationen kann System 1 zur Falle werden. Es übertreibt, lässt die Amygdala Alarm schlagen, sorgt für Schweißausbrüche und das Gefühl von »Gleich geht alles schief«. Wenn dann nur noch System 1 aktiv ist, kann die Angst die Kontrolle übernehmen, was gern in einem klassischen Blackout endet.[70]

Hier kommt die Resilienz ins Spiel. Resiliente Sportler schaffen es, trotz Stress ihr System 2 zu aktivieren. Sie atmen, fokussieren sich auf sich selbst und ihre inneren Ziele und rufen Routinen ab. Neurobiologisch bedeutet dies: Der präfrontale Kortex schaltet sich ein, bremst die Überreaktionen der Amygdala und ermöglicht es, klar zu denken. Resilienz ist also die Fähigkeit, den Schalter zwischen den beiden Systemen bewusst umzulegen, nicht im Tunnel der Angst hängen zu bleiben, sondern mit System 2 zurück in die Kontrolle zu kommen und Drucksituationen nicht als Bedrohung, sondern als Herausforderung zu sehen.

Ein schönes Beispiel dafür ist der letzte Freiwurf in einem Basketballspiel. Das Publikum tobt, der Puls rast, die Knie zittern. System 1 schreit: »Bloß nicht danebenwerfen!«, doch der resiliente Spieler schaltet auf System 2 um. Er konzentriert sich auf seine Routine: den Atem, den Dribbelrhythmus, die Handbewegung. Der Körper beruhigt sich, die Bewegung läuft sauber ab und der Ball landet im Korb.

Resilienz ist also die Fähigkeit, sich trotz Rückschlägen, Stress oder Krisen psychisch zu stabilisieren und handlungsfähig zu bleiben. Die gute Nachricht: Resilienz ist trainierbar![71] Sie entsteht, wenn wir lernen, mit innerem Druck anders umzugehen, und zwar nicht, indem wir Stress vermeiden, sondern indem wir unser Gehirn lehren, ihn realistisch zu bewerten und flexibel darauf zu reagieren. Techniken, die hier helfen, sind die kognitive Neubewertung *(Reappraisal)*, Achtsamkeitsübungen, Atemübungen oder Visualisierung aus dem Mentaltraining, soziale Unterstützung von Trainern, Team und Familie, Bewegung, ausreichend Schlaf und eine ausgewogene Ernährung (siehe Kapitel 3).

KAPITEL 3

TECHNIKEN ZUR STRESSBEWÄLTIGUNG BEI DRUCK UND ANGST

Ziel von Mentaltraining ist es, die Kette von Gedanken, Gefühlen und Bewegungen zu unterstützen. Möglich ist dies, weil mentale Techniken in Stresssituationen helfen, direkt auf die Reaktionen des Gehirns und des Nervensystems einzuwirken. So aktivieren Atem- und Achtsamkeitsübungen beispielsweise das parasympathische System, was unter anderem bei Panikattacken im Sport zum regelrechten Rettungsanker werden kann. Auch Herzrasen, pulsierender Blutdruck und intensive Muskelspannung sinken, eine Refokussierung auf die Bewegung und vieles mehr werden erneut möglich. Regelmäßig ausgeführte mentale Übungen wie die folgenden fördern das parasympathische Netzwerk sowie den Bau neuer neuronaler Wege. Dies erleichtert langfristig Lernprozesse, Anpassungsmöglichkeiten ebenso wie Stressbewältigung. Mentaltraining ersetzt dabei jedoch niemals eine Therapie. Es kann aber im Fall einer diagnostizierten Angststörung durchaus ergänzend angewandt werden. Dies sollte dennoch stets mit dem behandelnden Arzt und Therapeuten abgesprochen werden.

ANGST UND DRUCK IM SPORT REGULIEREN LERNEN

Die folgenden Techniken helfen, einen besseren Umgang mit Druck und Angst zu finden. Dabei geht es zum einen darum, Druck und Angst wahrnehmen und benennen zu lernen, Stress zu reduzieren, das Anspannungsniveau zu senken, unangebrachtes Vermeidungsverhalten zu verhindern und sich der Angst zu stellen.

Wie bei pathologischen Angsterkrankungen hat es sich bewährt, bestimmte Felder zu nutzen, damit eine Regulation von Angst und Druck im Sport einfacher wird. Die folgenden Übungsblöcke basieren auf den Grundsäulen der Medizin, Neuroforschung, Körperarbeit und Therapie. Wir erheben keinen Anspruch auf Vollständigkeit oder ein Alleinstellungsmerkmal in Bezug auf die Übungen. Wir haben eine Auswahl getroffen, die uns am besten für die Themenblöcke Angst und Druck erscheint. Und bevor wir Ihnen einzelne Übungen vorstellen, möchten wir Ihnen kurz die unterschiedlichen Übungsfelder erläutern, die sich aus unserer Perspektive und Erfahrung als die erfolgreichsten für Athleten bewährt haben.

Kognitive Umstrukturierung durch Mentaltraining

Die Wurzeln für das Mentaltraining liegen in der kognitiven Verhaltenstherapie und werden seit Jahrzehnten im Sport angewandt. Dabei werden Überzeugungen und Bewertungen von Sportlern herausgearbeitet, benannt und mithilfe von Selbstregulationstechniken oder Imaginationstechniken neu »besetzt«. Wir sprechen dabei von Priming und Modelling.

Beim Priming wird das Gehirn gezielt auf eine gewünschte emotionale oder kognitive Reaktion vorbereitet. Gedanken, Bilder oder Worte, die mit Stärke, Sicherheit oder Erfolg verknüpft sind, aktivieren im Gehirn dieselben Netzwerke wie reale Erfahrungen. Dadurch entsteht eine Art mentales Vortraining. Dieses erhöht die Wahrscheinlichkeit, dass der Athlet in Drucksituationen ruhig und fokussiert bleibt.[72]

Das Modelling wiederum nutzt die Kraft des Beobachtungslernens. Sportler orientieren sich an erfolgreichen Vorbildern oder früheren eigenen Erfolgserlebnissen, um deren Strategien, Haltungen oder Bewegungsmuster zu übernehmen.[73] Neurowissenschaftlich betrachtet werden dabei Spiegelneuronen aktiv, jene Nervenzellen, die es uns ermöglichen, durch Beobachtung zu lernen. Das Gehirn simuliert die Handlung, als würde sie real ausgeführt werden. Eine

Überzeugung eines Torwarts könnte zum Beispiel lauten: »Wenn ich diesen letzten Elfmeter nicht halte, verlieren wir und ich bin schuld!« In der Leichtathletik wiederum wäre folgende Bewertung wahrscheinlich: »Wenn ich dieses Mal wieder einen Fehlstart habe, werde ich mich endgültig vor allen blamieren.«

Übungen aus diesem Bereich helfen, sich distanzieren zu lernen, vor allem, weil es sich häufig um irrationale Ängste handelt. Techniken der kognitiven Verhaltenstherapie gelten mit als die erfolgreichsten und nachhaltigsten bei der Behandlung von Ängsten und Panikattacken.[74] Die dazugehörigen Reflexionstechniken unterstützen zum Beispiel, dass eine angeblich drohende Katastrophe entkatastrophisiert wird. Sie stärken auch den Mut zur Lücke, um die Angst vor Kontrollverlust zu verringern. Denn alles lässt sich nicht kontrollieren. Fragen wie die folgenden unterstützen Sie dabei, einen gesunden mentalen Abstand zu gewinnen:

- Wenn du das Tor nicht hältst, wäre das etwas Ungewöhnliches für ein Fußballspiel?
- Was wäre ein Fußballspiel, wenn alle Tore gehalten würden?
- Wenn du alles für den Triathlon durchplanst, bis ins kleinste Detail, gibt es dann eine Garantie, dass auch alles funktioniert?
- Was oder wer beeinflusst denn noch den Wettkampf?
- Was kannst du tun und was nicht?
- Was würdest du denken, wenn deine Vereinskollegin einen wiederholten Fehlstart hat?
- Würdest du sie für unfähig und dumm halten?

Im Sport wird die kognitive Verhaltenstherapie genutzt, um Selbstvertrauen aufzubauen, negative Selbstgespräche zu verändern, Angst vor Versagen zu reduzieren und die Konzentration in Drucksituationen zu verbessern. Sie ist ein wirksames Werkzeug, um Denken und Fühlen in Einklang zu bringen und Leistung mit innerer Ruhe zu verbinden.

Eine besondere Wirkung beobachten Forscher in der Weiterentwicklung von der kognitiven Verhaltenstherapie hin zur metakognitiven Therapie. Dabei wird nicht nur an den Inhalten der Gedanken gearbeitet, sondern auch an der Aufmerksamkeitslenkung. Der Fokus wird hier nicht mehr nur nach innen, sondern auch nach außen gerichtet. Insbesondere beim Thema Angst hat sich diese Technik zur Aufhebung von negativen Überzeugungen bewährt.[75]

Psychoedukation

Die Bildung und Aufklärung über das seelische Befinden, geistige Prozesse und betreffende Krankheiten und deren Behandlungsansätze wird Psychoedukation genannt. Psychoedukation wird als Gruppen- und Einzelangebot in medizinischen Rehabilitations- und beruflichen Wiedereingliederungsmaßnahmen als Teil von Therapien, insbesondere bei Ängsten, Depressionen und

Suchterkrankungen, durchgeführt. Im Sport ist sie leider noch kaum verbreitet, obwohl aus Forschungsstudien bekannt ist, dass Psychoedukation bei Angststörungen, Depressionen und psychischem Stress signifikante Verbesserungen bewirkt, die über einen längeren Zeitraum anhalten.[76]

Wer versteht, wie Ängste entstehen und welche Reaktionen sich in Kopf und Körper zeigen, fühlt sich weniger ausgeliefert, erkennt Warnzeichen früher und lernt eigenverantwortlich darauf zu reagieren, was wiederum Selbstwirksamkeit fördert. Dadurch kann zudem Rückfällen vorgebeugt werden. Neben der Arbeit mit Betroffenen hat sich auch eine Psychoedukation bei Angehörigen von Sportlern bewährt. Diese hält mittlerweile in manchen Bereichen im Sport in Form von Elterncoachings Einzug in die Athletenbetreuung und sollte aus unserer Perspektive als obligatorischer Baustein in der Betreuung von Nachwuchsathleten und ihrer Familien gelten.

Entspannungstraining

Das aktive Ableiten von Spannung hilft, Ängste zu reduzieren. Dabei sollte Entspannung nicht als Vermeidungsstrategie von sportlichen Aktivitäten gewählt werden, dem Motto »Wettkämpfe stressen mich momentan zu sehr, ich fokussiere mich lieber auf Entspannungstraining« folgend. Es gilt vielmehr zu lernen und zu erkennen, dass das Ziel von Entspannungstraining die Reduktion des eigenen Anspannungsniveaus sein sollte. Dasselbe betrifft Übungen aus dem Bereich des Achtsamkeitstrainings.

Athleten sollten weder tiefenentspannt noch geistig zu durchlässig werden. Die Kunst liegt darin, An- und Entspannung, Be- und Entlastung gekonnt und zielgerichtet steuern zu lernen. Dafür ist es von Bedeutung, zu erkennen, welches Spannungsniveau jeder für seine sportliche

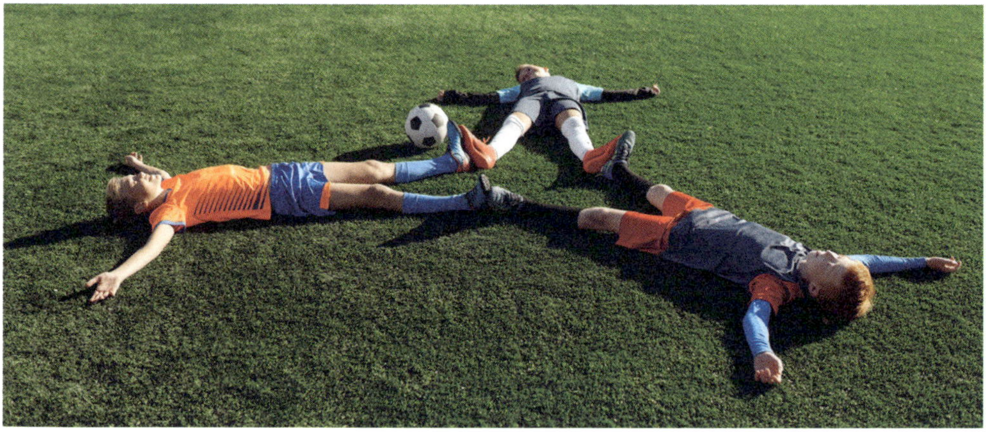

Entspannungsübungen können mit Kindern und Erwachsenen gleichermaßen gut durchgeführt werden, sowohl in der Gruppe als auch im Einzeltraining.

Leistungserbringung und Sportart benötigt. Ein Biathlet braucht dafür andere Ressourcen als ein Reiter. Und genau darin liegt der Schlüssel zum Erfolg. Wenn es Athleten gelingt, Kopf und Geist so in Einklang zu bringen, dass Angst mobilisiert und nicht blockiert, kann System 1 auf System 2 umschalten (siehe Kapitel 2 ab Seite 85) und eine gefühlte Bedrohung in eine Herausforderung mit dem Willen zur Performance umgewandelt werden.

Konfrontationstraining

In der Medizin spricht man auch von Expositionstherapie oder systematischer Desensibilisierung. Dabei werden Betroffene mit angstauslösenden Momenten konfrontiert. Mut statt Vermeidung ist hier die Devise. Zum Beispiel begleitet man Menschen mit Höhenangst in ausgesetzte Umgebungen wie auf Brücken, Hochhausdächer et cetera. Sie lernen dadurch, dass sich ihre Sorgen und Befürchtungen nicht bestätigen, da die Angst meist irrationaler Art ist. Denn eigentlich ist Angst evolutionär betrachtet kein Dauerzustand. In der Regel löst sich Angst von allein wieder auf. Passiert dies nicht, wird der natürliche und spontane Rückgang der Angst blockiert. Stellt man sich hingegen der Angst und geht in die Situation hinein, bleibt in der Situation für eine gewisse Zeit aktiv und erlebt, dass nichts Schlimmes passiert, erfährt man, dass die Angst nach einiger Zeit von selbst abnimmt. Über die erlebten Reaktionen in Körper und Geist beobachten sich die Betroffenen selbst und lernen über Atem- und Gedankenlenkung in der jeweiligen Situation, dass sich die Ängste, zum Beispiel in der Höhe zu fallen oder zu sterben, nicht bestätigen. Sie gewöhnen sich daran, Angst für einen gewissen Zeitraum auszuhalten, in der Gewissheit, dass sie sich von selbst auflöst. In der Psychologie spricht man dabei von Habituation.

Exposition liefert damit einen Angstabfall durch bewusstes Durchleben der Emotion. Und genau diese Erfahrung korrigiert die bisherige angstbesetzte Erfahrung. Als Ergebnis wird die erlebte Reduktion von Angst als Angstlöschung im Gehirn erlernt und abgespeichert. In der Folge geht die Aktivität der Amygdala zurück.

Aus der Medizin wissen wir: Es sollten mehrere Expositionen hintereinander stattfinden,[77] entweder an einem Tag oder an aufeinanderfolgenden Tagen, um die besten Ergebnisse zu erzielen. Im Sport kann dies sehr gut während eines mehrtägigen Wettkampfs in Begleitung eines erfahrenen sportpsychologischen Betreuers geübt werden. Durch die wiederholte Auseinandersetzung mit dem angstauslösenden Reiz lernt das Gehirn, dass die befürchtete Katastrophe ausbleibt, es wird desensibilisiert. Auf neurobiologischer Ebene führt dies zu einer Neubewertung und Neuverschaltung im limbischen System. Im Sport bedeutet das: Wer sich wiederholt herausfordernden oder unangenehmen Situationen stellt, trainiert sein Nervensystem, diese Reize als weniger bedrohlich einzuordnen. Der Körper lernt, zwischen realer Gefahr und mentaler Anspannung zu unterscheiden.

KÖRPERARBEIT FÜR EINE BESSERE WAHRNEHMUNG

Der Stand der Forschung zeigt, dass Bewegung nicht allein physisch organisiert ist. So können sich beispielsweise Bewegungsmuster verändern, oder die Leistung stagniert, wenn wir dauerhaft emotionalen und psychischen Stress erleben. Dies geschieht eben auch bei Druck und Angst. Emotionale, mentale und physische Besonderheiten bedingen einander. Das haben wir in den vergangenen Kapiteln wiederholt dargestellt. Daher können wir mit Mentaltechniken auf der kognitiven Ebene Entspannung einleiten und der Körper folgt und entspannt sich. Oder umgekehrt: Wir bringen den Körper in einen entspannten Zustand und der Geist folgt.

Leider wird der Aspekt der Körperarbeit in der Sportpsychologie nach wie vor zu wenig beachtet. Der Einfluss von Bewegungsfluss, der Ausdruck von Emotionen durch das Einnehmen bestimmter Körperpositionen oder das Nachspüren von Anspannung und Entspannung aktiviert das parasympathische System. So konnte in einer Studie über Yoga bei generalisierter Angststörung belegt werden, dass bei über der Hälfte aller Teilnehmenden nach einem zwölfwöchigen Yogakurs Panik und Angstgefühle abnahmen, aber der Effekt im Vergleich zu der stärker wirkenden kognitiven Verhaltenstherapie über die Zeit nachließ.[78] Nichtsdestotrotz, wer an einer Yogaroutine dranbleibt, profitiert von positiven Effekten, die diese Übungspraxis mit sich bringt. Darüber hinaus ist es nützlich, die eigenen Reaktionsketten von Druck und Angst zu kennen, und zu beobachten, wann sie wo auftreten, um einen besseren Umgang mit Druck und Angst im eigenen Kopf und Körper erlernen zu können. Reflexionsarbeit zur Schulung der eigenen Wahrnehmung, zum Beispiel in Form von Collagen oder Mindmaps, ergänzen dabei die Körperarbeit.

Faszientechniken

Um das Bindegewebe bei der Regeneration zu unterstützen und für eine Tonusregulation und bessere Beweglichkeit zu sorgen, gibt es verschiedene Möglichkeiten. Tempo, Druck und Lokalisierung sollten immer individuell selbst bestimmt werden, je nach Verfassung und Schmerzempfinden. Hierbei gilt die Devise: Mehr ist nicht gleich mehr. Es muss nicht schmerzen oder in die Tiefe gehen, wie manche vermuten. Das Fasziengewebe reagiert unmittelbar über die Rezeptoren. Oft reicht ein kurzer Impuls, der mit oder ohne Material 30 bis 60 Sekunden lang ausgeübt wird, um das Gewebe »in Bewegung« zu bringen, das heißt, eine positive Veränderung zu initiieren (das wurde bereits in Kapitel 1 auf Seite 15 erläutert). Das sogenannte verklebte Gewebe kann mittels der aufgeführten Techniken in seine ursprüngliche Rautenstruktur zurückgelangen, wodurch der Wassertransport wieder möglich und das umliegende Gewebsmilieu mit Nährstoffen versorgt werden kann. Der im Gewebe festsitzende Stress wird wortwörtlich freigesetzt. Folgende Techniken haben sich bewährt:

- **Lange, gezogene Bewegungen:** Stretching jeder Art. Hier bieten sich klassische Dehnübungen sowie Yoga- oder Pilates-Übungen an.
- **Langsames Ausrollen:** zum Beispiel mithilfe einer Blackroll oder von Bällen; Bewegen Sie eine Rolle oder einen Ball entlang verspannter Muskeln. Führen Sie die Bewegung langsam aus, stellen Sie sich vor, Sie rollen einen Pizzateig aus. Achten Sie darauf, dass Sie mit härterem Material nicht auf Knochen rollen.
- **Triggerpunkte bearbeiten:** punktuelles Eindrücken des Gewebes und wieder Lösen, zum Beispiel manuell mit den Fingern, mithilfe von Bällen oder anderen dafür geeigneten Materialien. Mit dieser Technik können Sie sehr verspannte Muskeln lockern. Bewegen Sie die betroffenen Stellen zuerst langsam und nicht zu fest, danach können Sie tiefer ins Gewebe gehen und die Druckbewegung auch etwas dynamischer mittels Bewegungen ausüben.
- **Vibration erzeugen:** durch Hüpfen, Schütteln oder eingebaute Vibrationsmotoren in Faszientools; diese Bewegung aktiviert das Fasziensystem ganz natürlich und baut Stress ab.

Progressive Muskelrelaxation

Eine der bekanntesten und wirksamsten Körperarbeitsübungen ist die progressive Muskelentspannung nach Jacobson. Der amerikanische Arzt Edmund Jacobson (1888 bis 1983) beobachtete an seinen Patienten, dass psychische Spannungen häufig mit Muskelkontraktionen einhergingen.[79] Daraus schloss er, dass das gezielte Lösen der Muskelspannung auch die psychische Anspannung reduzieren könne. Auf dieser Grundlage entwickelte er eine Methode mit verschiedenen Übungen, die er in Gruppen erprobte und deutlich positive Ergebnisse erzielte. Die Wirksamkeit seiner Methode wurde wissenschaftlich vielfach bestätigt, weshalb die progressive Muskelentspannung heute zu den erfolgreichsten Entspannungsverfahren weltweit zählt. Für Sportler ist besonders interessant, dass sich die progressive Muskelentspannung auch gut nach intensiven Trainingseinheiten eignet, vor allem bei Sportarten mit hoher Belastung der Arm- und Beinmuskulatur. Sie hilft nachweislich dabei, Laktat abzubauen, einer Übersäuerung vorzubeugen und die Regeneration zu fördern.

Das Prinzip ist einfach: Man soll den Unterschied zwischen Anspannung und Entspannung bewusst wahrnehmen und lernen, diesen Zustand gezielt zu steuern. Dazu wird eine bestimmte Muskelgruppe für wenige Sekunden angespannt, anschließend die Spannung gelöst und der entstehende Unterschied gespürt. Insgesamt umfasst die Methode 16 Übungen, die vier Körperbereiche abdecken: Gesicht, Arme, Rumpf und Beine. Passende Anleitungstexte, Apps oder geführte Audioübungen findet man leicht online. An dieser Stelle wird exemplarisch die Gesichtsübung vorgestellt, da sie sich besonders gut als Vorbereitung für mentales Training eignet und den Kopf frei macht.

ÜBUNG Entspannung in der progressiven Muskelrelaxation

Für die Durchführung empfiehlt es sich, die Übung im Sitzen auszuführen – so ermüdet man weniger schnell als im Liegen und erlebt den Entspannungseffekt oft intensiver.

1. Setzen Sie sich bequem auf einen Stuhl und kommen Sie erst einmal bewusst in der Sitzhaltung an. Atmen Sie 3 bis 5 Atemzüge entspannt in den Bauch und entscheiden Sie sich bewusst dafür, sich zu entspannen.
2. Lenken Sie Ihre Aufmerksamkeit auf Ihr Gesicht. Beim inneren Kommando »Jetzt!« spannen Sie alle Muskeln im Gesicht an: Sie runzeln die Stirn, rümpfen die Nase, kneifen die Augenlider zusammen, pressen die Lippen aufeinander und die Zunge an den Gaumen. Halten Sie diese Spannung für etwa 7 Sekunden und beobachten Sie, wie sich die Anspannung im Gesicht anfühlt und was Ihr Atem macht.
3. Dann lösen Sie die Spannung, indem Sie sich die Anweisung »Lösen!« geben, und lassen Ihr Gesicht wieder glatt werden. Nehmen Sie 20 bis 30 Sekunden lang wahr, wie die Spannung langsam aus den Muskeln verschwindet. Ihre Stirn wird glatt, die Augenlider liegen locker auf Ihren Augäpfeln, die Lippen berühren sich nicht und Ihre Zunge liegt ebenfalls locker in der Mundhöhle. Genießen Sie das angenehme Gefühl von Gelassenheit. Atmen Sie ruhig. Sie dürfen einfach dasitzen und die Entspannung genießen.

BIOFEEDBACK – KONTROLLE ÜBER DEN EIGENEN KÖRPER

Biofeedback ist eine Trainingsmethode, bei der Sportler lernen, die unbewusst ablaufenden Körperprozesse gezielt zu beeinflussen. Sensoren messen dabei physiologische Signale wie etwa Hautleitfähigkeit, Herzrate, Gefäßreaktionen oder Hauttemperatur und machen sie über eine Software sichtbar. Über visuelle oder akustische Rückmeldungen erkennt der Athlet, wann Stress im Körper steigt oder sinkt, und kann durch Atem- oder Entspannungsübungen unmittelbar gegensteuern. Das Gehirn lernt durch diese operante Konditionierung, den Organismus in stressigen Momenten bewusst zu beruhigen. Im Leistungssport wird Biofeedback erfolgreich eingesetzt, um Wettkampfangst, Muskelverspannungen oder Stresssymptome zu reduzieren und um die Selbstregulation und Körperwahrnehmung zu verbessern.

Ähnlich funktioniert auch das Neurofeedback, ein Gehirnwellentraining, das auf EEG Signalen basiert. Im Spitzensport wird Neurofeedback zum Beispiel an Trainingsstätten beziehungsweise Stützpunkten gezielt eingesetzt, um Konzentrationsfähigkeit, Stressresistenz und mentale Balance zu trainieren. Der Fußballclub AC Mailand nutzt dafür einen eigenen *Mind Room*, in dem Spieler regelmäßig Neuro- und Biofeedback-Sessions absolvieren. Auch viele olympische Leistungsstützpunkte in Deutschland verfügen über entsprechende Geräte.

Schwereübung

Eine intensive Wahrnehmungsübung für einen besseren Umgang mit Angst und Druck ist die Schwereübung. Diese können Sie zu zweit an Land oder im Wasser durchführen. An Land geht das mit einer Hängematte oder großen Liegeschaukel, in einem Schwimmbad führen Sie die Übung am besten in einem Nichtschwimmerbecken mit einer Schwimmmatte, Luftmatratze oder Schwimmnudel durch. Hier finden Sie die Beschreibung, die Sie am besten in einer Hängematte erfahren.

1. Legen Sie sich in die Hängematte. Lenken Sie Ihre Aufmerksamkeit zu Ihrer Körperrückseite und nehmen urteilsfrei wahr, an welchen Stellen Sie Kontakt zur Unterlage haben.
2. Dann lenken Sie Ihre Aufmerksamkeit auf Ihre Atmung, atmen ein, und beim Ausatmen lassen Sie sich schwer nach unten sinken. Wenn es Ihnen möglich ist, schließen Sie dabei die Augen. Wiederholen Sie das dreimal. Mit jedem Mal sinken Sie noch schwerer nach unten, immer schwerer und schwerer. Sie geben der Schwerkraft nach, lassen immer mehr Spannung im Körper los und sinken angenehm schwer in die Hängematte. Diese trägt Sie, in der Luft hängend ohne Kontakt zum Boden, aber dennoch in Kontakt mit der tragenden Hängematte.
3. Dann lassen Sie sich von einer zweiten Person nach den drei Atemzügen sanft anschubsen und schwingen. Nehmen Sie die Schwingung bewusst wahr, atmen Sie ein und sagen Sie sich: »locker«, atmen Sie aus und sagen Sie sich »gut«. Dann suchen Sie sich ein Bild für Leichtigkeit durch das Getragensein – das könnte zum Beispiel eine Vogelfeder in der Luft sein oder ein flatterndes Seidentuch im Wind; wichtig ist, dass es Ihr Bild ist, eines, das Sie mit Leichtigkeit verknüpfen – und verbinden Sie sich mit dem Gefühl von Leichtigkeit und Wohlbefinden. Lächeln Sie genüsslich.

Beim Mentaltraining mit solchen Ruhebildern wird die Amygdala durch Top-down-Regulation aus dem präfrontalen Kortex beruhigt und die physiologischen Stressantworten werden heruntergefahren. Das Gehirn lernt über klassische Konditionierung, das Ruhebild als Ressource zu nutzen. Mit der Zeit entsteht eine neue neuronale Verschaltung, die Stressreize schwächer bewertet und Gelassenheit schneller abrufbar machen kann, und dies selbst unter Wettkampfdruck.

Embodiment

Lange Zeit wurde der Körper nur als ausführendes Organ des Geistes betrachtet, nach dem Motto »Das Gehirn denkt, der Körper führt aus«. Die Neurowissenschaft zeigt heute jedoch ein anderes Bild: nämlich, dass Geist, Emotion und Bewegung wechselseitig miteinander agieren. Das Denken »sitzt« nicht nur im Kopf, sondern der ganze Körper ist daran beteiligt. Dieses Prinzip wird als Embodiment (Verkörperung) bezeichnet. Unser Körper ist dabei nicht nur Empfänger, sondern aktiver Mitgestalter unserer mentalen Prozesse. Jede Bewegung, jede Körperhaltung, jede Mimik sendet über das periphere Nervensystem, den Vagusnerv und sensorische Bahnen kontinuierlich Informationen an das Gehirn zurück. Dort werden sie in Arealen wie der Insula, dem sensomotorischen Kortex, dem anterioren cingulären Kortex und dem präfrontalen Kortex verarbeitet. Diese Rückmeldungen beeinflussen, wie wir denken, fühlen und handeln.

Diverse Studien konnten belegen, dass wir über gezielte Körperhaltungen eine Veränderung des Gefühlserlebens erzielen.[80] Innere und äußere Haltung spiegeln einander. So ist es einem an Depressionen erkrankten Menschen beispielsweise kaum möglich, breitbeinig mit ausgestreckten Armen aufrecht zu stehen wie ein Bergsteiger, der seinen Gipfelerfolg feiert. Depressive berichten häufig von einer Schwere in Armen und Beinen, sie verlassen oft nicht das Bett und fühlen sich gelähmt und erleben alles wie im Slow-Motion-Modus. In Untersuchungen mit Wäremebildkameras konnte festgestellt werden, dass die Extremitäten bei depressiv Kranken häufig schlecht durchblutet sind.[81] Körper und Geist gehen in Rückzugs- und Schonhaltungen, die offensichtlich über das Herz-Kreislauf-System mitgesteuert werden.

Selbst ohne an einer Depression zu leiden, nehmen viele Menschen bereits bei Stimmungstiefs ähnliche Körperreaktionen wahr. Werden wir in solchen Momenten von außen eingeladen, die Körperhaltung zu verändern, zum Beispiel den Kopf zu heben und nach oben zu schauen und dabei die Hände entspannt in der Taille abzustützen und für wenige Minuten so stehen zu bleiben, nehmen die meisten eine Veränderung der eigenen Stimmung durch diese »Powerpose« wahr. Durch alltagsnahe Haltungen können dadurch Stimmungen verbessert und Stress reduziert werden. Dies gelingt verstärkt durch die Kombination aus Embodiment und Atem- und Muskelentspannung.

ÜBUNG Eine positive Körperhaltung erarbeiten

Um dafür ein Gefühl zu entwickeln, wie, wann und wo sich Körperhaltungen auf das Befinden auswirken oder Gefühle auf Körperhaltungen, ist es sinnvoll, selbst Körperhaltungen und Gesichtsausdrücke für positive Emotionen zu erarbeiten. Sprich, überlegen Sie, wie Personen aussehen, welche Mimik und Körperhaltung sie einnehmen, wenn sie positiv überrascht werden oder sich freuen, weil sie im Sport einen Erfolg hatten und so weiter. Dies gelingt besonders gut durch Beobachtung anderer Personen. Mithilfe unserer Spiegelneuronen können wir Verhaltensweisen, Reaktionen und Haltungen kopieren und ihre Wirkung beispielsweise vor einem

Spiegel ausprobieren. Ein Übungsablauf in Situationen, in denen wir Angst und Druck stark wahrnehmen, könnte wie folgt aussehen:

1. Stellen Sie sich aufrecht hin und verteilen Sie Ihr Gewicht gleichmäßig auf beiden Füßen. Atmen Sie entspannt durch die Nase ein und den leicht geöffneten Mund lang gezogen aus. Sagen Sie sich: »Ich spüre Druck und/oder Aufregung. Das ist im Moment normal für mich in der Leistungserbringung, ich weiß auch, warum das so ist. Ich weiß aber auch, dass ich was dagegen tun kann.«
2. Finden Sie dann eine aufrechte, stabile Haltung (Schultern locker, im Brustraum ausreichend Platz für den Atem) und lokalisieren Sie im Körper, wo genau Sie gerade Druck oder Angst spüren.
3. Testen Sie dann verschiedene Haltungen aus, um den Zusammenhang von Körperhaltung und Gefühl besser erleben zu können. Bewegen Sie die Halswirbelsäule, drehen Ihren Kopf und richten Sie sich auf, denken Sie vom Brustbein aus und legen Sie gedanklich den Schultergürtel bewusst auf dem Brustbein ab, lassen Sie Ihren Schultergürtel auf dem Brustbein ruhen, lösen Sie das Kiefergelenk und lockern Sie Zunge und Kiefer. Werden Sie von oben weich, leiten Sie durch die Haltung Spannung und lösen Sie sich damit gleichzeitig vom Gefühl der Anspannung.
4. Stellen Sie sich dann vor, Sie sind ein Dünengrashalm am Rande eines Strands und bewegen sich fest verwurzelt, mit den Füßen im Boden verankert sanft im Wind hin und her. Gern können Sie in eine leicht wankende Bewegung übergehen. Verbinden Sie sich mit dem Gefühl von Standhaftigkeit und gleichzeitiger Beweglichkeit. Lächeln Sie leicht mit leicht geöffneten oder geschlossenen Lippen. Halten Sie die tiefe Atmung bei.
5. Bei Druck und Aufregung schließen Sie die Augen und richten Sie Ihre innere Aufmerksamkeit auf Ihren Brustkorb und linksseitig auf Ihre Herzregion. Fragen Sie sich mental: »Wo merke ich die Angst im Körper? Wie ist die Temperatur, sowohl meine eigene Körpertemperatur als auch die der Umgebung? Wie ist meine Körperspannung?« Beobachten Sie weiter, ohne zu bewerten, und lösen Sie weitere Spannung sanft durch eine lang gezogene Ausatmung auf.
6. Drücken Sie dann gezielt die Zunge an den Gaumen, der Kiefer bleibt entspannt, Zahnleisten und Lippen haben keinen Kontakt. Lokalisieren Sie danach noch einmal, wo im Körper Sie jetzt das Gefühl von Entspannung spüren.
7. Wenn Ihre Unsicherheit oder das Druckgefühl sehr stark ist, reduzieren Sie das Tempo und bauen Sie zwischendurch Pausen ein.
8. Abschließend atmen Sie ein, ziehen die Schultern nach oben, lassen mit der Ausatmung die Schultern fallen, schwingen die Arme und Hände, lockern Beine und Füße, springen ein paarmal locker auf der Stelle, drehen Sie dabei gern das Becken, rekeln und strecken Sie sich und gehen Sie dann in eine normale Atmung über. Klopfen Sie mit den Fingerspitzen auf den Schädelknochen, das macht wach, und kehren Sie zurück ins Tun im Hier und Jetzt, mit offener Haltung und Freundlichkeit sich selbst gegenüber.

Die Wo-wann-wie-Collage

Wir haben die Erfahrung gemacht, dass sich im Bereich des Embodiments eine Collage sehr gut eignet und Jung und Alt gern mit dieser Methode arbeiten. Wir nutzen dafür eine stilisierte Figur, die in der Mitte eines Blattes aufgezeichnet wird. Dann werden die drei Ebenen »mental«, »emotional« und »körperlich« farbig schraffiert. Die Klienten wählen drei Farben nach ihrem Geschmack: eine für den Kopf, eine fürs Herz und eine für den Körper. Um die einzelnen Bereiche herum schreibt jeder – oder zeichnet oder klebt Bilder aus Zeitschriften oder eigene Fotos auf –, wie er mentale, emotionale und körperliche Reaktionen auf Stresssituationen erlebt. Auch wo und wann diese Stressreaktionen auftreten, wird auf diesem Blatt zugeordnet, hier kann man Uhren oder Bilder zeichnen, Zahlen oder Worte aufschreiben. Von dieser Collage ausgehend können wir schauen, wie, wann und wo welche Stressoren sichtbar und fühlbar werden, woraufhin passende Übungen ausgewählt werden, um bei bestimmten Gedanken und Gefühlen neue Verhaltensweisen bahnen und vorbereiten zu können. Die Collage dient auch als Priming-Grundlage für eine Mindmap, in der mögliche neue Verhaltensweisen erarbeitet werden.

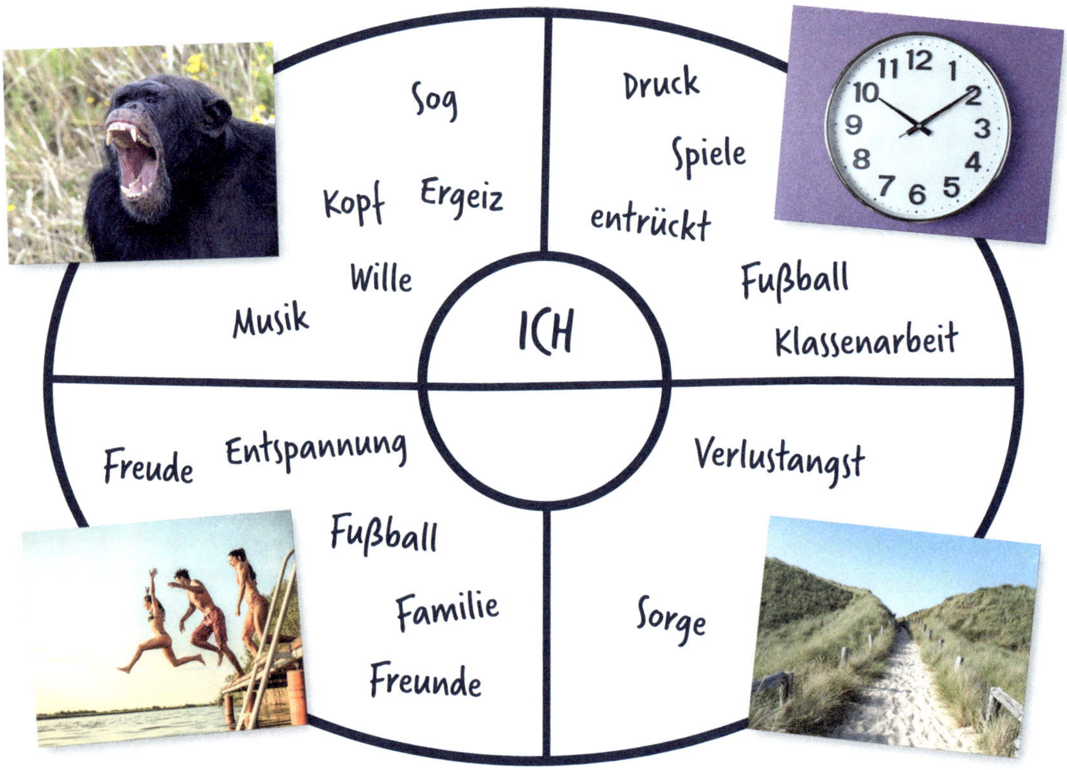

Collagen und Mindmaps sowie Memoboards helfen, innere Prozesse zu visualisieren, Muster zu erkennen und Zusammenhänge zu schaffen.

Die Erstellung einer solchen Collage oder Mindmap kann mit Coaching-Fragen wie den folgenden begleitet werden:

- Mit welchen Situationen, Personen oder Dingen möchte ich mich künftig konfrontieren, um mich meiner Angst zu stellen?
- Was kann mir schlimmstenfalls passieren?
- Was beruhigt mich?
- Wann ist meine Angst groß, wann klein?
- Wie wäre meine Körperhaltung, wenn ich keine Angst hätte? Wie mein Gesichtsausdruck? Wie würde ich mich innerlich fühlen?
- Woran würde ich merken, dass ich mich nicht mehr fürchte?
- Welche Worte wähle ich in meinen Selbstgesprächen, um mit Angst einen besseren Umgang zu finden?
- Welche Bilder drücken für mich Mut, Leichtigkeit und Vorausschau aus?
- Welche realistischen Zwischenziele setze ich mir auf meinem Weg zum großen Ziel?

Die Auswahl an Impulsen wie diesen dient nur der Orientierung. Der größte Erfolg bei der Auseinandersetzung mit und der Bewältigung von Druck und Angst wird im Einzelcoaching erreicht. Hier schauen wir ganz individuell, welche Fragen zielführend sind. Aber für den Anfang können die genannten Fragen dienlich sein, um mögliche Wege für sich im Umgang mit dem Gefühl von Druck und Angst zu finden, sie fungieren als eine Art Kompass.

ENTSPANNUNGSTECHNIKEN FÜR MEHR RUHE UND GELASSENHEIT

In der Sportpsychologie sprechen wir von der Erholungs- und Belastungssteuerung, wenn wir von An- und Entspannung reden. Herauszufinden, wie viel Anspannung zum Beispiel im Wettkampf nötig ist und wie man zwischen zwei Trainingseinheiten gut entspannen kann – und zwar nicht nur physisch, sondern auch emotional und mental –, bildet das Fundament für langfristige Gesundheit auch bei sportlichen Aktivitäten, sowohl im Breiten- als auch im Leistungssport.

Entspannung ist kein passiver Zustand, sondern ein bewusster, aktiver Vorgang des Loslassens, sowohl körperlich als auch mental. Sie tritt nicht automatisch ein, wenn man körperlich inaktiv ist. Bloßes Nichtstun oder sich vor den Fernseher zu setzen, führt meist eher zu Trägheit und Müdigkeit als zu Erholung oder Leistungssteigerung. Auch geistige Fähigkeiten wie Konzentration und Kreativität nehmen dadurch eher ab. Echte Entspannung bedeutet, den Gedankenfluss des Alltags zu unterbrechen, im Moment präsent zu sein und Achtsamkeit zu üben.

Auf neurobiologischer Ebene spielt dabei der Hippocampus eine zentrale Rolle. Er fungiert als Steuerzentrale der Stressreaktion und leitet das Entspannungsprogramm des Körpers ein. Über sogenannte negative Rückkopplungsschleifen senkt er die Ausschüttung der Stresshormone Adrenalin und Cortisol und regt gleichzeitig die Freisetzung körpereigener Opioide an. Diese erweitern die Blutgefäße, verlangsamen den Herzschlag und aktivieren den parasympathischen Zustand, also den Modus der körperlichen und geistigen Ruhe.[82]

Bei Menschen mit Burn-out ist dieses natürliche Wechselspiel zwischen Anspannung und Entspannung oft über längere Zeit gestört. Durch regelmäßiges Training von gezielter An- und Entspannung lässt sich die Stressregulation wieder stabilisieren. Das wirkt sich positiv auf das Schmerzempfinden, die emotionale Kontrolle und das allgemeine Stressniveau aus. Gleichzeitig stärkt es das Gefühl der Selbstwirksamkeit, also die Erfahrung, den eigenen Körper und Geist gezielt steuern zu können. Gerade im Sport ist das entscheidend, um in Wettkampfsituationen die optimale Leistungsfähigkeit abzurufen.

Spannend bei Druck und Angst ist, dass manche Entspannungstechniken zudem die emotionale Regulation unterstützen, indem sie helfen, automatische negative Gedanken zu erkennen und zu durchbrechen. Dadurch werden Angst- und Stressspiralen unterbrochen. Zudem bessert sich die Schlafqualität, was sowohl dem Gehirn als auch dem Gedächtnis zugutekommt.

Für Sportlerinnen und Sportler ist die richtige innere und äußere Haltung entscheidend: Entspannungstechniken helfen, Belastung und Erholung gezielt zu steuern und damit die Qualität der Leistung zu steigern. Die Balance zwischen körperlicher, emotionaler und geistiger Spannung hat einen wesentlichen Einfluss auf das sportliche Ergebnis. Deshalb sollte bereits zu Beginn jedes Mentaltrainings eine geeignete Entspannungsmethode vermittelt werden.

Atemtechniken

Sportler wissen, dass sich die Atmung bei Anstrengung verändert. Das betrifft nicht nur rein körperlich anstrengende Belastungen. Auch ein Biathlet merkt beim Einlaufen in den Schießstand, dass er während der konzentrativen Leistungserbringung im Stand ein anderes Atemmuster benötigt, um fokussiert schießen zu können, als in der Ausdauerbewegung des Langlaufens. Für Sportler ist es wichtig zu verstehen, wahrzunehmen und zu lernen, wie sich Atmung und Atembewegungen auf Körper und Geist auswirken, um An- und Entspannung besser regulieren zu können.

Wenn jemand Angst hat, verändert sich die Atmung, noch bevor wir bewusst wahrnehmen, dass wir Angst haben. Angst aktiviert den Sympathikus und das führt dazu, dass die Atmung flacher, schneller und höher wird. Der Körper will mehr Sauerstoff bereitstellen, um in Sekundenbruchteilen auf Flucht oder Angriff vorbereitet zu sein. Dabei wird vor allem in den oberen Brustraum geatmet, das Zwerchfell, der wichtigste Atemmuskel, bleibt teilweise blockiert. Gleichzeitig steigt der CO_2-Abbau, was zu Schwindel, Herzrasen oder Engegefühl führen kann, denn der Körper hyperventiliert leicht. Das Gehirn interpretiert diese Symptome wiederum als Gefahr und die Angst verstärkt sich. Ein klassischer Teufelskreis entsteht: Angst führt zu einer schnellen Atmung, diese ist ein körperliches Alarmzeichen und führt zu noch mehr Angst.

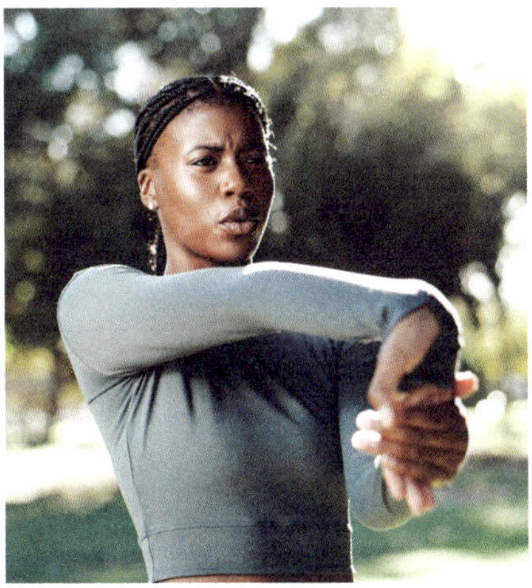

Doch genau hier liegt auch der Schlüssel, denn Atmung ist einer der wenigen vegetativen Prozesse, den wir willentlich steuern können. Eine langsame, tiefe Atmung sendet Signale an den Vagusnerv, dass alles in Ordnung und sicher ist, und die Aktivierung des Vagusnervs wirkt dann beruhigend auf Herz, Kreislauf und Amygdala. So kann bewusste Atmung Angst biologisch dämpfen.

Im Sport lassen sich Atmung und Bewegung gut kombinieren und dabei Spannung ableiten.

HERZFREQUENZVARIABILITÄT – RHYTHMUSTRAINING FÜR INNERE BALANCE UND REGENERATION

Die Herzfrequenzvariabilität beziehungsweise Herzratenvariabilität (HRV) beschreibt die feinen Unterschiede zwischen zwei Herzschlägen. Diese natürliche Unregelmäßigkeit zeigt, wie anpassungsfähig das Herz auf körperliche und psychische Belastungen reagiert. Steigen wir zum Beispiel Treppen, schlägt es schneller, und in Ruhe reguliert es sich wieder herunter.

Eine hohe Herzfrequenzvariabilität gilt als Zeichen eines flexiblen und gesunden autonomen Nervensystems, das zwischen Belastung (Sympathikus) und Erholung (Parasympathikus) gut reguliert. Sinkt die Herzfrequenzvariabilität, deutet das auf Stress oder Überlastung hin, denn der Körper bleibt sozusagen in Habachtstellung.

Die Herzfrequenzvariabilität lässt sich durch regelmäßige Atemübungen verbessern, wie durch die im Folgenden beschriebenen Atemübungen oder mit der Fünf-Sekunden-Zählatmung (fünf Sekunden einatmen, Pause, fünf Sekunden ausatmen, Pause). Geräte oder Apps, die den Atemrhythmus über Vibration oder Biofeedback anzeigen, erleichtern das Üben. Schon ein tägliches Training von 10 bis 15 Minuten über vier Wochen kann dabei bereits messbare Verbesserungen erzielen.

ÜBUNG Spannung ableiten

Diese Atemübung wirkt vor allem auf das Herz-Kreislauf-System ein, sodass relativ schnell ein physischer Entspannungszustand erreicht wird. Nach dem eingangs beschriebenen Body-Mind-Prinzip wird sich die Veränderung nach einer Weile unweigerlich auch mental bemerkbar machen – der mentale Zustand folgt dem körperlichen. Das Ableiten der Spannung über das Bild des Blitzableiters fördert zudem die Selbstwirksamkeit, sowohl Körper als auch Geist eigenmächtig zu beruhigen.

1. Legen Sie sich auf den Boden oder ins Bett. Stellen Sie die Beine auf und legen Sie eine Hand auf Ihren Bauch. Schließen Sie die Augen.
2. Richten Sie dann Ihre Aufmerksamkeit auf die Körperrückseite (dieser Teil ist eine reine Wahrnehmungsübung). An welchen Stellen haben Sie Kontakt zur Unterlage? Beobachten Sie, wo Sie die Matte oder Matratze an Ihrer Körperrückseite spüren können. Wandern Sie vom Kopf zu den Schultern, den Rücken hinab zu Beinen und Fersen. Richten Sie dann Ihre Aufmerksamkeit auf Ihre Körpervorderseite und nehmen Sie den Raum über sich wahr.

3. Nehmen Sie die Luft über Ihrem Körper im Raum wahr und atmen Sie ganz bewusst durch die Nase ein. Verfolgen Sie den Luftstrom durch die Nasenöffnung und spüren Sie die Atembewegung im Oberkörper. Nehmen Sie wahr, ob sich eher der Brustkorb oder die Bauchdecke hebt und senkt.
4. Atmen Sie entspannt wieder aus. Achten Sie darauf, dass Ihr Unterkiefer locker ist und Ihre Zunge entspannt in der Mundhöhle liegt.
5. Bleiben Sie auch beim nächsten Atemzug mit der Aufmerksamkeit beim Luftstrom. Atmen Sie durch die Nase ein und gehen Sie dabei mit der Aufmerksamkeit zu Ihrer Hand auf Ihrem Bauch. Spüren Sie, wie die Bauchdecke sich hebt und mit der Ausatmung wieder senkt.
6. Mit der Ausatmung lassen Sie sich schwer in die Matte sinken. Dieses Sinken-Lassen wiederholen Sie bitte mit jedem folgenden Atemzug.
7. Wir führen nun ein neues Element in die Übung ein: Stellen Sie sich vor, Ihre Beine seien Blitzableiter für Spannung. Jedes Mal, wenn Sie ausatmen, schicken Sie eine Portion Spannung über die Beine zu den Füßen und von dort in die Erde. So können Sie mit jedem Atemzug portionsweise Spannung abbauen. Das Ableiten von Spannung ist auf verschiedenen Ebenen möglich. Daher können Sie mit dieser Übung die mentale, die emotionale und die physische Ebene ansprechen.
8. Konzentrieren Sie sich zuerst auf Ihren Kopf. Entscheiden Sie sich bewusst, sich gleich aktiv zu entspannen. Sammeln Sie mit der nächsten Einatmung eine Portion der an diesem Tag aufgelaufenen mentalen Anspannung ein. Alles, was Sie entscheiden, logisch verknüpfen, besprechen und lösen mussten, wird bildlich mit der Einatmung zusammengeführt und mit der Ausatmung über die Beine zu den Füßen und in den Boden geschickt. Das können Sie dreimal wiederholen. Nach dem dritten Mal lassen Sie Ihr rechtes Bein mit der Ausatmung langsam nach vorn gleiten und angenehm schwer nach unten sinken.
9. Danach wandern Sie mit Ihrer Aufmerksamkeit zu Ihrem Herzen in der linken Brustseite. Verbinden Sie sich mit allen emotionalen Prozessen dieses Tages. Das können positive und negative Gefühle sein. Beide erzeugen Spannung, und über den Tag hinweg sammelt sich einiges an. Sammeln Sie jetzt beim Einatmen eine Portion emotionale Spannung ein und schicken Sie diese übers linke Bein in den Boden. Wiederholen Sie auch das dreimal. Nach dem letzten Mal lassen Sie das linke Bein langsam ausgestreckt nach vorn gleiten.
10. Abschließend richten Sie Ihre Aufmerksamkeit auf Ihren Körper und spüren in Ihre Muskulatur hinein. Wie locker fühlen sich Ihre Muskeln gerade an? Im Liegen ausgestreckt atmen Sie noch einmal bewusst ein. Sammeln Sie eine große Portion Muskelspannung ein, geben Sie diese über Ihre Körperrückseite an die Matte ab und schicken Sie sie in Ihrer Vorstellung weiter in den Boden hinein. Lassen Sie sich dabei schwer nach unten sinken und gehen Sie in einen ruhigen, natürlichen Atemrhythmus über. Lassen Sie Ihren Atem ganz automatisch kommen und gehen.

ÜBUNG Wellenatmung

Diese Übung verbessert zum einen die Herzfrequenzvariabilität, zum anderen ist sie aktivierend, weil sowohl Zwerchfell als auch Rippenzwischenmuskeln gedehnt werden. Sie eignet sich gut für die Wettkampfvorbereitung, da sie fokussiert und aktiviert, ohne Spannung aufzubauen. Gleichzeitig wirkt sie dem angstbezogenen Gefühl von Enge entgegen, weil aktiv Weite wahrgenommen und durch die Atembewegung erlebbar gemacht wird.

1. Legen Sie sich entspannt hin. Führen Sie die Arme über den Kopf und legen Sie sie in V-Stellung auf dem Boden ab. Strecken Sie die Beine auf dem Boden, ebenfalls in leichter V-Position, aus. Von oben betrachtet bildet Ihre Körpersilhouette ein X.
2. Atmen Sie nun tief durch die Nase in den Bauch ein und lenken Sie von hier aus die Atembewegung in die Flanken, sodass sich die Rippenzwischenmuskeln weiten und sich am Ende der Einatmung der Brustkorb hebt. Beobachten Sie vom Bauch ausgehend die Wellenbewegung dieser Atembewegung und speichern Sie sie visuell als Welle ab.
3. Sprechen Sie in Gedanken mit der Einatmung »weit«, mit der Ausatmung »gut«. Das unterstützt die Wirkung der Übung zusätzlich.

Zählen Sie während der Einatmung im Stillen bis drei, machen Sie dann eine kurze Pause und atmen Sie entspannt aus. Bei der Ausatmung zählen Sie ebenfalls bis drei. So wechseln sich Ein- und Ausatmung im Dreierrhythmus ab. Mit etwas Übung können Sie diesen Rhythmus auf je fünf Sekunden für die Ein- und Ausatmung ausdehnen.

LÄNGER AUS- ALS EINATMEN

Das Zählen erzielt eine Aufmerksamkeitslenkung auf eine Tätigkeit, die vom emotionalen Erleben von Angst oder Scham ablenken kann und sich daher besonders gut vor Wettkampftagen anbietet. Zudem führt sie in eine tiefe Entspannung. Bei Aufregung oder Angst neigen wir zum Hyperventilieren, also zu schnell und zu viel zu atmen. Dadurch wird immer mehr Sauerstoff in den Körper gepumpt, was ihn noch zusätzlich aktiviert. Schnappatmung ist ein Ausatem-Problem! Atempausen und die verlängerte Ausatmung sorgen für eine Regulierung des Vagusnervs, sodass wir in den parasympathischen Bereich gelangen.

Vagustraining

Stephen Porges, ein amerikanischer Professor für Psychiatrie, entwickelte in den 1980er-Jahren die sogenannte Polyvagaltheorie.[83] Diese beschreibt das Zusammenspiel von Sympathikus und Parasympathikus, insbesondere die Rolle des sich verästelnden Vagusnervs. Der *Nervus vagus* ist der Hauptnerv des parasympathischen Systems für Erholung und spielt eine zentrale Rolle bei Verdauung, Herzfrequenz und Stressbewältigung. Auf der Polyvagaltheorie aufbauend, entwickelten verschiedene Therapeuten neurophysiologische Übungen, die unseren Ruhenerv so aktivieren, dass langfristig gesundheitsfördernde Prozesse im Körper in Gang gesetzt werden, insbesondere die Fähigkeit des Körpers, Stresserfahrungen schnell zu regulieren und in einen Ruhezustand zurückkehren zu können.[84]

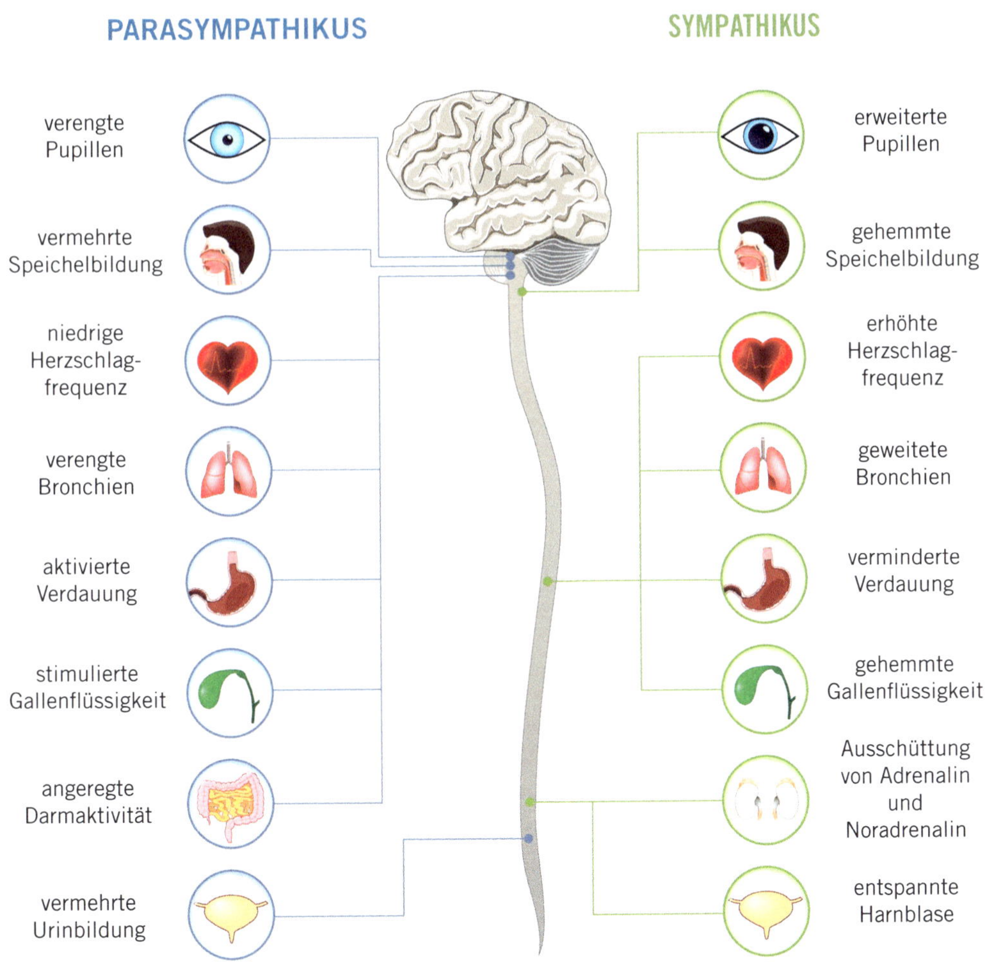

Das vegetative Nervensystem steuert Be- und Entlastung. Der Vagusnerv ist Teil des »Erholungssystems« und wird daher auch als Ruhenerv bezeichnet.

ÜBUNG Entspannung mit Augentraining

Die folgende Übung stammt von Stanley Rosenberg, einem der bekanntesten Therapeuten im Bereich der Polyvagalarbeit.

1. Legen Sie sich auf dem Boden auf den Rücken. Falten Sie die Hände, verschränken Sie die Finger ineinander (Flechtgriff) und führen Sie Arme und Hände über den Kopf nach hinten. Legen Sie Ihren Kopf entspannt in den Händen ab. Das Gesicht bleibt gerade zur Decke ausgerichtet. überstrecken Sie weder den Nacken noch ziehen Sie das Kinn heran. Halten Sie die Augen geöffnet und blicken Sie zur Decke.
2. Lassen Sie den Blick ganz nach rechts in die Augenendstellung wandern und bleiben Sie für 40 bis 60 Sekunden so liegen. Sie dürfen dabei blinzeln und auch die Augäpfel mithilfe der Augenmuskeln zwischendurch bewusst über die Augenmuskelkraft in die Augenendstellung zurückführen. Blicken Sie danach wieder geradeaus, sodass die Augen in der Normalstellung sind. Schließen Sie die Augen für 1 Minute.
3. Wiederholen Sie das Ganze dann auf der linken Seite: Führen Sie den Blick ganz nach links und bleiben Sie für 40 bis 60 Sekunden in dieser Position. Lassen Sie den Blick anschließend wieder zur Mitte zurückwandern. Schließen Sie für 1 weitere Minute die Augen.
4. Öffnen Sie schließlich die Augen und richten Sie sich langsam auf, zuerst ins Sitzen, dann stehen Sie auf.

ÜBUNG Zungenübung zur Aktivierung des Vagusnervs

Sehr effektiv für die vagale Regulation ist außerdem die Zungentechnik. Drücken Sie die Zunge leicht gegen den Gaumen, während Sie langsam und kontrolliert atmen. Dadurch kommt es zur sogenannten Vagus-Signal-Aktivierung, das parasympathische System springt an, was wiederum zu Entspannungsmerkmalen wie einer Senkung der Herzfrequenz oder einer besseren Hautleitfähigkeit führen kann.

ACHTSAMKEITSTECHNIKEN

Auch im Sport hat es sich herumgesprochen, dass Achtsamkeitsübungen Stress reduzieren und einen gesünderen Umgang mit Druck und Angst ermöglichen. Sie helfen dabei, Gedanken, Gefühle und Körperwahrnehmungen klarer wahrzunehmen und weniger affekthaft zu reagieren. Dabei wird die Aufmerksamkeit bewusst und möglichst ohne Bewertung auf den aktuellen Augenblick gerichtet. Wesentlich für diese Vorgänge ist der Zustand der inneren Ruhe, in dem Kampf-oder-Flucht-Reaktionen ausgeschaltet werden, die zwar in unserer evolutionären Entwicklung sinnvoll waren, uns heute aber so gut wie nie helfen und uns oft sogar schaden.

Wie im vorherigen Kapitel beschrieben, bleiben wir durch Druck, Angst und Stress dauerhaft in negativen Gedankenketten gefangen und können dadurch krank werden. Da Sportler diesen drei Faktoren regelmäßig ausgesetzt sind, vor allem im Leistungs- und Spitzensport, sind diese Forschungserkenntnisse wesentlich für Trainings- und Prävention. Nach wie vor wird jedoch selbst im professionellen Regenerationsmanagement zu wenig Aufmerksamkeit auf die einfachsten und billigsten Präventionsmaßnahmen gelegt, die uns zur Verfügung stehen: angefangen beim Atem als Entspannungswerkzeug bis hin zu klassischen Mentaltechniken oder Meditation.

Die Herausforderung bei diesen Techniken ist, die Übung bereits als Erfolg zu betrachten und sich keine hehren Ziele zu setzen. Darüber hinaus gilt es, mit einer neutralen Haltung in die Übungen reinzugehen und Gedanken und Gefühle, die sich zeigen, nicht zu bewerten. Zum Start reicht es aus, mindestens drei- bis viermal die Woche jeweils fünf bis zehn Minuten zu trainieren, am besten wäre es täglich, denn das Gehirn lernt durch Wiederholung. Regelmäßigkeit ist hier wichtiger als die Dauer. Gut ist eine angenehme, ruhige Umgebung, in der man sich wohlfühlt, denn auch die Umgebung hat einen Einfluss auf Ruhe und Entspannungsvorgänge. Später dann sollten die Übungen in jeder Umgebung funktionieren, zum Beispiel auch im Wettkampfgeschehen, beispielsweise in einer lauten Halle. Achtsamkeit entwickelt sich mit der Zeit, weshalb Geduld gefragt ist. Das Ergebnis aber belohnt jeden, der durchhält.

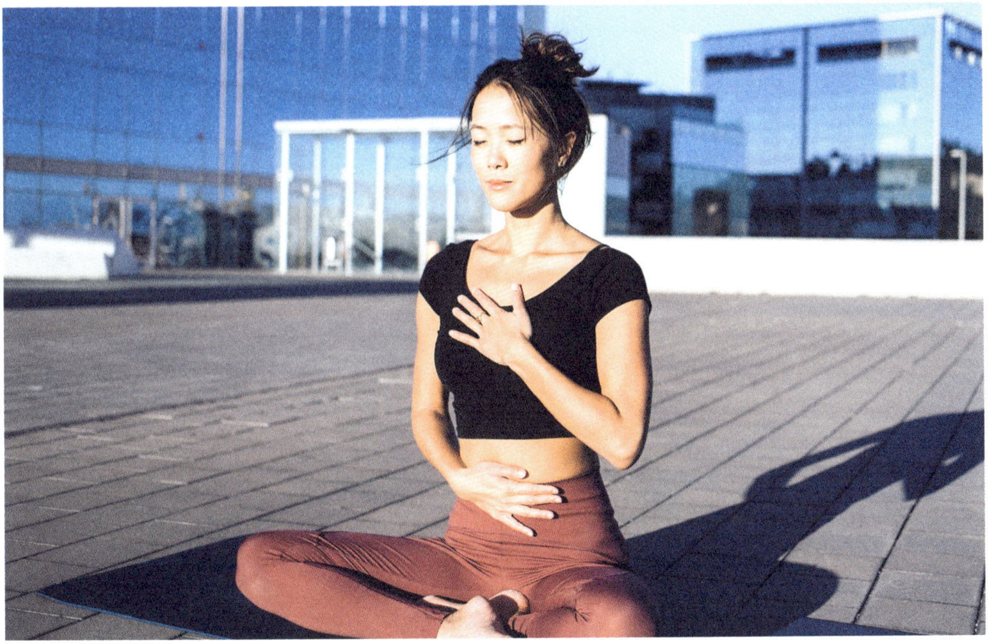

Klarheit schaffen im Geist, sich durch Atmung zentrieren und dabei im Augenblick bleiben: Probieren Sie das gern auch mal draußen aus!

Meditation

Aus unserer Sicht ist die Meditation die wirkungsvollste und vielseitigste Methode im Achtsamkeitstraining und im Sport gut einsetzbar. Sie lässt sich völlig unabhängig von spirituellen oder religiösen Traditionen praktizieren.

Der amerikanische Wissenschaftler Herbert Benson zeigte bereits in den 1960er-Jahren, dass Meditation keine spirituelle Voraussetzung benötigt.[85] In seinen Studien mit Yogis, die verschiedene Meditationsformen praktizierten, konnte er nachweisen, dass die positiven Effekte der Meditation auf klar messbaren neurobiologischen Prozessen beruhen. So beobachtete er bei Patientinnen und Patienten mit Schlaganfall, Herzinfarkt, Bluthochdruck und chronischen Kopfschmerzen deutliche Verbesserungen durch unterschiedliche Meditationsmethoden. Benson kam zu dem Schluss, dass die heilsame Wirkung der Meditation dadurch entsteht, dass der ständige Gedankenstrom unterbrochen wird. Der Geist wird ruhiger, klarer und gegenwärtiger. Ziel ist es, im Moment zu sein, ohne einzelne Gedanken festzuhalten, zu bewerten oder weiterzudenken. Wenn der Geist zur Ruhe kommt, folgt auch der Körper und entspannt sich.

Die westliche Form der Meditation wird meist als Achtsamkeit (Mindfulness) bezeichnet. Der Mediziner Jon Kabat-Zinn entwickelte daraus in den 1970er-Jahren das Konzept der Mindfulness-Based Stress Reduction (MBSR),[86] eine wissenschaftlich fundierte Methode zur Stressbewältigung. Er befreite die Praxis von ihrem religiösen Kontext und machte sie in der westlichen Medizin breit anwendbar. Heute ist Achtsamkeitstraining fester Bestandteil zahlreicher Kliniken, Reha-Programme und sportpsychologischer Trainingskonzepte.

ÜBUNG Naturmeditation

Folgende Meditation verknüpft die Atmung mit Naturbildern. Sie ist an klassische Atemmeditationen angelehnt. Die Bildsprache ist die Sprache, die der Körper versteht. Schon in der Evolution waren visuelle Signale entscheidend für Überleben und Orientierung. Ein Schatten, eine Bewegung oder ein Farbkontrast konnte über Leben und Tod entscheiden. Wenn wir also denken, dass Sprache unser wichtigstes Kommunikationsmittel ist, übersehen wir etwas Entscheidendes. Der Körper versteht keine Worte, er versteht Bilder, Emotionen und körperliche Empfindungen.

Neurobiologisch betrachtet aktiviert das Vorstellen von Bildern (visualisieren) dieselben Netzwerke, die auch bei realer Wahrnehmung aktiv sind. Wenn ein Sportler beispielsweise in der Vorstellung einen Sprungwurf korrekt ausführt, das heißt visualisiert, registrieren Spiegelneuronen das Bild und die motorischen Areale im Gehirn feuern ähnlich wie bei der realen Bewegung. Das Gehirn unterscheidet dabei nicht zwischen real und vorgestellt, es reagiert schlichtweg auf das Bild.

Auf der emotionalen Ebene wirkt Bildsprache direkt auf das limbische System. Positive Bilder von Erfolg, Kontrolle oder sicheren Bewegungen aktivieren das Belohnungssystem, erhöhen den Dopaminspiegel und reduzieren die Aktivität in der Amygdala. Angst, Nervosität oder Druck werden dadurch reguliert, ohne dass bewusstes Nachdenken nötig ist.

Den folgenden Text können Sie sich mit ruhiger Stimme per Handy aufnehmen und selbst abspielen. Als Trainer können Sie die Übung am Ende einer Trainingseinheit mit Ihren Athleten durchführen.

Ich atme ein, ich weiß, dass ich einatme.
Ich atme aus, ich weiß, dass ich ausatme.
Ein – aus.

Beim Einatmen schenke ich meinem Körper Ruhe und Entspannung.
Beim Ausatmen lächle ich.

Ich atme ein, ich sehe eine Blume.
Ich atme aus, ich fühle mich frisch.
Blume – Frische.

Ich atme ein, ich sehe einen Baum.
Ich atme aus, ich fühle mich stark.
Baum – Stärke.

Ich atme ein, ich sehe einen Vogel.
Ich atme aus, ich fliege durch die Luft.
Vogel – Luft.

Ich atme ein, ich sehe stilles Wasser.
Ich atme aus, ich reflektiere Dinge so, wie sie sind.
Wasser – Reflexion.

Ich atme ein, ich sehe einen Berg.
Ich atme aus, ich fühle mich kräftig.
Berg – Kraft.

Ich atme ein, ich spüre Wind.
Ich atme aus, ich fühle mich leicht.
Wind – Leichtigkeit.

MEDITATION

Seit vielen Jahrzehnten beschäftigen sich Neurowissenschaftler weltweit intensiv mit der Erforschung der Meditation. Der französische Molekularbiologe und buddhistische Mönch Matthieu Ricard beschreibt erfahrene Meditierende als Menschen, die »in der Lage sind, klar definierte und stabile Geisteszustände gezielt hervorzurufen und deren Intensität zu steuern – selbst dann, wenn äußere oder innere Störungen auftreten«.[87] Durch Mentaltraining, so Ricard, könne man lernen, emotionale Erschütterungen abzufangen und die Kontrolle über die eigene Gefühlslage zu behalten.

Mentale Veränderungen durch Meditation

- Förderung mentaler Entspannung
- Verbesserung der Konzentrationsfähigkeit durch bewusste Aufmerksamkeitslenkung
- Loslösung vom kritischen oder analytischen Denken sowie von äußeren Einflüssen
- Stärkung der Körper-Geist-Verbindung und des Selbstbewusstseins
- Positive Auswirkungen auf Gedächtnis und Lernprozesse
- Veränderung der Zeitwahrnehmung, die Gelassenheit und Stressabbau unterstützt

Neurobiologische Veränderungen durch Meditation

Während der Meditation bleibt der präfrontale Kortex aktiv – das ermöglicht es, äußere Reize wahrzunehmen und angemessen zu reagieren. Zahlreiche Studien belegen, dass regelmäßige Meditationspraxis zu tiefgreifenden strukturellen und funktionellen Veränderungen im Gehirn führt.

Bereits nach acht Wochen MBSR-Training (*Mindfulness-Based Stress Reduction*, »Achtsamkeitsbasierte Stressreduktion«) wurde die Zunahme der grauen Substanz in Gehirnregionen festgestellt, die mit Lernen, Gedächtnis, Emotionsregulation und Selbstwahrnehmung in Verbindung stehen. Dazu gehören unter anderem der Hippocampus, die Insula, der vordere cinguläre Kortex, Bereiche des Thalamus sowie der Hirnstamm, der die Neurotransmittersysteme Serotonin und Noradrenalin steuert.[88] Beide sind wesentlich an der Regulation von Stress, Angst und Schlaf beteiligt.

Auch Veränderungen im Dopamin- und Oxytocin-Stoffwechsel (Oxytocin wird als »Bindungshormon« bezeichnet) sowie im frontalen Kortex und in der Amygdala zeigen, dass regelmäßige Meditation tiefgreifende neurobiologische Anpassungen bewirken kann.[89] Die neuronale Aktivität verlagert sich stärker auf die Aufmerksamkeitsnetzwerke, was eine erhöhte geistige Präsenz und Konzentrationsfähigkeit zur Folge hat. Neuere Studien belegen außerdem, dass regelmäßige Meditation entzündungshemmend wirkt und positive Stoffwechselprozesse unterstützt. Diese Effekte stehen offenbar mit Veränderungen in der Genexpression in Zusammenhang: Gene, die unter chronischem Stress überaktiv sind, werden herunterreguliert, während regenerative Prozesse gefördert werden.

Ein weiterer bemerkenswerter Befund betrifft die Zellalterung: Durch meditative Entspannungsreaktionen lässt sich der Abbau der Telomere – der Schutzkappen an den Enden der Chromosomen – verlangsamen. Da Telomere als Marker für das biologische Alter der Zellen gelten, weist dies darauf hin, dass Meditation auf zellulärer Ebene zur Erhaltung und Regeneration beiträgt.[90]

ÜBUNG Gedanken-Labeling mit Stopptaste

Diese Methode hilft dabei, ablenkende oder belastende Gedanken gezielt auszublenden. Zu den sogenannten Gedankenstopps existieren verschiedene Varianten. Hier wird mit einer speziellen Zentrierungstechnik gearbeitet. Dabei wird die Aufmerksamkeit mithilfe von inneren Bildern und sprachlichen Elementen bewusst auf den gegenwärtigen Moment gelenkt. Ein inneres Stoppsignal dient als Anker, um zu innerer Ausgeglichenheit und damit zur eigenen »Mitte« zurückzufinden.

Sobald Sie bemerken, dass Ihr Gedankenkarussell, etwa während des Trainings oder eines Wettkampfs, immer schneller wird und Ihre Konzentration nachlässt, benennen Sie aktiv, was in Ihrem Kopf vor sich geht. Nutzen Sie kurze Schlagworte und labeln Sie alle Bilder und Gedanken, die auftauchen: etwa »Startblock«, »Teamkollege Tom«, »Trainerin ruft«, »Schläger«, »Pferd schnaubt« und so weiter.

Nach dieser inneren Etikettierung stellen Sie sich Folgendes bildlich vor:

1. Sie tragen einen Helm mit vielen Antennen, die ständig Signale empfangen und senden – eine Metapher für Reizüberflutung und mentale Überforderung. In diesem Moment sagen Sie sich innerlich oder laut ein deutliches »Stopp!«. Verstärken Sie dieses Signal durch eine körperliche Geste, die Sie im Vorfeld festgelegt haben, zum Beispiel durch ein Klatschen, Aufrichten, kurzes Schließen der Augen oder das Zusammenlegen der Finger. So verknüpft das Gehirn das verbale Signal mit einer kinästhetischen Reaktion. Beides zusammen wirkt wie ein klarer Unterbrechungsimpuls.
2. Anschließend stellen Sie sich vor, wie Sie alle Antennen Ihres Helms bis auf eine einfahren. Dadurch symbolisieren Sie, dass Sie die Aufmerksamkeit auf einen einzigen Fokus lenken – das Hier und Jetzt.
3. Konzentrieren Sie sich nun auf die Atmung. Beim Einatmen nehmen Sie frische, positive Energie auf. Beim Ausatmen lassen Sie gezielt alle negativen oder störenden Gedanken los. So laden Sie sich mit neuer Energie auf und entlasten sich gleichzeitig von mentalem Ballast.
4. Richten Sie Ihre Aufmerksamkeit anschließend bewusst auf die bevorstehende Aufgabe oder Bewegung. Lächeln Sie, nehmen Sie eine aufrechte Haltung ein und gehen Sie mit Klarheit und Zuversicht in den nächsten Handlungsschritt.

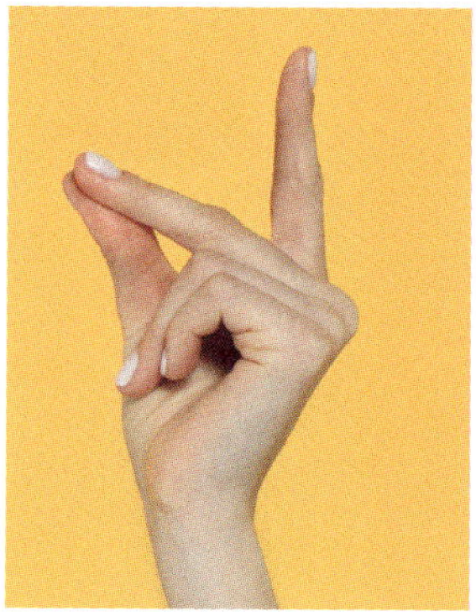

Eine Geste hilft dem Gehirn, die Unterbrechung einer negativen Gedankenspirale zu ankern, sodass Sie sich automatisch positiv regulieren.

Das Entscheidende bei dieser Übung ist die Unterbrechung des negativen Gedankenmusters. Das Stoppsignal, die begleitende Körpergeste und die bewusste Atmung lenken Ihre Aufmerksamkeit aktiv um – eine klassische Methode der Aufmerksamkeitssteuerung. Denken Sie daran: Das Gehirn ist nicht multitaskingfähig. Versuchen Sie einmal gleichzeitig zu lächeln und zu schimpfen. Es funktioniert nicht. Das Gedanken-Labeling mit Stoppschild nutzt genau diesen Effekt: Belastende Gedanken werden durch bewusste, positive Fokussierung ersetzt.

UNG

Erdung – eine metakognitive Technik

Diese Übung eignet sich hervorragend für den Alltag und bereitet Ihr Gehirn auf Stresssituationen vor. Neurobiologisch üben Sie sich im Priming (siehe Seite 88). Wenn Sie im Wettkampf oder im Alltag zum Beispiel Stress empfinden, können Sie sich mit dieser Übung schnell entspannen.

1. Atmen Sie fünfmal tief durch die Nase mit geschlossenen Augen ein und durch den leicht geöffneten Mund aus. Schicken Sie mit jeder Atmung bewusst Sauerstoff in den Körper: erst in den Kopf, dann in die Brust, in den Bauch, in Arme und Beine.
2. Öffnen Sie anschließend die Augen und stellen Sie sich folgende Fragen: Was sehe ich? Was höre ich? Was rieche ich? Was schmecke ich? Was fühle ich? Was rieche ich? Beantworten Sie die Fragen für sich im Stillen.
3. Öffnen Sie anschließend die Augen und ankern Sie Ihren Blick auf etwas in der Nähe. Das kann ein beliebiger Gegenstand sein, es sollte sich um etwas handeln, was Ihnen unmittelbar ins Auge fällt und in Reichweite ist. Berühren Sie diesen Gegenstand, gehen Sie in Kontakt, finden Sie gefühlsmäßig Halt im Kontakt zu diesem Gegenstand. Wandern Sie von dort mit Ihrer Aufmerksamkeit zu Ihren Füßen und gehen Sie auch hier in Kontakt zum Boden, nehmen Sie die Bodenhaftung wahr.
4. Atmen Sie abschließend einmal tief und weit ein und wieder aus, lockern Sie den Körper aus und kehren Sie in Ihren Alltag zurück.

Bewusste Rückkehr zur Sinneswahrnehmung

Grübelketten zerfleddern uns emotional und gedanklich, denn sie binden Energie und trennen uns von der Gegenwart. Neurobiologisch betrachtet gerät das Gehirn dabei in eine Art Endlosschleife. Das emotionale Zentrum feuert, der Stirnlappen verliert den Überblick. Grübeln, im Fachjargon auch Overthinking genannt, ist aus neurobiologischer Sicht eine Dauerschleife im *Default Mode Network* (DMN, »Ruhezustandsnetzwerk«). Dies ist ein Gehirnnetzwerk aus verschiedenen Regionen, das aktiv ist, wenn wir nach innen gerichtet sind, etwa beim Tagträumen, Grübeln, Erinnern oder bei der Selbstreflexion. Das kann hilfreich sein, wenn wir reflektieren oder planen, führt aber bei Stress oder Angst dazu, dass wir in negativen Selbstbezügen und Katastrophendenken festhängen. Es wird leiser, sobald wir uns konzentriert einer Aufgabe zuwenden.

Über die bewusste Rückkehr in die Sinneswahrnehmung, zum Beispiel über das Spüren des Bodens unter den Füßen, das Achten auf das Geräusch des eigenen Atems oder auf die bewusste Wahrnehmung von Farben und Licht, wird der Stirnlappen, also der präfrontale Kortex, reaktiviert und schärft damit die Aufmerksamkeit. Gleichzeitig intensiviert die Inselrinde, die Insula, damit die Körperempfindung. Beides trägt dazu bei, mental und körperlich wieder im gegenwärtigen Moment zu sein. Wir finden wieder in eine ausgeglichene Haltung. Das Gehirn schaltet von Analyse auf Wahrnehmung, vom Denken ins Fühlen, vom Grübeln ins Handeln. Vertrauen und Zuversicht sind die Folge, und zwar als körperlich spürbare Erfahrung. Es gelingt Ihnen, aus dem quälenden Gedankenkarussell auszubrechen, und im Körper-Geist-System kehrt Ruhe ein. Sie können mit dieser Übung immer wieder direkt zu Ihrer Aufgabe zurückkehren und erleben bewusst jeden Augenblick.

ÜBUNG

Aufmerksamkeitslenkung über die fünf Sinne – die 5-4-3-2-1-Methode

Anstatt bei Druck und Angst den eigenen Gedanken zu erliegen, lenken Sie Ihre Aufmerksamkeit mal über die fünf Sinne nach außen. Diese Technik hilft, den Fokus aus der Angstspirale herauszulenken und ihn wieder auf die äußere, gegenwärtige Umgebung zu richten. Durch die gezielte Aktivierung sensorischer Areale schaltet das System vom Alarmmodus in einen Zustand der Orientierung und Regulation. Diese Methode wurde ursprünglich in der Traumatherapie eingesetzt und findet zunehmend Anwendung im Spitzensport, wenn Athleten unter Druck stehen oder in Panik geraten. Die hier vorgestellte Kurzversion ist eine Technik nach Betty Erickson, sie lässt sich bei Druck und Anspannung selbst im Wettkampfgeschehen ganz unkompliziert einsetzen.

1. **Fünf Dinge sehen:** Schauen Sie sich bewusst um und benennen Sie fünf Dinge, die Sie sehen können. Benennn Sie diese in der Ich-Form, beispielsweise »Ich sehe die Startlinie, die Zuschauertribüne, das Gras, meine Schuhe, die Laufbahn.«
2. **Vier Dinge spüren:** Richten Sie Ihre Aufmerksamkeit nun auf vier Dinge, die Sie körperlich (beispielsweise auf der Haut) fühlen, beispielsweise: »Ich spüre den Boden unter meinen Füßen, den Stoff meiner Kleidung, die Spannung in meinen Schultern, den Wind auf der Haut.«
3. **Drei Dinge hören:** Konzentrieren Sie sich dann auf drei Geräusche, die Sie wahrnehmen, beispielsweise: »Ich höre das Atmen meiner Teamkollegen, das Rascheln des Windes, den Stadionsprecher.«
4. **Zwei Dinge riechen:** Atmen Sie bewusst ein und benennen Sie zwei Gerüche, beispielsweise: »Ich rieche den Rasen und den Geruch meines Handtuchs.«
5. **Ein Ding schmecken:** Zum Schluss richten Sie Ihre Aufmerksamkeit auf einen Geschmack im Mund oder trinken einen Schluck Wasser. Machen Sie sich beispielsweise bewusst: »Ich schmecke den Speichel.«

Motivationstechniken für mehr Selbstwert

Selbstwert beeinflusst Motivation, Motivation begünstigt den Selbstwert. Dieses Feld bedarf besonderer Aufmerksamkeit beim Umgang mit Angst und Druck im Sport. Denn oft erliegen Athleten einer Reaktionskette, die nicht selten in eine Abwärtsspirale mündet: Wenn Sportler den Antrieb für Training und Wettkampf verlieren, legen sie häufig immer weniger Wert auf ihre Performance. Trainer, Eltern, Freunde und Mitstreiter spüren und sehen das. Mit der Motivation schwindet auch das Leistungsvermögen der Athleten. Ihre Leistung stagniert, was wiederum das Selbstwertgefühl sinken lässt. Dies zeigt sich dann nicht selten in Scham- und Schuldgefühlen, etwas falsch zu machen oder falsch zu sein, nicht zu genügen oder nicht mehr dazuzugehören. Hält dieser Zustand nachhaltig an, können Depressionen und Burn-out die Folge sein.

Wichtig ist es daher, sich oder anderen Selbstwirksamkeit bewusst zu machen und etwas zu tun, was sie fördert. Wer an die eigenen Fähigkeiten glaubt, verfügt über mehr Selbstwert. Dadurch fühlen sich Menschen eher in der Lage, Herausforderungen anzugehen, was wiederum die Bereitschaft erhöht, Ziele zu verfolgen und zu erreichen.

Im Sport ist das sogenannte *goal setting* ein wichtiger Bestandteil für Weiterentwicklung. Aus der Trainingslehre, aber auch der Psychologie wissen wir, dass sich Menschen mit einem gesundem Selbstwert oft anspruchsvolle Ziele setzen und länger an einer Sache dranbleiben. Auch wenn ein Athlet mit gesundem Selbstwert einmal scheitert, wird er leichter damit umgehen können, weil er eben ein positives Bild von sich selbst besitzt.

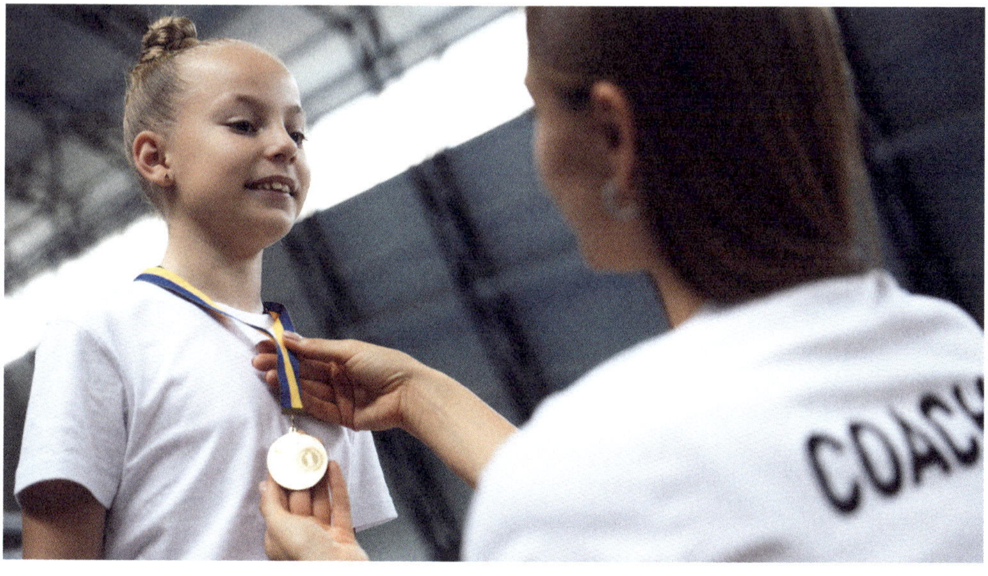

Lob und Anerkennung sind insbesondere im Nachwuchssport wichtig für eine gesunde Entwicklung.

DOPAMIN

Der Satz »Ich habe keine Lust!« ist uns allen schon mal über die Lippen gekommen. Seit den 1960er-Jahren wissen wir aus der Hirnforschung, dass sich diese Unlust nicht allein über eine Null-Bock-Haltung erklären lässt. In unserem Gehirn gibt es dafür ein eigenes Programm, das sich in Alltag und Sport regelmäßig bemerkbar macht: Wenn uns eine Aufgabe Spaß macht und dieses positive Gefühl vom Gehirn »freigeschaltet« wird, läuft eine ganze Reaktionskette im Gehirn ab und das Gefühl der Begeisterung und Freude wird durch die sogenannte Liking-Wanting-Kette ausgelöst.[91] Wenn uns etwas gelingt, womit wir nicht unbedingt gerechnet haben, belohnt uns unser Gehirn mit einem Wohlgefühl. Das ist das *Liking* (englisch für »mögen«) – der affektive Teil des Anreizsystems. Ist das Gehirn erst einmal auf den Geschmack gekommen, strebt es nach einer Wiederholung des Hochgefühls, dem *Wanting* (englisch für »wollen«). Beides wird von unterschiedlichen Hirnnetzwerken gesteuert.

Liking wird hauptsächlich über die Neurotransmittersysteme endogener Opioide (Endorphine) und GABA vermittelt und bestimmt, wie angenehm sich etwas im Moment anfühlt. Beteiligte Hirnregionen sind unter anderem ventrales Pallidum, lateraler Hypothalamus und kortikale Bewertungsstrukturen.

Wanting entsteht dagegen durch Aktivierung des mesolimbischen dopaminergen Systems. Zentrale Strukturen sind das ventrale Striatum mit dem *Nucleus accumbens* und die Amygdala. Dieses System verleiht Bedeutung und Dringlichkeit und treibt somit Verhalten an.

Spannend ist hierbei der Zusammenhang von plötzlichem Erfolg und Selbstwirksamkeit. Neurowissenschaftler fanden heraus, dass Dopamin insbesondere dann ausgeschüttet wird, wenn es sich um ein unerwartetes Erfolgserlebnis handelt, das wir zudem durch unser persönliches Bemühen eigenständig umsetzen konnten. In Momenten, in denen ihnen etwas zum ersten Mal gelingt, reagieren manche Menschen sogar mit Freudenschreien oder Tränen. Wir sehen solche Reaktionen immer wieder im Sport: Ein Läufer reißt beim Zieleinlauf nach einem Marathon die Arme hoch, ein Athlet vergießt Freudentränen bei der Verleihung der Goldmedaille und ein Fußballer fällt, überwältigt vom Tor, das er gerade erzielt hat, vor der Fantribüne auf die Knie.

Unter normalen Bedingungen sorgt Dopamin für Motivation, Neugier und eine positive Erwartungshaltung bezüglich einer Belohnung.[92] Dieser sogenannte mesolimbische Pfad signalisiert: »Das lohnt sich – geh los, mach weiter.« Schon die Erwartung einer Belohnung lässt Dopamin ansteigen und das Gehirn lernt, Anstrengung mit dem erwarteten positiven Ausgang einer Situation zu verknüpfen. Wenn sich jedoch Angst breitmacht oder sich jemand chronisch gestresst fühlt, verschiebt sich das chemische Gleichgewicht. Die Amygdala alarmiert das Stresssystem und Cortisol- und Noradrenalinspiegel steigen. Diese Botenstoffe hemmen über Rückkopplungsprozesse die Dopaminfreisetzung im Belohnungssystem. Das Gehirn schaltet dann vom explorativen Modus (»Ich will etwas erreichen«) in den defensiven Modus (»Ich muss mich schützen«) um. Das Gehirn reagiert, als lohne sich der Aufwand nicht.[93] Dadurch sinkt die intrinsische Motivation, also der innere Antrieb, der für nachhaltige Leistung essenziell ist, und zwar nicht aus Faulheit, sondern weil das dopaminerge System auf Sparflamme läuft. Dieser Zustand wird von Forschern als »motivationale Anhedonie« bezeichnet – die Unfähigkeit, Freude an Zielverfolgung oder Leistung zu empfinden.

Bei Sportlern zeigt sich dieser Mechanismus unmittelbar. Ein Athlet, der unter Druck steht oder unter Versagensangst leidet, weist häufig eine niedrigere dopaminerge Aktivität im Striatum auf. Das führt dazu, dass Training und Wettkampf nicht mehr mit Neugier und Freude, sondern mit Vermeidung und Druck verbunden werden. Umgekehrt kann Selbstwirksamkeitserleben die Dopaminaktivität wieder erhöhen und die Motivation stabilisieren. Aus neuronaler Sicht ist neben Stress- und Angstreduzierung ausreichende Abwechslung ein wichtiger Treiber des Antriebs. Viele Sportler stecken über Jahre oder gar Jahrzehnte in der Trainingsroutine fest und geraten immer wieder in Motivationstiefs. Mit dem Wissen um die neurobiologischen Vorgänge und aus der Beobachtung, dass die Anstrengungsbereitschaft bei unvorhergesehenen Erfolgserlebnissen steigt, lässt sich ableiten, dass Sportler in solchen Momenten vor allem neue Anreize benötigen. Fordern Sie sich selbst beziehungsweise Ihre Athleten daher durch neue Trainingsimpulse!

Wichtig für jeden Sportler ist:

- zu reagieren beziehungsweise zu kommunizieren, wenn Eintönigkeit der Grund für Leistungsstagnation ist,
- Überforderung zu vermeiden und ausreichend zu regenerieren,
- das eigene Belohnungssystem zu kennen,
- Hilfe von außen anzunehmen, wenn die Antriebs-Belohnungs-Kette nicht mehr aktiviert werden kann.

Ein positives Selbstbild schützt vor übermäßiger Selbstkritik, reduziert Grübeln *(Overthinking)*, Fehler werden eher als Lernchance gesehen, weniger als persönliche Unzulänglichkeit, und Bedrohungen werden als Herausforderungen betrachtet, die bewältigt werden können. Über den Weg eines gestärkten Selbstbilds und dem Meistern neuer Aufgaben können Athleten, vor allem Nachwuchssportler, lernen, dass sie Bestätigung in sich selbst finden. Lob von außen unterstützt diesen Prozess. Daher sollten Trainer so häufig wie möglich unterstützend kommentieren. Sogenannte Downing-Methoden, mit denen Athleten abgewertet werden, um sie anzuspornen, führen hingegen erfahrungsgemäß eher in eine Negativschleife. Vor allem junge Sportler schaffen es nicht, einfach nur durchzuhalten oder gar das Gegenteil – dass sie eben doch besser sind – zu beweisen. Wer junge Menschen zum Lernen anregen möchte, muss Freude durch Abwechslung vermitteln und Anerkennung durch Lob schenken.

Diese Faktoren sind keine pädagogische Mode, sondern beruhen auf einer klaren neurobiologischen Grundlage. Lernen gelingt dann am besten, wenn das Gehirn positive emotionale Signale mit der Tätigkeit verbindet, also etwas als interessant, abwechslungsreich oder lohnend erlebt, denn dann wird Dopamin ausgeschüttet (siehe Seite 116). Dieses Dopaminsignal erreicht unter anderem den Hippocampus, wo neue Informationen verarbeitet und im Gedächtnis verankert werden. Abwechslung sorgt dabei für eine anhaltende Aktivierung. Neue Reize halten die Aufmerksamkeit wach und fördern die Dopaminfreisetzung immer wieder aufs Neue. Lob und Anerkennung aktivieren im Gehirn jene Strukturen, die auch bei Belohnung oder Erfolgserlebnissen aktiv sind. Das Gehirn speichert solche Momente als »Das fühlt sich gut an – das will ich wieder erleben«. Fehlen hingegen Freude, soziale Wertschätzung oder Abwechslung, fällt der Dopaminspiegel ab. Lernen wird dann als Anstrengung erlebt, die nicht belohnt wird, die Motivation sinkt und das Gehirn schaltet auf Energiesparmodus. Lernen braucht also Begeisterung und nicht Druck!

Trainingszielarbeit: Der Weg ist das Ziel!

Unter Trainingszielarbeit verstehen wir ein individuelles, vereinfachtes Monitoring, um wiederkehrende Muster zu erkennen und Ansätze zu finden, die das Training so gestalten lassen, dass es attraktiver wird. Sowohl in Bezug auf Spaß als auch auf die sportlichen Ergebnisse. Dabei liegt der Fokus auf der Qualität, sprich, wir begeben uns auf die Suche nach Optionen, WIE das Training anders und abwechslungsreich, aber dennoch zielführend gestaltet werden kann. Und zwar auf den drei mittlerweile bekannten Ebenen: mental, emotional, körperlich. Führen Sie die Trainingszielarbeit über einen Monat hinweg zwei- bis dreimal pro Woche durch, ergeben sich Muster und Fortschritte. Die Übung ist aus unserer Perspektive eine der besten Reflektionsmethoden für Trainingsentwicklung. Und wenn Entwicklung im Training möglich ist, ist sie in der Performance ebenso möglich.

Selbsteinschätzung

Bevor es losgeht, nehmen Sie sich Zeit für ein Briefing (Einweisung). Setzen Sie sich hin und notieren Sie Ihre Antworten zu folgenden Fragen:

Was ist mein heutiges Trainingsziel?

- Mental: ______________________
- Emotional: ______________________
- Körperlich: ______________________

Unter »mental« könnten Sie beispielsweise eintragen: mit Entschlossenheit trainieren, zum Punkt »emotional« könnten Sie sich vornehmen: offenherzig sein, fröhlich sein, zum Punkt »körperlich« könnten Sie sich vornehmen: die Fußarbeit besonders berücksichtigen.

Wie schätze ich meine Tagesform jetzt vor dem Training ein auf einer Skala von 1 (schlecht) bis 10 (sehr gut)?

- Mental: ______________________
- Emotional: ______________________
- Körperlich: ______________________

Nach dem Training folgt ein Debriefing. Überprüfen Sie, wie die Einheit gelaufen ist:

- Was habe ich im Training erreicht? ______________________
  ____
- Gedanken/Gefühle während des Trainings: ______________________
  ____
- Wo habe ich noch Verbesserungschancen? ______________________
  ____

Das Training eines bestimmten Ablaufs kann in folgende vier Punkte aufgegliedert werden:

- Problem: ______________________
- Ursache: ______________________
- Ziel: ______________________
- Lösung: ______________________

Was hat heute gut funktioniert?

- Mental: ______
- Emotional: ______
- Körperlich: ______
- Welche Erfolge hatte ich? ______
- Was habe ich dafür getan, damit es funktioniert? ______
- Was habe ich aus dem Training gelernt? ______

Wie schätze ich meine Leistung ein auf einer Skala von 1 (schlecht) bis10 (sehr gut)?

- Mental: ______
- Emotional: ______
- Körperlich: ______

Wie schätze ich die Qualität meines Trainings ein auf einer Skala von 1 (schlecht) bis 10 (sehr gut)?

- Mental: ______
- Emotional: ______
- Körperlich: ______

ÜBUNG Selbstregulation: Ich glaube, ich schaffe das!

Schreiben Sie ein Handlungsziel für sich auf, wie Sie im Training oder Wettkampf gern performen wollen. Formulieren Sie Ihr Ziel positiv und offen. Ihre Formulierung soll Ihnen als Anweisung dienen, attraktiv sein und Sie in der Ausführung unterstützen. Zum Beispiel: »Wenn ich jetzt gleich gut vorbereitet ins Ruderboot steige und bereit bin abzulegen, atme ich einmal tief ein und aus, nehme die Umgebung mit einem Lächeln wahr, fokussiere mich und führe den ersten Schlag voller Wohlbefinden und Freude an der Natur aus. Mit Kraft voraus!« Sagen Sie sich Ihren Text am besten einmal laut vor und schreiben Sie ihn unbedingt auf, dann verankert sich die Information noch besser im Gehirn. Formulieren Sie Ihr Ziel wie eine Selbstanweisung und beachten Sie die folgenden Regeln, damit Sie ein sicheres Ergebnis erzielen.

- **Formulieren Sie positiv:** Das Gehirn versteht die Wörter »Nein«, »nicht«, »keine« und »immer wieder« nicht. Wenn wir sagen: »Denk nicht an einen Fehler«, muss das Gehirn zuerst den Fehler aktivieren, bevor es versucht, ihn zu unterdrücken. Das bekannteste Beispiel hierfür ist: »Denk nicht an einen rosaroten Elefanten.« Damit ist die unerwünschte Vorstellung bereits im System. Die Amygdala reagiert emotional auf das Bild, der Cortisolspiegel steigt und der Körper versetzt sich in Alarmbereitschaft. Unter Druck ist die Kontrollfunktion des präfrontalen Kortex eingeschränkt und das »Nein« verliert an Wirkung.[94] Deshalb sind positiv formulierte Selbstanweisungen im Sport entscheidend: »Ich bleibe ruhig!« wirkt besser als »Ich darf nicht nervös werden!«. Das Gehirn folgt klaren, affirmativen Signalen, es läuft dorthin, wo der Fokus liegt, nicht dorthin, wo das Verbot steht.

- **Formulieren Sie in der Ich-Form und im Präsens:** Sätze in der Ich-Form und im Präsens aktivieren insbesondere den präfrontalen Kortex, den Stirnlappen. Wenn ich sage: »Ich atme ruhig. Ich bin fokussiert. Ich treffe klare Entscheidungen«, dann »übersetzt« das Gehirn diese Botschaften als aktuelle Realität, nicht als theoretische Möglichkeit, da es nicht zwischen innerem Erleben und äußerem Tun unterscheidet und in beiden Fällen die gleichen neuronalen Schaltkreise aktiviert werden. Im Präsens formulierte Selbstanweisungen erzeugen damit konkrete Handlungsvorstellungen, die direkt in Körperreaktionen münden können, zum Beispiel eine ruhigere Atmung, einen stabileren Herzschlag und koordiniertere Bewegungen.

- **Geben Sie klare und deutliche Anweisungen:** Konditionale Formulierungen wie »Ich würde gern ruhig atmen« oder »Ich möchte konzentriert sein« oder zu viele offene Optionen, etwa »Ich könnte vielleicht …«, lösen eine Abwägungsreaktion aus. Der präfrontale Kortex muss ständig neu bewerten und vergleichen und bleibt im Entscheidungsmodus hängen, und das kostet Energie und macht die Umsetzung weniger wahrscheinlich. Klare Formulierungen aktivieren hingegen eindeutige neuronale Muster. Das limbische System erhält eine klare Richtung, und der Körper kann folgen. Studien mit Athleten, die mit Präsens-Formulierungen und Ich-Bezug arbeiten, zeigen bessere Konzentrationswerte, geringere Cortisolspiegel und schnellere Reaktionszeiten als jene, die eine unsichere oder distanzierte Sprache nutzen.[95]

- **Fügen Sie Adjektive hinzu:** Wir verwenden stets ein Adjektiv, um eine qualitative Verstärkung in die Selbstregulation hineinzubringen. Sie geben dem Gehirn präzise Hinweise, wie eine Handlung ausgeführt werden soll, wodurch Aufmerksamkeit, Motorik und emotionale Zustände gezielter moduliert werden. Statt nur zu denken: »Ich mache das!«, sagen oder denken wir bewusst: »Ich mache das konzentriert!«, »Ich mache das bewusst!« oder »Ich mache das mit Schwung!«.

Das Gehirn übernimmt die Anweisung, wenn sie klar formuliert ist. Diese Sätze fungieren als Glaubenssätze. Sie verleihen uns einen Sinn und einen Wert. Durch das innere positive Selbstgespräch bestärken wir unsere Vorbereitung und bringen Qualität in Training und Wettkampf. Denn nicht selten fragen sich Athleten, worin noch der Sinn von all dem steckt, wenn der Glaube an sich selbst verloren geht. Nützlich sind auch innere positive Bestätigungen. Diese helfen, sich mit sich selbst zu verbünden: »Ich habe hart dafür gearbeitet/trainiert, ich zieh das jetzt durch und gebe mein Bestes!« Oder: »Am Wettkampftag habe ich die Gelegenheit, mir meine Lorbeeren abzuholen. Ich habe gut trainiert, jetzt habe ich die Möglichkeit, mich selbst zu überprüfen und zu schauen, wo ich stehe.«

ERFOLGREICH MIT MENTALTRAINING

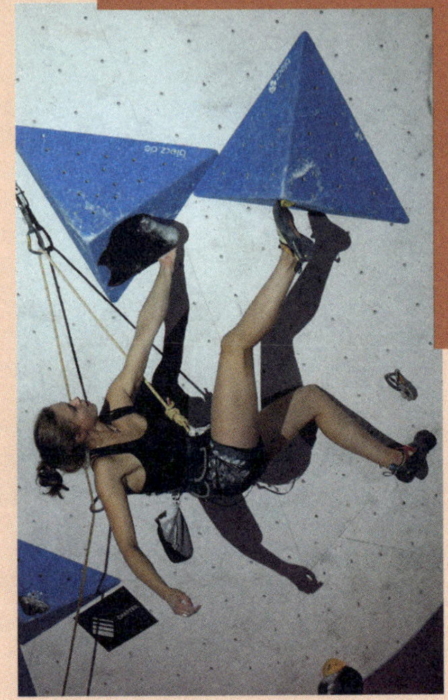

Erfahrungsbericht von Emma Bernhard

Seit 2016 bin ich als Sportkletterin im Wettkampfklettern des Deutschen Alpenvereins aktiv – zunächst in der Jugend, inzwischen auch im Erwachsenenbereich. In diesen Jahren durfte ich viele Erfolge feiern, musste aber auch Rückschläge erleben, die mich mental stark gefordert haben. Im Leistungssport verläuft kaum etwas linear. Es gibt immer Höhen und Tiefen. Folgende Situation beim Jugend-Europacup 2022 ist mir besonders im Gedächtnis geblieben – eine, in der ich über mich hinausgewachsen bin.

Der Jugend-Europacup 2022 war für mich ein ganz besonderer Wettkampf. Es war mein letzter Jugendwettkampf, bevor ich in die Erwachsenenklasse wechselte. Ich war körperlich top vorbereitet, aber das eigentliche Hindernis lag im Kopf: Vor Wettkämpfen spüre ich oft eine enorme Nervosität, begleitet von körperlichen Symptomen wie Schwindel, Appetitlosigkeit, Kreislaufproblemen und starkem Schwitzen. Wochenlang hatte ich deshalb gezielt an meiner mentalen Verfassung gearbeitet: Atemtechniken, Visualisierungen und Routinen, die mir halfen, in den entscheidenden Momenten ruhig zu bleiben.

Die Qualifikation verlief zwar solide, aber ich war mit meiner Leistung nicht ganz zufrieden. Ich hatte mir ein besseres Ergebnis erhofft und wusste, dass ich eigentlich stärker klettern konnte. Als ich im Finale nur im Mittelfeld startete, fühlte ich mich zunächst enttäuscht und unter Druck gesetzt. Doch genau in diesem Moment konnte ich vieles von dem anwenden, was ich in meinem Mentaltraining geübt hatte.

Ich schaffte es, mich innerlich zu beruhigen und mit klarem Kopf an die Wand zu gehen. Die Route war anspruchsvoll, ich kämpfte mich Zug um Zug über schwierige Passagen hinweg. Und zum ersten Mal in einem Wettkampf feuerte ich mich selbst aktiv an. Ich spürte, wie ich an meine Grenze kam, aber auch, dass ich mit purer mentaler Kraft noch ein Stück weiter gehen konnte. Am Ende reichte es für Platz zwei, mein bestes internationales Ergebnis in der Jugend. Aber viel wichtiger als die Platzierung war das Gefühl, in diesem Moment meine mentale Stärke wirklich gespürt zu haben. Dort habe ich das erste Mal zu hundert Prozent nachfühlen können, dass Wettkämpfe im Kopf entschieden werden. Man kann körperlich noch so stark sein, wenn der Geist nicht mitmacht, kommt man nicht dort an, wo man eigentlich hinmöchte.

JNG

Dopaminkur – wo ein Wille, da ein Weg

Wille braucht Entscheidungsfreudigkeit und Durchhaltevermögen und ist, wie bereits erwähnt, an Dopamin und Antriebsreaktionen im Gehirn gekoppelt. Wir beobachten immer wieder, dass Ablenkung, insbesondere bei jungen Sportlern, Willenskraft hemmt. Impulse von außen – bei Teenagern meist über das Handy – führen zu Zerstreuung. Wenn irgendwo im Außen ein Attraktor liegt, der im jeweiligen Moment interessanter und vielversprechender ist als Training oder Fokussierung im Augenblick, wird die Willenskraft herausgefordert. Zu oft erliegen junge Sportler den technischen Errungenschaften unserer Zeit. Grund dafür ist die hohe Dopaminausschüttung, die mit Zocken oder Surfen auf Social-Media-Kanälen einhergeht. Der Organismus wird mit Dopamin viel schneller und leichter übers Handy geflutet als durch ein schönes Trainingserlebnis oder einen Erfolg bei einem Wettkampf. In Kapitel 5 finden Sie ab Seite 171 weitere Gedanken dazu.

Willenskraft durch Impulssteuerung lässt sich allerdings sehr gut mithilfe von Achtsamkeits- und Selbstkontrollübungen trainieren. So überwinden Sie jedes Mal Ausflüchte und Ausreden, indem Sie eine kleine unangenehme Situation aushalten und dabei lernen, dass Sie auch unter widrigeren Umständen selbstbestimmt handeln können. Sie lernen, weniger zu bewerten und gelassen in brenzlige Situationen reinzugehen. Mit dem Entschluss »Ich mach das jetzt!« fällt es Ihnen leichter, sich zu entscheiden und Selbstverantwortung zu übernehmen – und schließlich das positive Gefühl der Selbstwirksamkeit zu erfahren. Dieser Prozess fühlt sich gut an. Das gute Gefühl zeugt von Dopamin und ist motivierend. Schon kleine Übungen machen einen großen Unterschied und lassen sich leicht und einfach in den Alltag einbauen:

- Kontrollieren Sie in unangenehmen Wartesituationen Ihr Verhalten, zum Beispiel im Stau, im Wartezimmer beim Arzt, beim Anstehen an einer Kasse.
- Fragen Sie sich: Wie überbrücke ich meine Zeit? Greife ich zum Handy? Ich lege mein Handy weg. Ich greife nach einer Zeitschrift und wähle gezielt einen bestimmten Artikel, der mich interessiert, und lese ihn.
- Wenn ich das Handy nehme, dann nur zum Musikhören, sofern Kopfhörer verfügbar sind. Ich wähle einen ruhigen Song und höre diesen bewusst, achte auf das Tempo der Musik, auf hohe Töne, auf die Stimme, die Worte und so weiter.
- Kontrollieren Sie Ihre Körperhaltung. Korrigieren Sie diese: Ich richte mich auf, hebe meinen Kopf, senke die Schultern und atme durch die Nase ein und lang gezogen durch den leicht geöffneten Mund aus. Ich leite mit jedem Atemzug Spannung aus dem Körper ab und bin ruhig und gelassen.
- Gehen Sie mehrmals in der Woche zeitig ins Bett, auch wenn der Abend so angenehm vor sich hindümpelt. Tun Sie dies präventiv für eine höhere Qualität von Fitness am Folgetag. Bewusst festgelegte Schlafzeiten fördern Disziplin und Willenskraft.
- Unterstützen Sie die Umsetzung von Vorhaben durch Sprache. Die Psychologieprofessorin Gabriele Oettingen entwickelte eine Strategie, die Zielerreichung einfacher macht und zu einem

konkreten Commitment führt, indem man sich selbst einer Sache durch Wenn-dann-Abläufe regelrecht verschreibt. Dies verhindert Ausreden und führt zu einer direkteren Umsetzung. Dabei werden Hindernisse beachtet, die einem eine Umsetzung von Vorhaben oft erschweren. Diese werden benannt und sprachlich gezielt durch einen Plan überwunden. Ein Beispiel: Sie wollen nach Ihrem Training gesund essen – mit viel Gemüse und Eiweiß. Dann stellen Sie fest, dass Sie nicht die passenden Zutaten im Haus haben. Die Lösung: Sie sorgen auf einem alltäglichen Weg, zur Arbeit oder nach der Schule, dafür, einkaufen zu gehen. Sie heben das Hindernis – Sie haben kein Gemüse und kein Hühnchen oder Tofu vorrätig – also auf, um am Ende Ihren Willen, gesund zu essen, erfüllen zu können.

Stärken stärken – go for gold!

Vielleicht kennen Sie bereits aus Arbeitssettings oder Monitoring-Feedbacks an Leistungszentren sogenannte Stärken-Schwächen-Analysen. Wir bevorzugen die Methode des Stärken-Stärkens, weil sie wenig Energie kostet. Das bedeutet, dass wir eine Stärke nutzen, um eine Schwäche auszugleichen. Aus unserer Sicht würde es viel Druck aus unangenehmen Trainingseinheiten herausnehmen, wenn Trainer mutig kommunizieren würden, dass das Arbeiten an Schwächen Teil des Trainings ist, dass die Stärken aber das Kapital bleiben und bewusster genutzt werden sollten.

Wenn wir den Fokus zu sehr auf unsere Schwächen legen, bringt uns das ungewollt in Habachtstellung. Nicht selten verkrampfen beispielsweise Fußballer, wenn sie einen Ball mit dem linken Fuß annehmen müssen, obwohl es ihnen enorm schwerfällt, mit dem linken Fuß zu spielen. Dennoch lohnt es sich, es zu versuchen, beim nächsten Mal aber vielleicht doch einen Weg zu finden, den Ball so zu platzieren, dass der Ball mit rechts abgespielt werden kann. Oft ist eine Mischung aus bewusstem und intuitivem Lernen bedeutend erfolgreicher, als sich rigide auf strenges Linksfußtraining zu fokussieren. Der Aufruf »Mut zur Lücke« hilft beim Umgang mit Schwächen sehr. Auch Profis wie zum Beispiel Lionel Messi haben Schwächen, die bleiben, sei es seine Schwierigkeit, Elfmeter zu verwandeln oder sein Kopfballspiel zu verbessern. Es geht hierbei nicht darum, über die Schwächen hinwegzuschauen, sondern darum, den Glauben an die Stärken nicht zu verlieren.

Das Gehirn besitzt leider eine starke Negativitätsverzerrung und es speichert Misserfolge, Kritik und Fehler besonders tief im limbischen System. Dadurch neigen wir dazu, Schwächen überzubewerten und Stärken zu übersehen. Wer sich jedoch bewusst auf Erfolge, Fortschritte und Kompetenzen fokussiert, aktiviert andere neuronale Netzwerke, hier insbesondere im präfrontalen Kortex und im Belohnungssystem, was zur Folge hat, dass Motivation, Lernbereitschaft und Selbstvertrauen steigen. Malen Sie sich hierfür einen ganzen Blumenstrauß, der aus lauter Stärken besteht.

UNG

Blumenwiese meiner Stärken

Es lohnt sich garantiert, Zeit in die folgende Reflexion zu investieren.

1. Malen Sie eine Blumenwiese mit sieben Blumen auf und schreiben Sie intuitiv in jede Blume eine Ihrer Stärken. Wichtig: Nennen Sie nicht nur sportpraktische Stärken, sondern auch Fertigkeiten und Fähigkeiten aus dem Soft-Skill-Bereich, zum Beispiel Humor oder Offenheit. Wir vergessen in herausfordernden Situationen allzu oft, dass unsere Persönlichkeit und unser Mindset Qualitäten freisetzen, die sich am Ende in der Bewegung widerspiegeln. Das bereits mehrfach erwähnte Body-Mind-Konzept greift auch an dieser Stelle wieder. Wenn Sie beim Ausfüllen ins Stocken geraten, erinnern Sie, was Ihnen nahestehende Personen sagen, was Sie gut können.
2. Nehmen Sie dann einen Farbstift und verleihen Sie jeder Stärke in jeder Blume eine Prozentzahl von 100 Prozent, zum Beispiel 90 Prozent oder die vollen 100 Prozent, um zu beschreiben, wie stark ausgeprägt diese Stärke bei Ihnen ist. Die erste Runde drückt den Ist-Wert Ihrer eigens gewählten Stärken aus.
3. Dann wählen Sie einen zweiten Farbstift und schreiben den Wert auf, den Sie sich wünschen, den sogenannten Soll-Wert. Manchmal haben wir aus unserer Sicht von einem Wert zu viel oder zu wenig. Sie erkennen an der Bewertung, wo Bedarf besteht, noch mal genauer hinzuschauen. Dafür können Sie Mentaltrainer oder Sportpsychologen hinzuziehen, wenn Ihnen die Differenz zu groß erscheint.
4. Zum Abschluss wählen Sie drei Ihrer sieben Stärken aus, die Sie mit in die Trainingsvorbereitung und/oder in den Wettkampf mitnehmen möchten. Erinnern Sie diese vor dem Start oder vor dem Spiel. Sie können das Bild vom Stärkenstrauß auch in Ihre Wettkampftasche packen und sich erinnern, dass Sie Ihre Stärken stets dabeihaben. Sie lernen mithilfe dieser Technik auch, dass diese Stärken Sie aufwerten, was wiederum gut für den eigenen Selbstwert ist.

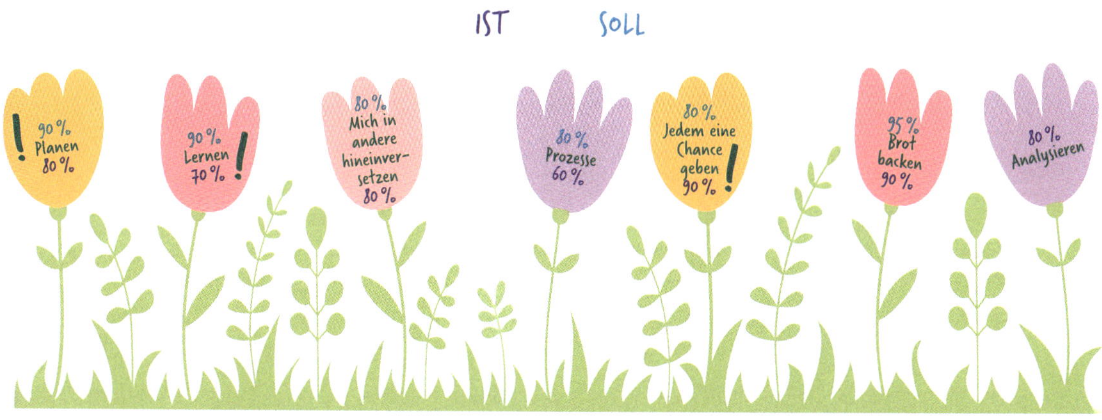
IST
SOLL
90 % Planen 80 %
90 % Lernen 70 %
80 % Mich in andere hineinver-setzen 80 %
80 % Prozesse 60 %
80 % Jedem eine Chance geben 90 %
95 % Brot backen 90 %
80 % Analysieren

Eine Collage zu den eigenen Stärken unterstützt dabei, sich in schwachen Momenten seine Stärken vor Augen zu führen und dadurch Energie zu gewinnen.

Umgang mit Niederlagen

Keine Karriere, weder im Sport, noch im Beruf, geht gradlinig bergauf. Sie ist geprägt von Erfolgen und von Niederlagen. Niederlagen fordern uns heraus, schmerzen, lassen uns zweifeln und nagen an unserem Selbstwert. Gleichzeitig spiegeln sie jedoch, was womöglich fehlt, was die Ursachen sein könnten und wo eigene Grenzen liegen. Manche Trainer benutzen gern den Satz »Siege bestätigen, Niederlagen erklären.« Viele Sportler lernen aus ihren Rückschlägen. Mentales Training unterstützt diese Entwicklung, damit ein Umgang mit selbigen einfacher fällt.

In der Sportpsychologie geht es darum, Athleten zu einem professionellen Selbstverständnis zu führen, ihr Selbstbewusstsein zu stärken, ihnen zu helfen, Niederlagen als natürlichen Bestandteil des Wettkampfs zu akzeptieren, ihre mentale Stärke zu fördern und dabei realistisch zu bleiben. Dennoch sind Niederlagen für die meisten Sportlerinnen und Sportler mit Enttäuschung verbunden. Wie stark sie darauf reagieren, ist individuell unterschiedlich.

In der Regel handelt es sich um eine emotionale Reaktion, die den grundlegenden Basisemotionen zugeordnet werden kann. Je nach Persönlichkeit und bisherigen Erfahrungen zeigen sich über das limbische System Gefühle wie Wut, Trauer oder Angst. Das Spektrum der Reaktionen reicht dabei von wutgesteuerter Kampfbereitschaft und Aggression über angstbedingtes Rückzugsverhalten bis hin zu trauriger Passivität und Selbstzweifeln. Gedanken wie »Wie konnte das nur passieren?« sind typisch. Auch Sätze wie »Ich bin nicht gut genug« oder »Ich darf keine Fehler mache« spiegeln klassische Glaubenssätze in Bezug auf Niederlagen wider. Darauf folgt meist ein innerer Dialog, in dem das eigene Verhalten oder die eigene Person kritisch hinterfragt wird. Solche negativen Selbstgespräche verstärken jedoch das Gefühl des Versagens und führen dazu, dass das Selbstwertgefühl weiter sinkt. Eine negative Gedankenspirale beginnt.

Diese selbstkritischen Gedanken stehen häufig im Zusammenhang mit tief verankerten inneren Glaubenssätzen. Glaubenssätze sind grundlegende Überzeugungen, die wir über uns selbst und unsere Umwelt haben. Sie zeigen, wie wir die Realität wahrnehmen, bewerten und interpretieren. Sie beruhen auf früheren Erfahrungen, Entscheidungen und Erinnerungen, also auf Geschichten, die wir uns immer wieder erzählt haben und die uns ein Gefühl von Sicherheit vermitteln. Verstärkt werden sie durch scheinbar logische Begründungen und Schlussfolgerungen, die ihre Gültigkeit im eigenen Denken festigen. Oft reagieren wir gar nicht unmittelbar auf die Realität, sondern auf das, was wir glauben. So können zwei Athleten dieselbe Situation in einem Handballspiel erleben und trotzdem ganz unterschiedlich darauf reagieren, abhängig von ihren Glaubenssätzen. Ein gepfiffenes Foul mag bei einem Spieler Wut auslösen, bei einem anderen Akzeptanz und Demut.

Folgende Übungen helfen, negativ manifestierte Selbstzweifel aufzulösen und eine ausgeglichene innere Haltung zurückzugewinnen.

Drei zu drei

Wir neigen dazu, nach einer Niederlage nur das zu sehen, was schlecht gelaufen ist. Wir übersehen dabei häufig, dass wir in vielen Fällen sogar mehr Positives als Negatives erlebt und geleistet haben. Daher hat es sich bewährt, jedem Kritikpunkt immer einen positiven Aspekt gegenüberzustellen – und bei drei Punkten aufzuhören. Das schafft ein inneres Gleichgewicht und distanziert uns vom gern praktizierten Schwarzmalen. Das könnte bei einem Ruderer wie folgt aussehen:

- *Die Schlagfrequenz beim Start war zu niedrig.* → *Die Auslage beim Start war gut.*
- *Ich rolle zu schnell an.* → *Ich rolle weich aber kontrolliert.*
- *Die Hände hatten am Anfang eine hohe Spannung.* → *Der Schultergürtel war locker.*

Glaubenssätze umformulieren

Schreiben Sie auf, welche Gedanken Sie nach einem Misserfolg quälen, und »reinigen« Sie Ihre Sprache. Zum Beispiel so:

»Eigentlich bin ich nicht so schlecht. Ich bin zu Beginn eines Spiels immer nur so unkonzentriert. Meine Gedanken schweifen ständig ab.« → *»Ich bin ein guter Tennisspieler, deshalb bin ich im Kader. Ich gehe beim nächsten Mal wach und mit Freude an die Linie und gebe mein Bestes!«*

Indem wir unsere Gedanken aufschreiben, fällt uns auf, welche Qualität die Sätze haben. Sind sie unterstützend, be- oder gar abwertend? Sie können Druck herausnehmen, indem Sie sich selbst wohlwollender und freundlicher begegnen. Darüber hinaus können Sie die Amygdala beim inneren Dialog zur Ruhe bringen, indem Sie aus der Akzeptanz-und-Commitment-Therapie folgende Übung anschließen:

Wenn Sie abends ins Bett gehen, erinnern Sie eine Sache, die Sie am Tag erlebt haben, die positiv war und für die Sie sich im Stillen bedanken möchten. Das kann das freundliche Lächeln des Busfahrers beim Einsteigen auf dem Heimweg gewesen sein. Eine kleine Geste reicht. Lächeln Sie beim Dankeschön. Dann denken Sie über den nächsten Tag und das, was da ansteht, nach und suchen Sie sich eine kleine Sache, auf die Sie sich am Vorabend bereits freuen. Lächeln Sie auch dabei. Sobald wir lächeln und ein schönes Gefühl dabei empfinden, kehrt Ruhe in der Amygdala ein und Zweifeln oder Angst wird Einhalt geboten.

ÜBUNG Misserfolge bewältigen

Um Misserfolge konstruktiv zu verarbeiten, hilft das sportpsychologische Konzept des Dreischritts »Reinigen – Annehmen – Neustart (Reset)«.

1. **Reinigen:** Leiten Sie innere Anspannung über die Atmung ab – mental, emotional und körperlich (siehe die Übung »Spannung ableiten« ab Seite 102). Anschließend können Sie bewusst duschen und sich dabei vorstellen, wie das Wasser die negativen Gefühle symbolisch von Ihnen abwäscht. Beobachten Sie, wie das Wasser im Abfluss verschwindet, und verabschieden Sie sich innerlich von allen Emotionen, die mit dem Misserfolg verbunden sind.
2. **Annehmen:** Notieren Sie anschließend drei Dinge, die Sie geärgert haben oder die nicht gut gelaufen sind. Formulieren Sie je einen Satz über Ihre Enttäuschung und wie Sie sich damit abgefunden und sie schließlich akzeptiert haben. Unterschreiben Sie Ihre Notizen mit Ort, Datum und Namen. Öffnen Sie dann ein Fenster, blicken Sie nach draußen und richten Sie Ihren Blick für ein bis zwei Minuten – oder länger – auf den Horizont. Diese einfache Handlung hilft, Emotionen auf eine rationale Ebene zu bringen und innerlich mit einer Sache abzuschließen.
3. **Neustart (Reset):** Kehren Sie nun gedanklich ins Hier und Jetzt zurück. Wie bei einem Neustart des Computers oder einem neuen Spielzug bei Monopoly beginnen Sie symbolisch wieder bei »Los«. Bleiben Sie innerlich positiv gestimmt und stellen Sie sich drei konkrete nächste Schritte vor. Atmen Sie tief ein und aus, zählen Sie gedanklich von fünf auf null herunter, lächeln Sie – und sagen Sie sich einen motivierenden Satz wie »Ich bin bereit!« oder »Auf geht's!«.

Kurzversion für den Wettkampf

Im Wettkampf kann die Übung verkürzt durchgeführt werden: Reinigen Sie sich nur gedanklich, indem Sie sich die Dusche vorstellen. Nehmen Sie den Fehler an. Menschen dürfen Fehler machen, auch wenn das Umfeld manchmal anderes signalisiert. Fehler gehören zum Sport und zum Leben. Jeder macht Fehler, immer wieder und überall auf der Welt. Danach folgt Ihr mentaler Reset. Entscheidend ist, dass Sie die drei Schritte beibehalten und die ausführliche Variante bereits verinnerlicht haben.

Visualisierung

In der Sportpsychologie bilden Visualisierungstechniken den ursprünglichen Kern des Mentaltrainings. Ihre Wurzeln liegen im Trainieren der Bewegung in der Vorstellung. Doch warum wird dies im Sport überhaupt genutzt?

Das bloße gedankliche Durchspielen einer Bewegung, also nur ihre Vorstellung ohne tatsächliche Ausführung, kann Bewegungsabläufe nachweislich verbessern.[96] Heute gilt zudem als gesichert, dass Mentaltraining während Trainingspausen, etwa infolge von Verletzungen oder auf langen Reisen zu internationalen Wettkämpfen, den Erhalt der Leistungsfähigkeit unterstützt. Diese Erkenntnis ist wissenschaftlich fundiert und wird in der Praxis vielfach erfolgreich genutzt. In den letzten Jahren zeigte sich außerdem, dass Sportlerinnen und Sportler bei Visualisierungsübungen nicht nur die Bewegung selbst, sondern auch die gesamte Umgebung, in der normalerweise trainiert wird, in ihre Vorstellung einbeziehen sollten. Dadurch entsteht ein Zusammenspiel zwischen Körperwahrnehmung und Situationsbewusstsein.

Besonders interessant und grundlegend für das Mentaltraining ist die Tatsache, dass wir unsere inneren Vorstellungen gezielt beeinflussen können. Mithilfe unserer Vorstellungskraft lassen sich Situationen, Handlungen, Emotionen und Bewegungen gedanklich vorwegnehmen, wiederholt abrufen und nachhaltig positiv ausrichten. Wie gesagt, das Gehirn kann Realität nicht von Fiktion unterscheiden. Eine positive Vorstellungsregulation gaukelt dem Gehirn daher vor, die Situation schon mal genau so erlebt zu haben. Wichtig ist, dass positive Vorstellungen auch dann funktionieren, wenn man (noch) nicht hundertprozentig daran glaubt. Im Englischen sagt man: »Fake it, until you make it!« – Tu einfach so, als wäre es bereits real, dann wird es irgendwann zu deiner Realität. Wie schon dargestellt, schafft der Mensch sich seine Realität durch Gedankenkraft und die entsprechenden Filterinstanzen der Wahrnehmung selbst, und der Körper folgt den Gedanken. Im Visualisierungstraining wird diese Vorstellungsregulation durch planvolle Abläufe und wiederholte Übungen systematisiert. Dadurch lassen sich einerseits sportliche Leistungen gezielt verbessern, andererseits werden Lernprozesse angestoßen, die zur Optimierung von Bewegungen beitragen.

Um Bewegungsabläufe und sportpraktische Interaktionen mental trainieren zu können, benötigen Sportlerinnen und Sportler daher die Fähigkeit zur bewussten Vorstellungsregulation. Diese Fähigkeit hat jedoch auch eine Kehrseite: Negative Vorstellungen können zu emotionalen und physischen Hemmnissen werden, sodass Befürchtungen, Angst vor Misserfolg, Überforderung oder Passivität Sportler daran hindern, ihre Leistungen abzurufen. Es ist wichtig, dass Trainer diesen Zusammenhang kennen und dieses Wissen an Athleten weitergeben.

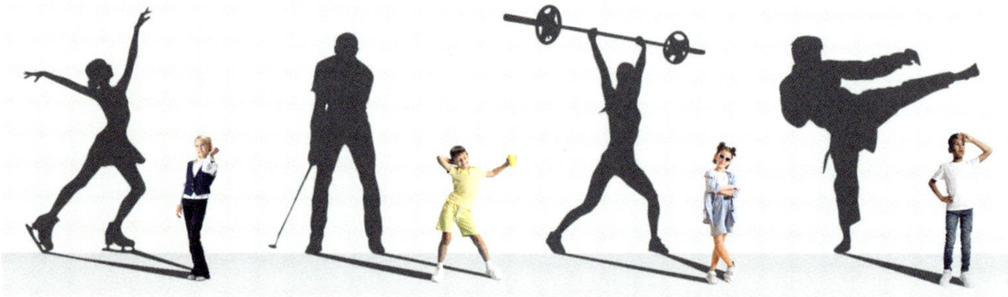

Unsere Vorstellungskraft ist die Schlüsselressource, auf die wir im Gehirn zurückgreifen, um das passende Mindset aufbauen zu können.

Die meisten Athleten kommen wegen negativer Vorstellungsszenarien ins Mentaltraining. Endloses Grübeln hat sich bei unseren Klienten oft derart verstärkt, dass die Sportler zunehmend an sich und ihrer Leistungsfähigkeit zweifeln, Versagensängste entwickeln und nicht mehr glauben, dass das Drehbuch im Kopf positiv umgeschrieben werden kann. Hier findet ein klassisches Priming statt: Die Energie folgt der Aufmerksamkeit. Das heißt, je häufiger man sich etwas vorstellt, umso intensiver werden die entsprechenden Nervenbahnen genutzt und umso breiter werden die Datenautobahnen im Körper. Außerdem fanden Forscher heraus, dass es uns leichter fällt, uns Dinge vorzustellen, wenn wir entspannt sind. Daher empfiehlt es sich auch als Athlet, Entspannungstechniken zu erlernen, damit zuerst Spannung abgeleitet wird, um besser visualisieren zu können.

Das Trainieren der Bewegung in der Vorstellung

Sportlerinnen und Sportler können sich Bewegungen umso präziser vorstellen, wenn sie dabei auch die jeweilige Umgebung gedanklich miteinbeziehen. Deshalb ist es sinnvoll, die reine Bewegungsvorstellung zu einem umfassenden Gesamtszenario zu erweitern, ähnlich einem inneren Film mit passendem Bühnenbild. Auf diese Weise werden Situationen und Handlungsabläufe in ihrer natürlichen Abfolge erinnert, was das Erreichen des sportlichen Ziels erleichtert.

Neurobiologisch betrachtet wirken Bewegungsvorstellungen wie eine Art Trockenübung: Sie bereiten das Gehirn auf bevorstehende Bewegungen sowohl körperlich als auch mental und emotional vor. Dabei planen und initiieren die beiden Bereiche des sekundären motorischen Kortex im Frontalhirn, das prämotorische und das supplementär-motorische Areal die Bewegung, während der primäre Motorkortex die eigentliche Ausführung steuert. Letzterer besitzt direkten Zugriff auf die Motoneuronen im Rückenmark, die wiederum die Muskelaktivität auslösen.[97]

Ein zentraler Begriff im Zusammenhang mit Bewegungsvorstellungen ist die Ideomotorik, auch bekannt als Carpenter-Effekt. Sie beschreibt minimale, oft unbewusste Muskelaktivierungen, die allein durch die Vorstellung einer Bewegung ausgelöst werden. Diese Mikrobewegungen entsprechen den neuronalen Impulsmustern der tatsächlichen Bewegung. Durch interne Rückkopplungsmechanismen wird die vorgestellte Handlung mental gefestigt. Diese wissenschaftlich belegte psychomotorische Gesetzmäßigkeit bildet die Grundlage des ideomotorischen Trainings, das im Sportmentaltraining gezielt Anwendung findet.

Bei Verletzungen hat es sich übrigens als hilfreich erwiesen, mit anatomischen Abbildungen des betroffenen Körperbereichs zu arbeiten. Das Vorstellen einer Bewegung fällt dem Sportler leichter, wenn er genau weiß, wie beispielsweise das Schultergelenk aufgebaut ist und welche Körperstrukturen an einer Rotation beteiligt sind. Dieses Wissen über die anatomischen Zusammenhänge, kombiniert mit dem eigenen Bewegungsgefühl – etwa bei der Drehung der Schulter während eines Handballwurfs aufs Tor –, erleichtert dem Gehirn die koordinative Umsetzung der Bewegung. Besonders nützlich sind dabei dreidimensionale anatomische Darstellungen, wie sie in modernen Anatomie-Apps verfügbar sind.

Bei Angst vor Wettkämpfen bitten wir Athletinnen und Athleten, sich eine Wettkampfsituation vorzustellen, die nicht nur körperlich mit Erfolg verknüpft ist, sondern auch emotional positiv erlebt wird. Aus diesem Grund hat es sich bewährt, Mentaltraining in einer Umgebung durchzuführen, die der typischen Trainings- oder Wettkampfsituation der Sportlerin oder des Sportlers entspricht, einschließlich der gewohnten Sportbekleidung. Sinnesreize wie charakteristische Geräusche oder Gerüche können die Wirkung der mentalen Vorstellung zusätzlich verstärken und dienen dabei als äußere Anker. Auch Musik kann als unterstützendes Element eingesetzt werden. Vorstellungen, in die möglichst viele Sinne einbezogen werden, entfalten den größten Effekt, da dabei mehrere Hirnareale gleichzeitig aktiviert werden.

Angst personifizieren

Zusätzlich hilft es, die Angst vor einem Wettkampf in der Vorstellung zu einer Person werden zu lassen. Personifizieren Sie die Angst, geben Sie ihr eine Gestalt und nehmen Sie sie in Ihr Trainingsteam auf. Schließlich ist sie ein Teil von Ihnen. Zudem zeigt sie sich ja immer aus gutem Grund. Sie hat eine Signalfunktion und hilft uns, in Bewegung zu kommen. Die evolutionäre Mobilisierungsfähigkeit, die erst durch Angst möglich wird, können wir lernen anzunehmen und umzuwandeln in positive Energie, Fokus und Willenskraft –und zwar rechtzeitig, bevor sie sich in eine Blockade verwandelt. Der Film, der vor Ihrem inneren Auge abläuft, könnte wie folgt aussehen:

1. Schließen Sie die Augen und erinnern Sie das Gefühl, wie sich die Angst anschleicht und sich groß und breit vor Sie stellt und Sie angrinst. Wie sieht sie aus? Geben Sie ihr ein Gesicht und lassen Sie sie zu einem ihrer Teamplayer werden. Sie gehört zu Ihnen. Sie interpretieren die Wertigkeit der Angst nur um.
2. Begrüßen Sie die Angst, etwa wie folgt: »Hallo, Angst! Ich wusste, dass du kommst! Ich freue mich, dass du dabei bist. Ich verstehe, warum du dich zeigst. Ich habe ge-

übt und bin vorbereitet und kann dir jetzt schon sagen, dass du nicht lange bleiben musst. Ich weiß, was ich jetzt zu tun habe. Du kannst gern noch in der Nähe bleiben, aber dann auch wieder gehen. Ich freue mich, dass du da warst, und wir sehen uns nächstes Mal wieder!« Indem die Angst personifiziert wird und wir in den Dialog mit ihr gehen, bauen wir eine Art Beziehung auf, und zwar eine Beziehung auf Augenhöhe. Wir entthronen die Angst, die vorher süffisant lächelte, von oben auf uns herabschaute und über uns herrschte. Wir suchen das Gespräch mit ihr und bieten ihr eine Lösung an, wir nehmen sie wahr, sehen sie und begegnen ihr mit Respekt und Klarheit. Das beendet die Kampfhaltung, die viel Energie kostet, egal ob wir immer wieder gegen sie ankämpfen oder vor ihr fliehen.

3. Im Anschluss daran halten Sie weiterhin die Augen geschlossen und stellen sich vor, wie Sie trainieren. Erinnern Sie einen positiv besetzten Wettkampf. Setzen Sie gern verschiedene Sinneswahrnehmungen ein. Stellen Sie sich vor, wie die Umgebung aussah, wo der Wettkampf stattgefunden hat, wie das Essen roch und welcher Geschmack am präsentesten war. Wie roch das Zimmer, wie die Sportstätte, welcher Mitarbeiter vor Ort hat einen positiven Eindruck bei Ihnen hinterlassen, welche Geräusche sind Ihnen positiv in Erinnerung geblieben? Wie sahen Sie aus? Was hatten Sie am Wettkampftag an? Wie haben Sie sich gefühlt? Dabei müssen Sie nicht unbedingt gut abgeschnitten haben. Manchmal gibt es Wettkämpfe, bei denen einfach alles stimmte und Sie über sich hinausgewachsen sind. Es ist wichtig, dass Sie sich an gute Gefühle erinnern.
4. Dann begeben Sie sich in eine für Sie typische Körperhaltung als Ausgangsposition für eine Folgebewegung. Setzen Sie sich anschließend gedanklich in Bewegung und führen Sie eine typische Bewegung Ihrer Sportart durch. Machen Sie das, wie gesagt, mit allen fünf Sinnen. Fühlen Sie in sich rein und spüren Sie das gute Gefühl, in Bewegung zu sein.
5. Wenn Sie fertig sind, öffnen Sie wieder die Augen und lächeln.

Bildertechnik

Eine der erfolgreichsten Techniken im Mentaltraining ist die Bildertechnik. Dabei nutzen wir Bilder, um unsere Vorstellungskraft aktiv werden zu lassen und bekannte Abläufe zu unterstützen, was sie auch in der physischen Umsetzung leichter macht. Wir können dadurch Energie freisetzen, Gefühle regulieren, Atmung steuern und negative Gedanken auflösen. Die Zusammenarbeit von Gedanken, Gefühlen und Körperbewegung wird erleichtert. Blockaden werden aufgelöst und sportartenspezifische Bewegungsabläufe besser abrufbar. Die Bildertechnik eignet sich besonders gut auch für den Sport, weil das Gehirn schnelle Bildinformationen gut verarbeiten kann.

Ruhebild

Bei Angst hat sich ein Ruhebild bewährt, das orts- und zeitunabhängig unkompliziert vor der Leistungserbringung abgerufen werden kann. Aus der Wissenschaft wissen wir, dass sich sowohl die Atem- als auch die Herzfrequenz dadurch senken. Ruhe kehrt ein. Und dem Körper folgt der Geist.

Stellen Sie sich einen Ort vor, der bei Ihnen ein Gefühl von Wohlbefinden und Ruhe hervorruft. Dann überlegen Sie, wie Sie sich selbst an diesem Ort sehen. Vielleicht sitzen Sie in Ihrem Lieblingssessel am Fenster zum Garten hin mit einer Tasse Tee in der Hand. Oder aber Sie liegen in Ihrem Zimmer im Bett und hören Ihre Lieblingsmusik. Oder Sie visualisieren einen Menschen neben sich, der für Sie Ruhe ausstrahlt. Lächeln Sie bei dieser Vorstellung, atmen Sie tief ein und wieder aus und sagen Sie sich im Stillen: »Ich bin ganz ruhig und ganz entspannt!«

Leichtigkeit statt Druck

Bei Druckgefühlen hat es sich bewährt, mit einem Gegenbild zum Druck zu arbeiten. Was könnte das für Sie sein? Als Beispiel möchten wir eine reine, weiße Vogelfeder vorschlagen, die durch eine leichte, warme Brise in der Luft nach oben steigt und getragen wird von diesem angenehmen Luftzug. Wichtig ist, dass Sie Ihr eigenes Bild dafür finden. Und bei der Wahl gibt es kein Richtig oder Falsch. Das Bild, das Ihnen spontan in den Sinn kommt, passt zu Ihrer jeweiligen Situation. Das Gehirn sorgt dabei automatisch für das »richtige« Bild, das zu uns passt. Atmen Sie auch hier entspannt ein und lang gezogen aus. Sagen Sie bei der Einatmung »weit«, bei der Ausatmung »leicht«. Sie verändern mit dieser Übung Ihre Wahrnehmung: weg vom Gefühl von Schwere im Körper und Überforderung im Kopf hin zu Weite und Leichtigkeit. Kehren Sie dann in den Wettkampfablauf zurück.

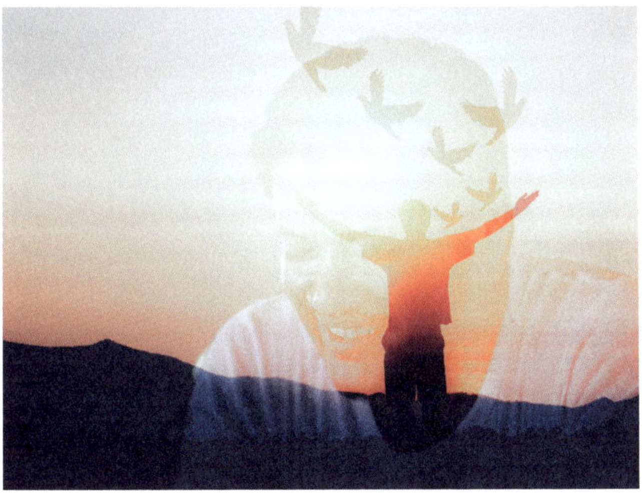

Auch dieses Motiv kann ein gutes Gegenbild zu Druck sein. Es geht um die Visualisierung und das Gefühl von »leicht, frei und weit«.

HYPNOSE – ZUGANG ZU UNBEWUSSTEN PROZESSEN

Hypnose ist keine Showtechnik, sondern ein wissenschaftlich belegtes Verfahren, das aufgrund einer nach innen gerichteten fokussierten Aufmerksamkeit einen veränderten Bewusstseinszustand erzeugt, die sogenannte Trance. Dabei werden die Wahrnehmung äußerer Reize und die Aktivität des kritischen Verstands reduziert, wodurch der Zugang zu inneren Bildern, Gefühlen und Körperprozessen erleichtert wird. In diesem Zustand reagiert das Gehirn stärker auf Suggestionen, also gezielte Anregungen, die Wahrnehmung, Emotion und Verhalten beeinflussen können. Neurobiologisch zeigt sich dabei eine verminderte Aktivität im präfrontalen Kortex sowie eine verstärkte Kopplung zwischen limbischem System, Thalamus und sensorischen Arealen. Dadurch entstehen alternative Realitäten, die tief auf emotionaler und körperlicher Ebene wirksam sind.

Im Sport wird Hypnose gezielt eingesetzt, um:

- Verhaltensänderungen anzubahnen,
- störende Wahrnehmungen (zum Beispiel Schmerz, Angst) zu reduzieren,
- Ressourcen zu aktivieren,
- emotionale Bewertungen zu korrigieren und
- Regeneration und Heilungsprozesse zu fördern.

Hypnose ist also ein neurophysiologisch belegtes Verfahren, das hilft, Kontrolle über innere Prozesse zu gewinnen, und sollte somit ein kraftvolles Werkzeug im Baukasten des Mentaltrainings sein. Es empfiehlt sich, erfahrene, anerkannte Hypnotherapeuten aufzusuchen (vergleichen Sie zum Beispiel Siegel von anerkannten Berufsverbänden). Mittlerweile gibt es auch spezielle Sport-Hypnotherapeuten.

ÜBUNG Energie tanken

Angst und Druck sind Stressoren, die uns sehr viel Energie abverlangen. Unser Akku leert sich durch Angst und Druckgefühle. Deshalb bietet es sich an, über die eigene Vorstellungskraft einen Energiespeicher zu schaffen, den man wiederholt in Angst- und Drucksituationen anzapfen kann. Am besten legt man den Speicher in der Bauchregion an. Vielleicht wählen Sie das Bild einer Schatztruhe oder eines Tresors für Ihren Energiespeicher. Gefüllt wird der Speicher beim Trinken. Stellen Sie sich vor, dass das nächste Getränk mit Energie angereichert ist. Vielleicht mögen Sie sogar einen isotonischen Energydrink dabei trinken. Jeder Schluck sorgt dafür, dass die Energie direkt in Ihrem Tresor im Bauch ankommt. Vor dem Start eines Trainings, eines Wettkampfs oder der Performance legen Sie dann eine Hand auf den Bauch und stellen sich vor, dass jeder Atemzug Zugang zum Tresor bekommt und Ihr Körper bis in die letzte Zelle mit dieser Energie angereichert wird. Wenn Sie sich das angewöhnen, lernt das Gehirn, sich in Angstsituationen zu mobilisieren und die Energie zu spüren. Blockaden werden dadurch unwahrscheinlicher und Sie stärken damit Ihre Selbstwirksamkeit.

UNG

Drehbuchtechnik

Sinnvoll ist es auch, ergänzend zur Bewegungsvorstellung, ein Drehbuch für bestimmte angstbesetzte Schlüsselstellen zu schreiben, zum Beispiel für den Start in trübem Wasser bei Triathleten oder für den Anlauf eines Leichtathleten beim Stabhochsprung. Wählen Sie dazu gezielt bestimmte Schlüsselmomente innerhalb des Bewegungsablaufs aus. Diese sogenannten Knotenpunkte können Sie entweder sprachlich mit Schlagwörtern oder symbolisch durch Markierungen und Zeichnungen kennzeichnen. Spielen Sie Ihr selbst erstelltes Bewegungsdrehbuch anschließend immer wieder Schritt für Schritt im Kopf durch, idealerweise fließend und in Echtzeit, passend zur tatsächlichen sportlichen Bewegung. Auf diese Weise entsteht im Gehirn ein klares Bild des optimalen Bewegungsablaufs, was die spätere Ausführung in der Praxis erleichtert und präziser macht. Bevor die Bewegung eingeleitet wird, ergänzen Athleten gern auch eine ritualisierte Bewegung als sogenannten Anker. Der Anker hilft in der angespannten Phase der Leistungserbringung, das Bild der Bewegung in die eigentliche Bewegung einzuleiten und alle erlernten Ressourcen dafür als Startsignal freizusetzen. Beim erwähnten Anlauf eines Stabhochspringers wäre dies zum Beispiel die ausgeprägte sogenannte Klavierfinger-Bewegung am Stabgriff, oder bei Schwimmern das Abreiben des Startblocks mit nassen Händen. Die Aufmerksamkeit wird hierbei nach außen gerichtet, wie bei der Erdungsübung aus der metakognitiven Therapie. Angstbesetztes Gedankenkreisen kann dadurch verringert werden.

UNG

Mein Auftritt

Schauspieler bezeichnen ihren Auftritt auf der Bühne auch als Performance. Als Athlet hilft es, sich seiner Rolle im eigenen »Spiel« bewusst zu sein und eine Identität für die eigentliche Rolle zu schaffen, wahrzunehmen und sie auszufüllen. Der Weg aus der Umkleide oder Kabine zum Austragungsort und am Ende wieder zurück in die Umkleide gilt als ein Auftrittszyklus. Sportler schlüpfen dabei in ihre Rolle als Sportler: sei es eine Fechterin, ein Biathlet oder ein Basketballer.

Stellen Sie sich vor, Sie ziehen sich in der Kabine um, schlüpfen in Ihr Trikot, in Ihre sportartentypische Bekleidung, wie ein Schauspieler ins Kostüm. Von dem Zeitpunkt an sollten Sie nur in Ihrer Rolle sein. Nichts anderes zählt. Die anderen sozialen Rollen – wie ein Sohn sein, eine Freundin, ein Student – haben in der Performance nichts zu suchen. Fokussieren Sie sich auf den zeitlich begrenzten Auftritt, betreten Sie das Spielfeld oder die Bahn wie eine Bühne und performen Sie als Sportler! Sobald Sie die Bühne betreten, haben Sie Spaß. Erinnern Sie sich, warum Sie Ihren Sport so mögen. Und los geht's!

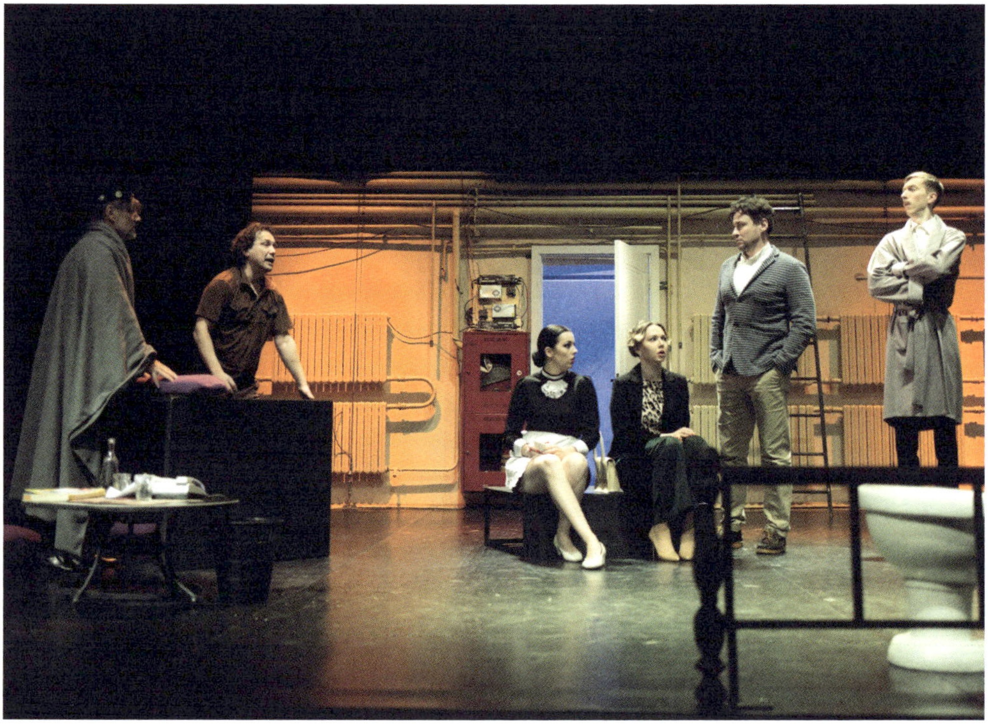

Ähnlich wie Schauspieler können auch Athleten für ihren »Auftritt« mit dem Anziehen des Trikots gezielt in ihre jeweilige Sportlerrolle schlüpfen und performen.

Die Performance dauert von zehn Sekunden beim Sprint bis hin zu 90 Minuten im Fußball oder mehrere Stunden beim Ironman. In diesem Zeitfenster wird die gesamte Aufmerksamkeit in die Rolle als Sportler gelegt. Sie sind in dieser Zeit nicht der Sohn von ihren Eltern oder die Partnerin Ihres Lebensgefährten oder der Freund von wem auch immer, Sie sind nur in Ihrer Rolle in der Performance. Sätze wie »Ich bin bereit!«, »Es kann losgehen!«, »Ich habe hart trainiert, ich bin vorbereitet!« helfen, mit Energie in die Leistungserbringung hineinzugehen.

Mentale Resilienz stärken

Mentale Resilienz beschreibt die Fähigkeit, trotz Druck, Rückschlägen oder Überforderung in Balance zu bleiben. Sie kann als eine Art psychische Elastizität verstanden werden, sich an Belastungen anzupassen, ohne daran zu zerbrechen. Die gute Nachricht ist, dass es sich dabei nicht um ein angeborenes Talent handelt, sondern dass sie trainierbar ist. Neurobiologisch bedeutet Resilienz eine stabile Balance zwischen Aktivierung (Amygdala, Stresssystem) und Regulation (präfrontaler Kortex, Vagusaktivität). Ziel ist es, die neuronalen Netzwerke, die für Selbstregulation, Emotionssteuerung und positives Erleben zuständig sind, regelmäßig zu aktivieren und wie Muskeln zu stärken.

Kognitive Neubewertung – Reappraisal

Reappraisal ist eine Technik, mit der belastende Gedanken und Bewertungen bewusst neu interpretiert werden. Statt in automatischen Katastrophenszenarien hängen zu bleiben, lernen Athletinnen und Athleten, Situationen anders zu bewerten. Dabei werden Situationen nicht verharmlost, sondern sinnvoll umgedeutet. Neurobiologisch aktiviert diese Neubewertung den präfrontalen Kortex, der hemmend auf die Amygdala wirkt. Dadurch sinkt die emotionale Erregung und ein neuer Handlungsspielraum entsteht.

Reappraisal ist eine wirksame, evidenzbasierte Technik zur Emotionsregulation. Bei starken, wiederkehrenden Angst- oder Panikattacken wirkt Reappraisal unterstützend, ist jedoch kein Ersatz für spezialisierte psychotherapeutische Maßnahmen. Bei anhaltender Beeinträchtigung ist es wichtig, professionelle, therapeutische Hilfe in Anspruch zu nehmen. Gehen Sie dabei wie folgt vor.

1. Wählen Sie eine konkrete, kürzlich erlebte sportliche Situation, bei der Sie sich immer noch angespannt fühlen, wenn Sie daran denken, zum Beispiel »Startblock beim Finale«, »Fehler im letzten Satz«, »Publikumslärm«.
2. Setzen oder legen Sie sich hin. Sorgen Sie für eine ruhige Umgebung und schließen Sie die Augen, damit Sie noch besser in diese Situation hineinspüren können.
3. Atmen Sie sechs tiefe, langsame Atemzüge, um den Körper leicht zu beruhigen und die Aufmerksamkeit ins Hier und Jetzt zu bringen.

Benennen Sie die Situation. Formulieren Sie in einem Satz, was genau passiert ist und welcher Gedanke und/oder welches Gefühl Sie belastet, zum Beispiel: »Beim Aufruf zum Finale dachte ich: ›Wenn ich schlecht spiele, schäme ich mich. Ich fühlte Enge im Brustkorb.‹«

1. Beobachten Sie Ihre Gefühle, ohne sie zu bewerten. Nehmen Sie wahr: Wo spüre ich das Gefühl? Wie ist die Atmung? Welche Körperempfindung ist präsent? Benennen Sie kurz: »Da ist Angst. Mein Herz schlägt schneller. « Bitte beobachten Sie nur, nicht be- oder abwerten.
2. Erkennen Sie automatische Bewertungen. Notieren oder sprechen Sie laut den automatischen Gedanken aus: Was sagt mein Kopf spontan? Das könnte zum Beispiel sein: »Ich darf keinen Fehler machen« oder »Die anderen denken schlecht von mir«. Diese Gedanken sind nicht die Wahrheit, sie sind reine Annahmen!
3. Formulieren Sie drei plausible alternative Bewertungen. Sie sollten gleichzeitig realistisch und handlungsförderlich sein, nennen Sie keine leeren Floskeln. Jede Alternative sollte kurz und glaubwürdig sein. Ihre alternativen Bewertungen könnten zum Beispiel so lauten:
   - »Ich wachse an dieser Herausforderung.«
   - »Druck bedeutet, dass mir etwas wichtig ist, und das kann mir Energie geben.«
   - »Mein Körper hat das geübt und ich kann die Technik perfekt abrufen.«

Die Formulierungen sollten also plausibel sein, klar formuliert, im Präsens und in der Ich-Form.

1. Verbinden Sie jede Neubewertung mit einem körperlichen Anker: zum Beispiel mit einem tiefen Atemzug, einer bewusst entspannten Kiefermuskulatur, mit einem langsamen Schulterkreisen. So verknüpfen Sie kognitive Bewertungen mit der physiologischen Regulation.
2. Proben Sie die zukünftige Szene kurz. Stellen Sie sich die Situation noch einmal vor, diesmal mit der neuen Bewertung. Nutzen Sie dabei den Körperanker. Spüren Sie, wie sich Atmung, Haltung oder Zuversicht ändern. Wiederholen Sie die letzten beiden Schritte des kurzen Visualisierens und Anker-Setzens mehrmals, um die Verknüpfung zu stärken.
3. Schaffen Sie den Transfer in den Alltag. Notieren Sie sich die drei Bewertungen auf einer Karte oder im Handy. Vor Wettkämpfen oder belastenden Situationen können Sie diese bewusst durchlesen, atmen und Ihren Anker aktivieren.

Selbstmitgefühl – Freundschaft mit sich selbst

Viele Athletinnen und Athleten sind darin trainiert, mit Härte, Ehrgeiz und Kontrolle auf Rückschläge zu reagieren. Einigen gelingt dies leider nur bedingt. Viele fallen dabei in negative Gedankenschleifen. Wenn wir uns ständig mit Kritik, Druck und inneren Vorwürfen füttern, verankern wir genau diese Muster tief im neuronalen System.

In solchen Fällen können wir in die Trickkiste greifen. Wenn wir uns nämlich im Gedankenkarussell selbst mit Freundlichkeit begegnen, wird der Vagusnerv aktiviert. Gleichzeitig wird die Aktivität in der Amygdala reduziert, während der präfrontale Kortex und der anteriore cinguläre Kortex, der bei Selbstkritik stark reagiert, stärker eingebunden werden.[98] Zusätzlich wird Oxytocin freigesetzt, das für das Gefühl von Verbundenheit und Sicherheit sorgt.[99] Studien haben gezeigt, dass Selbstmitgefühl langfristig die Herzfrequenzvariabilität verbessern kann und die Amygdala-Reaktivität verringert.[100] Dadurch kann sich die Belastungstoleranz in sportlichen Stresssituationen erhöhen.

JNG

Selbstmitgefühl entwickeln

Selbstmitgefühl ist damit ein neurobiologisch wirksamer Regenerationsprozess, der das emotionale Gleichgewicht stabilisiert. Sie können das mit einem verlässlichen Coach im eigenen Inneren vergleichen, der sagt: »Ich sehe dich. Du gibst dein Bestes. Mach weiter.« Gehen Sie wie folgt vor:

1. **Beruhigen Sie den Körper:** Legen Sie eine oder beide Hände auf Ihr Herz oder auf die Brustmitte. Spüren Sie die Wärme und den Druck der Hand. Atmen Sie ruhig ein und aus und sagen Sie sich still: »Ich bin hier. Ich atme. Ich lebe.« Bleiben Sie 30 bis 60 Sekunden bei dieser Berührung. Der Körper reagiert auf diesen Reiz wie auf eine reale soziale Geste, ähnlich wie wenn Sie jemand tröstend berührt.
2. **Benennen Sie das Gefühl:** Erkennen Sie, was Sie gerade empfinden. Benennen Sie es und bewerten Sie es nicht. Sagen Sie zu sich innerlich: »Das ist Stress«, »Das ist Angst«, »Das ist Enttäuschung«. Dies aktiviert den präfrontalen Kortex, der emotionale Signale ordnet, mit der Folge, dass Sie etwas Distanz zu Ihrem eigenen Gefühl gewinnen und das Gefühl Sie nicht überwältigt.
3. **Sprechen Sie sich selbst an wie einen Freund:** Sprechen Sie innerlich zu sich, als würden Sie zu einem guten Freund oder Teamkollegen sprechen. Verwenden Sie dabei einfache warme Worte, zum Beispiel:
   - »Das war schwierig, aber du gibst dein Bestes.«
   - »Es ist okay, dass du dich gerade so fühlst.«
   - »Du darfst Fehler machen und trotzdem wachsen.«
   - »Ich bin für mich da.«

   Es geht hier nicht um positive Affirmationen, sondern um ehrliche Fürsorge. Diese Ansprache aktiviert das Belohnungs- und Bindungssystem im Gehirn.
4. **Verankern Sie das Gefühl mit dem Atem:** Atmen Sie ruhig ein und stellen Sie sich dabei vor, dass Sie Mitgefühl in Ihr Herz einatmen. Beim Ausatmen stellen Sie sich vor, dass Sie Anspannung oder Selbstvorwürfe loslassen. Atmen Sie 5 bis 10 Atemzüge mit dieser Vorstellung. Falls Ihre Gedanken abschweifen, führen Sie sie sanft zur Atmung und zur Berührung zurück.
5. **Formulieren Sie eine neue Haltung:** Wenn sich etwas mehr Ruhe einstellt, formulieren Sie innerlich eine Absicht für den weiteren Tag oder den nächsten Wettkampf:
   - »Ich darf freundlich mit mir sein und das stärkt mich.«
   - »Ich gehe mit Klarheit und Ruhe in die nächste Herausforderung.«
   - »Ich kann lernen, auch wenn es heute schwer war.«

   Diese bewusste innere Haltung stärkt neuronale Verbindungen zwischen dem präfrontalen Kortex und dem limbischen System und Ihr Körper lernt, Sicherheit selbst zu erzeugen.

Üben Sie fünf bis zehn Minuten täglich sowie situativ nach schwierigen Momenten im Training oder Wettkampf.

Hinweis: Sie können diese Übung auch gut mit einem Dankbarkeits-Tagesabschlussritual kombinieren. Setzen Sie sich dafür jeden Abend drei Minuten hin, legen Sie die Hand aufs Herz, und fragen Sie sich: »Was habe ich heute gut gemacht?« oder »Wofür bin ich mir dankbar?« Diese Praxis verschiebt mit etwas Übung die Aufmerksamkeit von Defiziten weg hin zu Entwicklungspotenzial, einem zentralen Baustein mentaler Resilienz.

ÜBUNG Den inneren Kritiker verstehen und verwandeln

Viele Sportlerinnen und Sportler kennen den inneren Kritiker gut, die innere Stimme, die unermüdlich kommentiert, bewertet und kritisiert: »Das war schlecht!«, »Andere sind besser!«, »Reiß dich endlich zusammen!«. Dieser innere Kritiker kann einerseits motivieren, denn er will, dass wir uns verbessern und unser Potenzial ausschöpfen. Doch wenn er übermächtig wird, erzeugt er Stress, Selbstzweifel und Versagensangst.

Aus neurobiologischer Sicht handelt es sich beim inneren Kritiker nicht um eine »böse Stimme«, sondern um ein Schutzprogramm des Gehirns. Wenn der innere Kritiker aktiviert wird, steigen Cortisol- und Adrenalinspiegel, während der präfrontale Kortex abgeschwächt arbeitet.[101] Der Körper reagiert darauf, als stünde real eine Gefahr bevor. Dieser Mechanismus stammt aus frühen Entwicklungsphasen des Menschen, in denen Kritik, Zurückweisung oder Versagen einst die Zugehörigkeit zur Gruppe, also das Überleben, bedrohten. Das Ziel im Mentaltraining ist dabei nicht, den inneren Kritiker zum Schweigen zu bringen, sondern ihn neu zu positionieren. Der destruktive Antreiber bekommt sozusagen eine Beförderung zum kompetenten Coach.

1. **Wahrnehmen:** Schließen Sie die Augen und erinnern Sie sich an eine Situation, in der Sie sich selbst stark kritisiert haben, wie etwa nach einem Fehler oder einer Niederlage. Lassen Sie die Gedanken kurz auftauchen und beobachten Sie sie, ohne sie zu stoppen. Fragen Sie sich:
   - »Wie spricht mein innerer Kritiker zu mir?«
   - »Welche Worte benutzt er?«
   - »Wie klingt seine Stimme? Ist sie laut, hart, spöttisch oder anders? Erinnert sie mich an jemanden?«

   Notieren Sie die typischen Sätze, die Sie von ihm hören.
2. **Den Kritiker kennenlernen:** Nun richten Sie sich innerlich an diesen Kritiker:
   - »Ich weiß, du willst, dass ich erfolgreich bin.«
   - »Du versuchst, mich zu schützen, indem du mich antreibst.«

   Erkennen Sie an, dass der Kritiker eine Funktion hat, er will Kontrolle, Schutz und Leistungssicherung erreichen. Oft entsteht diese innere Stimme aus früheren Erfahrungen mit Bewertung, Strenge oder Erwartungsdruck. Machen Sie einen inneren Perspektivwechsel von »Angriff« zu »Verstehen«.

3. **Distanz schaffen – der innere Dialog:** Stellen Sie sich vor, Ihr Kritiker sitzt Ihnen gegenüber. Lassen Sie sich überraschen, wie er sich präsentiert. Vielleicht ist er eine Person, vielleicht ein Symbol. Sie können ihn auch gern malen oder basteln.
   Beginnen Sie einen kurzen inneren Dialog mit ihm:
   - Sie: »Ich weiß, du meinst es gut. Aber die Art, wie du mit mir sprichst, hilft mir nicht, besser zu werden.«
   - Kritiker: »Ich will nur verhindern, dass du versagst.«
   - Sie: »Danke. Aber ich brauche jetzt Unterstützung, keine Angst.«

   Bleiben Sie bei dieser Haltung. Sie führen das Gespräch, nicht er.
4. **Den Kritiker verwandeln:** Fragen Sie sich:
   - »Wie würde diese Stimme klingen, wenn sie unterstützend wäre?«
   - »Was würde ein guter Coach sagen?«

   Formulieren Sie neue Sätze:
   Innerer Kritiker
   - »Du bist zu langsam!«
   - »Das war typisch – schon wieder ein Fehler!«
   - »Du bist nicht gut genug!«

   Innerer Coach
   - »Du kannst das Tempo steigern, atme ruhig und konzentriere dich.«
   - »Das war knapp. Jetzt weißt du, worauf du achten musst.«
   - »Du lernst gerade – und Fortschritt braucht Zeit.«

   Die Umwandlung soll authentisch klingen. Reden Sie nichts schön, sondern führen Sie einen realistischen, wohlwollenden Selbstdialog.
5. **Körperliche Verankerung:** Legen Sie eine Hand auf Ihr Herz oder Ihre Brust und atmen Sie ruhig ein und aus. Sagen Sie sich innerlich:
   - »Ich darf lernen, ohne mich zu verurteilen.«
   - »Ich bin mein eigener Coach, nicht mein Feind.«

   Diese körperliche Geste stimuliert über die Aktivierung des Vagusnervs Sicherheit und Mitgefühl – das Gegengewicht zum inneren Drucksystem, wie Sie schon in der Übung zum Selbstmitgefühl (Seite 139) gelernt haben.
6. **Integration in den Sportkontext:** Reflektieren Sie Ihre Arbeit nach dem Training oder Wettkampf:
   - Reflexion: »Was habe ich gut gemacht? Was habe ich gelernt?«
   - Reframing: Ersetzen Sie Selbstvorwürfe durch Lernfragen: »Was war die heutige Lektion?«
   - Vorbereitung: Vor dem Start kurz an den inneren Coach erinnern: »Ich bin gut vorbereitet. Ich darf nervös sein. Ich kann vertrauen.«

KAPITEL 4

DIE ROLLE VON ELTERN UND TRAINERN

Im Leben spielen wir unterschiedliche soziale Rollen. Wir sind Tochter, Mutter, Freundin, Arbeitskollegin, Athletin und vieles mehr. Als Individuum sind wir von Menschen umgeben, die häufig mit uns in ganz bestimmten, einzelnen Rollen interagieren. In diesen Rollen kennen wir sie am besten. Trainer gehören dazu. Eltern ebenso. Welche Bedeutung diesen Rollen im Sport zukommt und was das mit Druck und Angst zu tun hat, schauen wir uns im nächsten Kapitel genauer an.

ELTERN: KARRIEREBEGLEITER ODER ANTREIBER?

Im Sport sind sie nah dran an uns, sowohl die Eltern als auch die Trainer. Die soziale Interaktion mit beiden ist überdurchschnittlich hoch, sowohl räumlich als auch zeitlich und sachlich. Dass es hier zu Reibungen, Diskussionen bis hin zu Streit kommt, ist vorprogrammiert und normal. Konstellationen wie diese bringen nicht selten ein soziales Machtgefälle mit sich, ein Ungleichgewicht. Dass Menschen, die älter, stärker oder uns vorgesetzt sind, uns beeinflussen oder gar über uns bestimmen, kann mitunter positiv sein; es kann aber auch dazu führen, dass überlegene Personen ihre Position ausnutzen, um von der jeweiligen Beziehung zu profitieren, sei es auf der finanziellen Ebene oder aus psychisch-selbstbezogenem Handeln heraus.

2014 erschien im Wissenschaftsmagazin der Sporthochschule Köln ein Artikel mit dem Titel »Eltern im Leistungssport: Zwischen ehrgeizigen Antreibern und unverzichtbaren Karrierebegleitern?!«[102] Die Rolle von Trainern ist ähnlich gelagert und ebenso herausfordernd. Welche Bedeutung Eltern und Trainer in Bezug auf das Erleben von Druck und Angst im Sport haben und wie Sie hier Stellschrauben verändern können, um sich von ebendiesem Druck und diesen Ängsten zu befreien und die Beziehung zwischen sich und Ihren Eltern und Trainern auf eine positive Ebene zu heben, die Ihnen und auch den anderen zugutekommt, erfahren Sie in diesem Kapitel.

Eltern: Unterstützung oder zusätzlicher Druck?

Ein Lob vorweg: Liebe Eltern, ohne Sie wäre kein Leistungssportler dort, wo er heute steht! Jeder Leistungssportler hat im Breitensport begonnen, und dies in der Regel als Kind. Ohne Breite keine Spitze, ohne elterliches Engagement wäre es schlicht unmöglich, zum Spitzensportler aufzusteigen. Wird ein Kind in seiner Entwicklung immer besser, bedeutet das oft, den Verein zu wechseln, was wiederum bedeutet, dass Eltern ihr Kind für das Training von A nach B chauffieren, von den Wettkampftagen am Wochenende ganz zu schweigen, die wiederum das elterliche Taxi verlangen. Es braucht Unterstützer. In der Regel sind es die Eltern, die zum Training und Wettkampf fahren, Essen für Wettkampftage vorbereiten, Verpflegungsstände betreuen, Gruppendienste an Sportstätten schieben und die Finanzierung der sportlichen Entwicklung ihrer Kinder übernehmen. Wenn dieser Sportalltag gut läuft, ist eine fruchtbare Grundlage für Kinder geschaffen, sich hier weiterentwickeln zu können. Vergleichbar mit der Baubranche, schaffen Eltern das Fundament sowie die Zwischendecken eines Hauses. Vom Tiefbau ausgehend, geht es weiter von einem Boden, einer Stufe, zum nächsten. Das Kind findet Räume für seine Entwicklung in seiner Sportart. Diese Räume werden meist von den Eltern geschaffen und stehen den Kindern offen. Gut ist, wenn die Kinder sich diese Räume dann

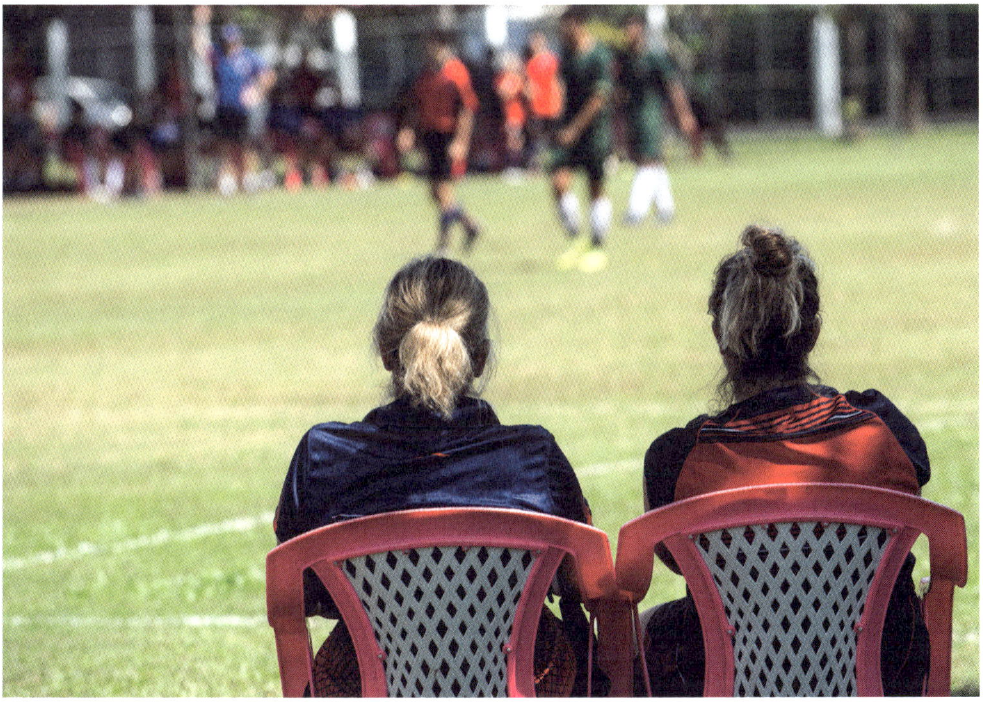

Gekommen, um zu bleiben: Eltern werden manchmal zum festen Inventar am Spielrand.

selbst erschließen dürfen. Unterstützung ist erwünscht, allerdings sollte diese vom Sportsystem selbst ausgehen und nicht von überehrgeizigen Eltern unter Druck durchgesetzt werden. Hierfür stehen Trainerteams und Stützpunkt-Mitarbeitende zur Verfügung, zudem sollte hier die Peergroup, die Gleichaltrigen, das Miteinander gestalten. Um im Bild der Baubranche zu bleiben: Hier findet der Hochbau sowie die Innenarchitektur bis hin zur Raumausstattung statt.

Was heute immer häufiger passiert, ist, dass Eltern diese Räume jenseits des Fundaments mit besetzen. Und zwar wortwörtlich. Sie bleiben beim Training am Ort des Geschehens und verfolgen jede Bewegung ihrer Sprösslinge, begleiten die Kinder mit Campingmobiliar auf Wettkampftage, beginnen zu coachen, oft sogar nicht nur die eigenen Kinder, sondern auch die anderer. Manche absolvieren sogar Trainerlizenzen, besuchen Ernährungsseminare und werden Mentaltrainer, um das komplette Management ihrer Sport treibenden Kinder zu übernehmen: »Wir sind gekommen, um zu bleiben. Und gehen nicht mehr weg!« Der Refrain des Songs von Wir sind Helden beschreibt sehr gut, was heute anders ist als vor 20 Jahren.

Hier lösen sich traditionelle Rollenidentitäten auf. In der Soziologie definiert man eine soziale Rolle wie folgt: »Soziale Rollen sind Bündel von Erwartungen, die sich in einer gegebenen Gesellschaft an das Verhalten der Träger von Positionen knüpfen.«[103] Davon abgeleitet werden unterschiedliche Formen von Verhaltensabstimmungen. Sie bilden die Grundlage für sozialen

Austausch und soziales Miteinander und machen das eigene Verhalten sowie das der anderen voraussagbar. Es wird ein ganz bestimmtes Verhalten erwartet. Und genau das hat sich verändert.

Die Rollenzuweisungen zerbröseln. Solange Eltern die Rolle im Tiefbau bewusst und rücksichtsvoll im respektvollen Miteinander spielen, baut sich das Haus einfacher, als wenn ein Tiefbaumitarbeitender unerwartet in die Innenarchitektur wechselt. In verschiedenen Bereichen der Gesellschaft wird genau das immer offensichtlicher. Menschen verhalten sich so, als könnten und dürften sie alle Rollen spielen, was sozial betrachtet weder erwartet noch erwünscht ist. Dennoch spielen sie mitunter diverse andere Rollen – nicht immer, weil sie es können, sondern weil sie es wollen. Sie mischen sich also ungefragt in Kompetenzbereiche, die ihnen nicht zustehen und in denen sie, im Kontext einer gesunden Sportförderung, keinen positiven Einfluss mehr ausüben, sondern eher hinderlich sind. Psychologisch spricht man hier von »übergriffig«. Solche Eltern überschreiten, bewusst oder unbewusst, persönliche Grenzen.

In der Soziologie spricht man davon, dass die neue Elternrolle einen neuen Habitus hervorgebracht hat, denn Rolle formt Habitus. Habitus beschreibt Gewohnheiten und Verhaltensmuster, die mit einer Rolle und ihren Erwartungen einhergehen. Verändert sich das Rollenbewusstsein, verändert sich der Habitus. Meist entsteht ein Habitus unbewusst und sorgt für Stabilität

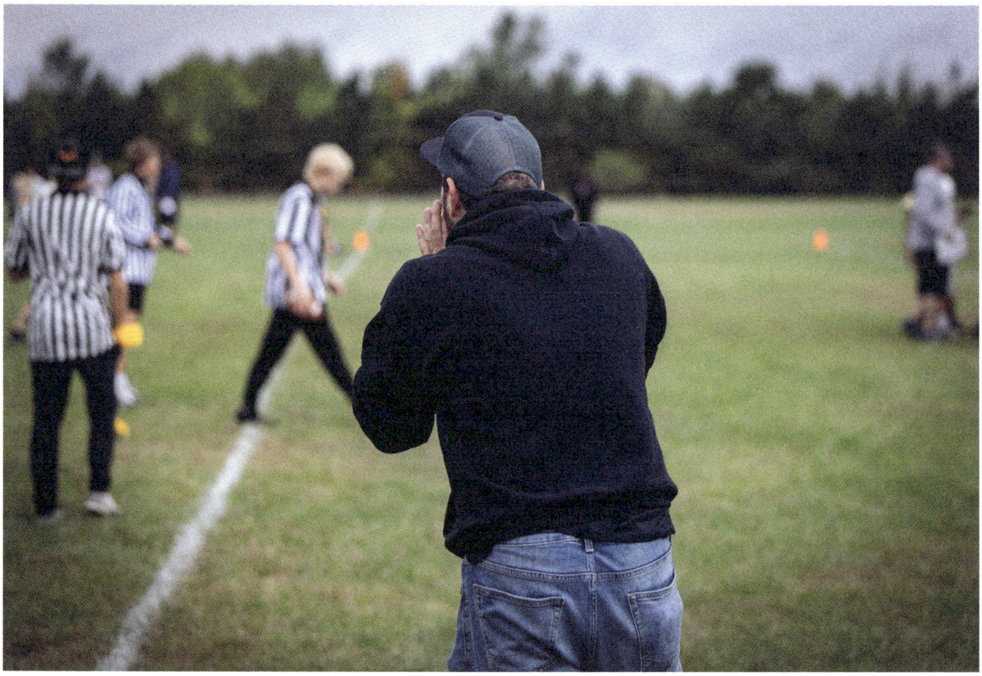

Athleten und Trainer fordern mehr Zurückhaltung an Wettkampf- und Trainingstagen, zum Beispiel durch weniger Zurufe vom Spielrand.

im Rollenbild. Hält nun im Fall übergriffiger Eltern das Sportsystem am alten Rollenbild von Trainern und Eltern fest, moderne Eltern in einer modernen Wissensgesellschaft aber wiederum nicht an den traditionellen Erwartungen von außen, kommt es zu Konflikten. Die soziale Ordnung gerät regelrecht ins Wanken. Vorgegebene Strukturen werden durch unangemessenes Handeln vonseiten der Eltern torpediert. Viele Trainer berichten von genau solchen Szenarien und suchen verzweifelt nach Lösungen. Lehrer in Schulen tun dies übrigens ebenfalls. Die Elternrolle hat sich verändert. Nun braucht es Lösungen, denn betroffen sind in unserem Szenario vor allem die Nachwuchsathleten. Sie fühlen sich durch die Vermischung von Erwartungen und Verhaltensmustern der sie umgebenden Erwachsenen verunsichert. Klarheit und Führung gehen verloren; in solchen Konstellationen nehmen Stressreaktionen zu. Was Eltern tun können, um ihren Kindern Halt zu geben, anstatt Unsicherheit zu schüren, beschreibt der nächste Abschnitt.

Wie Eltern unbewusst Druck erzeugen

Wie Druck entsteht oder Unsicherheiten erzeugt werden, im Allgemeinen und im Besonderen im Sport, haben Sie nun erfahren. Dabei gibt es unterschiedliche Konstellationen der Eltern-Kind-Beziehung, die jeweils eigene Lösungsangebote erfordern.

Elterliche Erwartungen treffen auf kindlichen Wunsch nach Anerkennung

Die meisten Eltern wünschen sich nur das Beste für ihr Kind. Ihre eigene Biografie, ihre Herkunft, ihre wahrgenommenen und verpassten Chancen im Leben oder gar im Sport haben einen großen Einfluss darauf, wie sie ihr Kind erziehen. Das Erlebte formt die Erwartungen an andere Menschen in unserem Umfeld, auch die von Eltern an ihre Kinder. So entstehen Erwartungen, die in Sorge oder Liebe und nicht selten in dem Wunsch nach Erfolg wurzeln. Oft rührt dieser Wunsch daher, dass Eltern es selbst als Kind leider nicht an die Spitze der eigenen Sportart geschafft haben und ihre persönlichen Ambitionen unerfüllt blieben. Sie wollen sich über den Erfolg ihres Kindes rückwirkend einen Teil ihrer damaligen (Wunsch-)Identität zurückholen. Im Erfolg, den das eigene Kind erreicht, sehen sie ihre persönlichen Werte von Anerkennung oder sozialem Status widergespiegelt. Darüber hinaus gilt der Erfolg des Kindes als Ergebnis ihrer Erziehungsmethode, die wiederum selbige legitimiert – ein doppelter Gewinn.

Schwierig in diesem Zusammenhang ist, dass die Erwartungen vonseiten der Eltern die Kinder manchmal motivieren, was positiv sein kann, manchmal aber auch Druck erzeugen, insbesondere dann, wenn sie zu starr, zu rigide oder unrealistisch sind. Beginnt ein Kind eine Sportart, hat es meist Freude daran und vielleicht sogar Talent. Mit dem Älterwerden wechselt es wahrscheinlich vom Breitensport in eine Leistungsgruppe über. Die Erwartungen der Eltern können auf diesem Weg sehr unterschiedlich sein. Vielleicht war ein Elternteil selbst im Sport aktiv und hätte es gern im Leistungssport weiter geschafft. Dann hoffen die Eltern auf Erfolg und sie geben häufig alles, um das Beste aus ihrem Kind zu holen. Vielleicht freuen sich andere Eltern darüber, dass ihr Kind Spaß an der Bewegung und eine soziale Gemeinschaft gefunden hat und unterstützen das Kind in seiner Sportart aus genau diesem Grund. Egal, welche Erwartungen Eltern haben, sie beeinflussen das Verhalten und die Reaktionen ihrer Kinder. Und Kinder verhalten sich ihrerseits oft so, dass sie die elterlichen Erwartungen erfüllen wollen. Denn psychoemotional gesehen möchten Kindern ihren Eltern gefallen. Und genau das erzeugt Druck, in manchen Fällen sogar Angst. Collins und Barber haben herausgefunden, dass Nachwuchssportler, die glauben, dass ihren Eltern der Erfolg besonders wichtig ist, verstärkt unter Angst leiden.[104]

Was können Eltern also tun? Lob und Anerkennung sind mit die größte Belohnung, die wir uns wünschen. Denn wenn ein Mensch Anerkennung durch Worte, Gesten oder soziale Resonanz erfährt, wird im Gehirn Dopamin ausgeschüttet. Dieses »Belohnungshormon« verstärkt das Verhalten, das zum Lob geführt hat, und motiviert dazu, es zu wiederholen. Gleichzeitig aktiviert Anerkennung das soziale Bindungssystem. Durch die Ausschüttung von Oxytocin, einem Hormon, das Vertrauen und Zugehörigkeit fördert, entsteht das Gefühl von Sicherheit und sozialer Verbundenheit. Diese Signale wirken direkt auf die Amygdala und sie meldet: »Keine Bedrohung vorhanden«. Der Körper kann sich entspannen, der Parasympathikus übernimmt, Herzfrequenz und Cortisolspiegel sinken und es kehrt Ruhe ein. Für Sportler und auch Eltern bedeutet das: Wertschätzung ist eine leistungsrelevante Ressource! Sie reguliert das Stresssystem, stabilisiert die emotionale Sicherheit und stärkt die Motivation. Ein einfaches Lob kann also neurobiologisch denselben Effekt haben wie eine kleine Dosis Dopamin, es nährt das Gefühl von

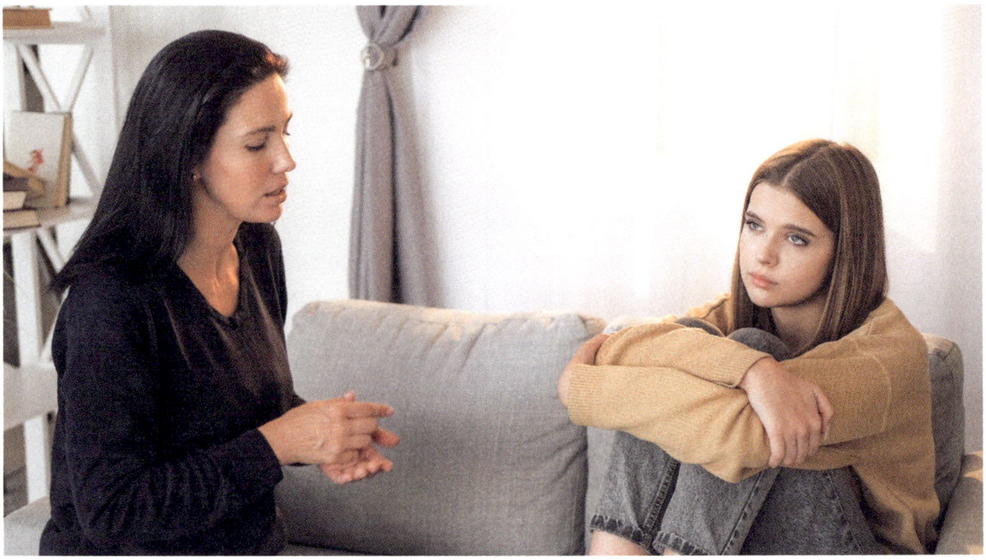

Die Leistungserwartungen von Eltern führen häufig zur Überforderung bei ihren Kindern.

Wirksamkeit und Zugehörigkeit. Erwarten Eltern zu viel oder sind sie zu unrealistisch hinsichtlich dessen, was ihr Kind erreichen kann, fühlen sich die Kinder überfordert. Da ihr Wunsch nach Anerkennung aber ungebrochen hoch ist, versuchen die meisten mit aller Kraft, den zu hoch gesetzten Zielen der Eltern gerecht zu werden. Das Gefühl der Zugehörigkeit, was übrigens im Sport allgemein sehr hoch verortet ist, spielt dabei ebenfalls eine wichtige Rolle.

Evolutionär und neurobiologisch betrachtet schafft soziale Gemeinschaft Sicherheit, weil das Überleben in der Gruppe wahrscheinlicher ist. Soziale Interaktion, die in einer positiven sozialen Bindung mündet, stärkt eine soziale Gruppe ebenso wie die persönliche Entwicklung. Wird Bindung über ein Machtgefälle aufrechterhalten, das Druck erzeugt, schwächt dies jedoch die Kooperation und emotionale Reaktionen fallen häufig negativ aus. Versagensangst, Wettkampfangst, Minderwertigkeitsgefühle sowie die Angst vor schlechten Gefühlen stehen dabei an der Tagesordnung. So auch im Nachwuchssport. Wenn die Entwicklung einen solchen Verlauf nimmt, erkranken Heranwachsende auf dem Weg nach oben nicht selten psychisch. Essstörungen, Depressionen und Zwangsstörungen sind häufige Krankheitsbilder. Gesprochen wird darüber leider wenig. Die Schattenseiten des Sports entsprechen weder dem heroischen Erfolgsbild von Athleten noch dem Freudentaumel der Zuschauer von Sportevents.

Kontrolle versus Vertrauen

Ein Resultat unserer Leistungsgesellschaft auf ergebnisorientiertes Handeln ist die Angst vor Kontrollverlust. Eine Leistungsgesellschaft verlangt Menschen sehr viel ab: Ständige Effizienz, Produktivität und erwünschter Erfolg stehen im Zentrum. Rankings und Zielergebnisse prägen das Miteinander, sowohl innerhalb des Sportes als auch außerhalb. Druck entsteht. Erwartungen und Bewertungen, wie eingangs beschrieben, lösen Unsicherheitsgefühle aus. Wir sind bemüht, die meiste Zeit unseres Alltags gut zu performen, denn darum geht es in unserer Welt. Doch vieles liegt außerhalb unseres Wirkungskreises, was uns das Gefühl vermittelt, die Kontrolle zu verlieren. So unterliegen wir ständig Prozessen, die wir nicht steuern können: Bewertungen von anderen, Konkurrenz, unerwartete Neuerungen und Ähnliches. Auch Versprechen aus dem System heraus können Gefühle von Kontrollverlust wecken. Ein unerwarteter Trainerwechsel oder eine Verletzung beispielweise sind Situationen, die wir nicht kontrollieren können. Es ist ungewiss, wie es weitergeht. Aber auch nach einem unerwarteten Erfolg kann sich das Gefühl einstellen, die Kontrolle zu verlieren. Der Athlet weiß (noch) nicht, wie es weitergeht, die Situation ist neu, wird sich verändern. Reaktionen in den Medien, Sponsorenverträge und dergleichen bringen neue Herausforderungen mit sich.

In der Eltern-Kind-Beziehung im Sport schürt die Angst, keine autonomen Entscheidungen mehr für das eigene Kind treffen zu können, das Gefühl, die Kontrolle zu verlieren. Der Handlungsspielraum des Sportsystems ist nicht immer transparent. So wissen Eltern nicht, was die Zukunft bringt, ob das Kind den Verein wechseln sollte, ob es stimmt, was der Spielerberater empfiehlt oder ob ein Trainer möglicherweise das Kind missbraucht. Das einzige Ziel, das Eltern vor Augen haben und das an erster Stelle steht, ist ein gutes, sportliches Leistungsergebnis, das sich messen und damit kontrollieren lässt. Und damit kann man glänzen. Es belegt, dass augenscheinlich alles gut läuft. Es soll ja weitergehen, bestmöglich. Kein Weg soll unversucht bleiben.

Eltern laufen in der Begleitung ihrer Kinder im Sport häufig zu Hochtouren auf. Denn neben dem Erfolg sollen Kinder auf jeden Fall eins sein: glücklich! Glück lässt sich jedoch bekanntlich nicht kaufen. Doch dafür lassen einige Eltern nichts unversucht. Sie werden zu einer Art Glücksritter, der Kreuzzug kann beginnen! In den bereits beschriebenen Rollenverschiebungen (siehe Seite 145) wird dies deutlich. Sie werden zu Trainern, Beratern und Coaches und wildern in fremden Gefilden, oft ungefragt, aber belesen. Im Zeitalter der Informations- und Wissensgesellschaft meinen viele Menschen, dass sie sich Kompetenzen in Podcasts, auf YouTube-Tutorials und mithilfe der KI selbst aneignen können. Fachleute braucht es immer weniger, denn Eltern führen heute erfolgreich eine Art Familienunternehmen, kontinuierlich angereichert mit Halbwissen – im Namen des Glücks und im Namen des Erfolgs für die nächste Generation.

Entscheidend ist für viele Eltern, das Ziel nicht aus den Augen zu verlieren. In einigen Fällen sind die Kinder jedoch nicht so zielstrebig wie ihre Eltern. Die Werte von Eltern und Kindern driften auseinander. Stimmt das Wertesystem von Eltern und Kind nicht überein, entsprechen auch die Ziele der Eltern nicht denen der Kinder, und es kommt zu herausfordernden Situationen. Je nach Persönlichkeitsmerkmalen zeigen sich diese in Streit und Rebellion oder in Anpassung und Rückzug. Heranwachsende verhalten sich oft derart angepasst, dass sie diesen Grad der Anpassung irgendwann nicht mehr aushalten. Dann kippt der Organismus. Störungsbilder können entstehen, die Kinder erkranken.

Das folgende Beispiel zeigt, wie bedeutungslos Regeln und Respekt heutzutage vielerorts geworden sind. Es zeigt zudem, wie schwer es manchen Eltern fällt, die Kontrolle an andere abzugeben, wenn es um ihr Kind geht. Einige mischen sich in Bereiche ein, in denen sie nichts zu entscheiden hätten, brechen damit ungeschriebene Regeln, innerhalb derer ihr Kind gut aufgehoben wäre. Kinder können in und von solchen Regelwerken lernen – sowohl im sozialen Miteinander als auch in ihrer sportlichen Leistung –, wenn die Eltern sie lassen.

Im Sommer 2025 stürmte ein Vater bei einem Nachwuchsspiel in Bad Ems wegen einer Meinungsverschiedenheit zu einer Entscheidung des Schiedsrichters auf den Rasenplatz und schlug die Schiedsrichterin mit der Faust ins Gesicht. Andernorts wurden Schiedsrichter im Regionalfußball nach dem Spiel bis zum eigenen Fahrzeug verfolgt und dort vor ihrem Auto mit einem Messer bedroht, genauso wie es zu Schlägereien in der Schiedsrichterkabine kommen kann. Irrationales, aggressives und affektgesteuertes Verhalten tritt an die Stelle der Akzeptanz des bestehenden Regelwerks. Nicht allein die schiedsrichtende Person wird angegangen, es sind darüber hinaus die vereinbarten Spielregeln, die das Spiel messbar, vergleichbar, zielführend und gerechter werden lassen, die nicht akzeptiert werden. Was hier verloren geht, ist das Vertrauen von Eltern in ihre Kinder. Und das Vertrauen der Eltern in das System und in Evolution. Lernen durch Erleben und vor allem durch Misserfolg begleiten klassische, evolutionäre Entwicklungsprozesse des Älterwerdens. Das Prinzip von *trial and error*, Versuch und Irrtum, bestimmte die Menschheit lange Zeit. Bis die Kontrolle kam und dieses Prinzip ersetzte. Wenn wir eine Situation aktiv kontrollieren, leitet uns der Verstand, nicht das Tun und der dazugehörige »Wir schauen mal, was als Nächstes passiert«-Modus, der uns wertvolle Erfahrungen machen lässt.

Wenn Kinder laufen lernen, fallen sie wiederholt hin. Kein Elternteil würde hier das Hinfallen verhindern. Es gehört dazu. Das Hinfallen ist ein Training, um sich am Ende selbstständig aufrichten zu können, in Bewegung zu kommen, sowohl im Kopf als auch im Körper. Beides ist bekanntlich miteinander vernetzt und entwicklungsphysiologisch und -psychisch so vorgesehen. Ohne Bewegungslernen gäbe es keine neuronale Verästelung im Gehirn. Das trifft nicht nur auf Kinder, sondern selbst noch im Alter zu.[105] Das elterliche Bewertungsraster führt zu Mustern, die das Loslassen erschweren: Wenn Eltern ihre Kinder bewerten, halten sie am Leistungsdenken fest. Die Eltern bewerten die erbrachte Leistung ihres Kindes, kommentieren und kontrollieren es dadurch letztendlich immer wieder. Wer kontrolliert, nimmt Einfluss und tendiert dazu, sich in Entscheidungsprozesse einzumischen, die anderen – in diesem Fall dem Kind – obliegen sollten.

Dieses Verhalten lässt sich aktuell im Sport immer öfter beobachten. Nachwuchsathleten spüren den Druck, den das Verhalten ihrer Eltern erzeugt, ebenso schürt es Schamgefühle. Sie entwickeln die Angst, nicht zu genügen, es entstehen Verlustängste und die Selbstbestimmung geht verloren. Ein erster Schritt raus aus dem Familiensystem rein ins Sportsystem wäre, dass die Eltern ihrem Kind ein gesundes Vertrauen entgegenbringen. Kontrolle abzugeben und das eigene Kind in die Welt da draußen zu entlassen, wäre die nächste Konsequenz. Als Eltern kann und sollte man seinem Kind zeigen, dass man immer für es da ist, es tröstet, wenn es nicht gut läuft, und unterstützt, wenn wirklich Hilfe gefragt ist. Nicht angemessen ist es, in die Entwicklung des Kindes einzugreifen, indem man das Kind in allem bestimmen und vor jeglichen Widrigkeiten beschützen will, und Trainern, Schiedsrichtern und anderen sofort misstrauisch entgegenzutreten. Vielmehr ist eine abwartende, hoffnungsvolle, freudige und offene Haltung gefragt. Das gilt im Sport genauso wie im Leben generell.

Es ist selbstverständlich klar, dass das Kontrollverhalten vonseiten der Eltern ebenfalls aus einer Angst heraus resultiert, der Angst, als Eltern zu versagen. Und das spüren Kinder. Die Unsicherheit der Eltern führt zu Unklarheit bei den Kindern, die begleitet und geführt werden wollen, und nicht angetrieben. Eltern dürfen sich deswegen ebenso den Techniken und Übungen widmen, die in diesem Buch vorgestellt werden, wie ihre Sport treibenden Kinder.

Die Autofahrt zum Wettkampf

Wir erleben es wiederholt, dass Nachwuchsathleten berichten, dass der Erwartungsdruck auf sie oft im Auto der Eltern auf dem Weg zum Training und Wettkampf steigt. Ebenfalls werden Versagensängste nach der Performance auf dem Heimweg im Auto geschürt und vertieft. Eltern scheinen die Autofahrten gern zu nutzen, um ihr Kind auf den bevorstehenden Wettkampf einzustimmen und danach die Zeit für die Analyse zu nutzen. Auf der Hinfahrt fallen gut gemeinte Sätze wie »Denk dran, vor dem Vorlauf noch deine Atemübungen zu machen!«, »Erinnere dich, was wir zum Spielaufbau gesagt haben, okay?«, »Egal, was passiert, ich steh hinter dir!«. Wie würden Sie sich fühlen, wenn Ihre Eltern Ihnen vor einem wichtigen beruflichen Ereignis solche Sätze sagten? Unterstützt Sie das? Oder bekommen Sie ein ungutes Gefühl, den Erwartungen möglicherweise nicht gerecht werden zu können? Die Antwort ist häufig in der Persönlichkeit und der Qualität der Beziehung zu finden. Es stellt sich stets die Frage, ob ein solcher Dialog mit Absicht auf Perfektion und Kontrolle stattfindet oder vielmehr als lösungsorientiertes Mittel zur Unterstützung gewählt wird. Das entscheidet die Intention des Senders.

Dasselbe betrifft Heimfahrten von einem Sportwettkampf. Während des Heimwegs bombardieren manche Eltern ihre Kinder mit Fragen wie: »Warum hast du so spät den Angriff gewagt?« oder »Ich würde gern verstehen, was du denkst, wenn du dreimal denselben Fehler machst. Kannst du mir das erklären?« Es wird auch gern lautstark analysiert. Zum Beispiel, dass der Gegner zuerst unkonzentriert war, dann aber immer mehr Tempo aufnahm, um am Ende taktisch clever zu überholen. Nicht selten wird dann kommentiert, etwa: »Der war ja auch älter als du, da hattest du keine Chance«, oder: »So erfahrene Spieler wirst du immer haben, da kommst du nicht drum rum. Da musst du durch! « Auch hier entscheidet die Absicht: Wollen die Eltern kontrollieren oder schaffen sie eine wertschätzende, tröstende (Ver-) Bindung?

Das Beispiel soll die Kraft von Worten verdeutlichen. Unterstützende Worte können Klarheit und Ermutigung schenken und sorgen damit für Sicherheit. Fördernde Kommunikation hilft, Anstrengungen zu strukturieren, Ziele zu erkennen und die Selbstwirksamkeit zu stärken. Gleichzeitig können Worte wiederum auch stressen, insbesondere dann, wenn sie Ungeduld, Unverständnis, Druck oder gar Sanktionen vermitteln. Verstärkt werden Unsicherheitsgefühle, wenn unrealistische Erwartungen geweckt werden. Zudem möchten wir darauf hinweisen, sensibel bei der Auswahl von Gesprächsorten und -zeiten zu sein, wie beispielsweise während einer Autofahrt. Wenn Eltern-Kind-Gespräche auf Erwartungen oder Unverständnis basieren, und diese wiederholt in gleichen Settings zu gleichen Zeiten stattfinden, kann es passieren, dass Kinder diese Orte unbewusst als negative Räume verankern und ein negatives Priming stattfindet. Dies bedeutet, dass ein neutraler Reiz, zum Beispiel das Auto oder der Weg im Auto nach Hause, mit einem unangenehmen Gefühl wie Scham, Minderwert und Hilflosigkeit verknüpft wird. Das Auto, ursprünglich ein sicherer, vertrauter Raum, wird dann zu einem

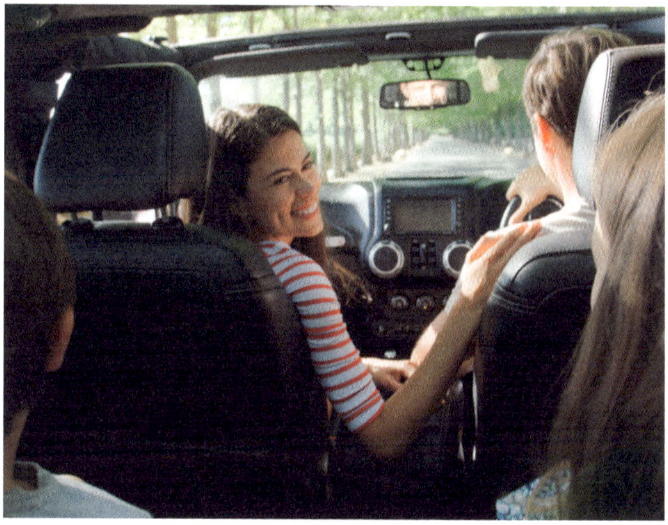

Eltern können die Stimmung im Auto auf der Fahrt zum Wettkampf lenken. Haben Sie öfter Spaß auf Autofahrten mit Ihrer Familie!

aktivierten Ort, einem negativen Priming-Ort. Schon das Einsteigen ins Auto oder das Losfahren kann das Stresssystem aktivieren, weil das limbische System, allem voran die Amygdala, gelernt hat: »Hier passiert etwas Unangenehmes.« Diese Konditionierung geschieht völlig unbewusst und kann langfristig dazu führen, dass Kinder in vergleichbaren Situationen innere Anspannung, Rechtfertigungsdruck oder Angstgefühle entwickeln, also nicht nur vor und nach Sportereignissen.

Priming kann aber auch positiv genutzt werden. Wenn Eltern bewusst nach Wettkämpfen Ruhe zulassen, Anerkennung zeigen und erst später über Lernaspekte sprechen, verknüpft das Gehirn dieselbe Situation mit Sicherheit, Zugehörigkeit und Selbstvertrauen. So wird das Auto zum Ort der Entlastung, zu einem sicheren Raum nach einer emotionalen Anspannung.

Emotionale Intelligenz bei Eltern

Eltern prägen die sportliche Laufbahn ihrer Kinder weit stärker, als vielen bewusst ist – nicht allein durch Organisation oder finanzielle Unterstützung, sondern vor allem durch ihr emotionales Verhalten. Kinder lernen weniger durch das, was Eltern sagen, als durch das, was sie vorleben. Wenn Eltern in der Lage sind, ihre eigenen Emotionen wahrzunehmen, zu benennen und zu regulieren, senden sie ein stabiles Signal an das Nervensystem ihrer Kinder: Sicherheit.

Neurobiologisch bedeutet das, dass durch ein ruhiges, kontrolliertes Auftreten der Eltern die Amygdala des Kindes weniger stark aktiviert wird. Gleichzeitig kann der präfrontale Kortex, der für rationale Entscheidungen und Emotionssteuerung zuständig ist, aktiv bleiben. Das Kind erlebt, dass Selbstregulation auch in angespannten Momenten möglich ist.

Besonders deutlich wird der Einfluss der Eltern in Momenten des Scheiterns. Wenn ein Kind einen Wettkampf verliert oder einen Fehler macht, entscheidet die elterliche Reaktion darüber, wie das Gehirn diesen Moment abspeichert. Reagieren Eltern mit Kritik oder Enttäuschung à la »Warum hast du versagt?« oder, noch schlimmer, mit »Mama und Papa sind traurig!«, wird die Amygdala stark aktiviert. Das Kind erlebt Scham, sein Belohnungssystem schaltet auf Rückzug.

Zeigen Eltern dagegen Empathie und Verständnis wie »Ich sehe, dass du enttäuscht bist. Das ist normal. Was glaubst du, kannst du daraus lernen?«, bleibt der präfrontale Kortex aktiv und das Kind kann reflektieren, statt zu blockieren. Es verknüpft die Situation mit Sicherheit und nicht mit Bedrohung, was zur Folge hat, dass Motivation, Lernfreude und Selbstwirksamkeit erhalten bleiben.

Ein weiterer zentraler Punkt ist die Balance zwischen Unterstützung und Druck. Eltern mit einer hohen emotionalen Intelligenz erkennen die Signale ihres Kindes und können einschätzen, wann Motivation hilfreich ist und wann Zurückhaltung oder Trost nötig sind. So entsteht ein Umfeld, in dem sich das Kind sicher fühlt, und zwar unabhängig davon, ob es gerade gewinnt oder verliert. Das Kind treibt Sport, weil es Freude daran hat, und nicht, um irgendwelche Erwartungen zu erfüllen.

Studien bestätigen diese Beobachtungen. Teques und Kollegen konnten zeigen, dass Jugendliche in Elite- und Sub-Elite-Sportprogrammen, die von ihren Eltern ermutigt werden und deren Verhalten vorbildlich ist, signifikant höhere Werte in intrinsischer Motivation und Selbstregulation zeigen.[106] Harwood und Knight wiederum betonen, dass emotional kompetente Eltern ein positives Klima schaffen, das entscheidend für die Freude und langfristige Bindung an den Sport ist. Damit wird klar, dass die emotionale Intelligenz der Eltern nicht nur ein Nebenaspekt ist, sondern ein Schlüsselfaktor, damit sich Kinder gesund entwickeln und erfolgreich sind.[107]

TRAINER: MOTIVATOR ODER STRESSQUELLE?

Trainer sind Schlüsselfiguren im Sport. Ohne sie wäre die sportliche Entwicklung von Athleten nicht möglich. Im Breitensport üben viele Trainer nach wie vor ihre Tätigkeit im Ehrenamt aus. Doch immer mehr Trainer, selbst junge, fragen nach Aufwandsentschädigungen. Wenn schon kein Honorar gezahlt werden kann, so fließen heutzutage wenigstens Gelder für Fahrtkostenpauschalen. Die eigentliche Belohnung für die aufgebrachte Leistung und Zeit finden Trainer tatsächlich oft in der Leidenschaft für den Sport. Doch der Preis dafür ist heute hoch, denn die Anforderungen des Systems sind in den vergangenen zwei Jahrzehnten enorm gewachsen. Das olympische Credo von *citius, altius, fortius* (schneller, höher, stärker) durchsetzt die kompletten Strukturen des Sports, und das nicht mehr nur allein im Spitzensport. Der Leistungsgedanke durchdringt das komplette System, bis hinunter in die ganz jungen Altersklassen, was automatisch den Druck auf der Trainerseite steigen lässt. Deutlich wird dies in der Rollenzuschreibung eines Trainers. Seine Rolle umfasst folgende Tätigkeitsbereiche:

- Trainingsplanung und -steuerung
- Betreuung und Beratung von Sportlern
- Leistungsanalyse bis hin zu Leistungsgarantie
- Motivationstraining

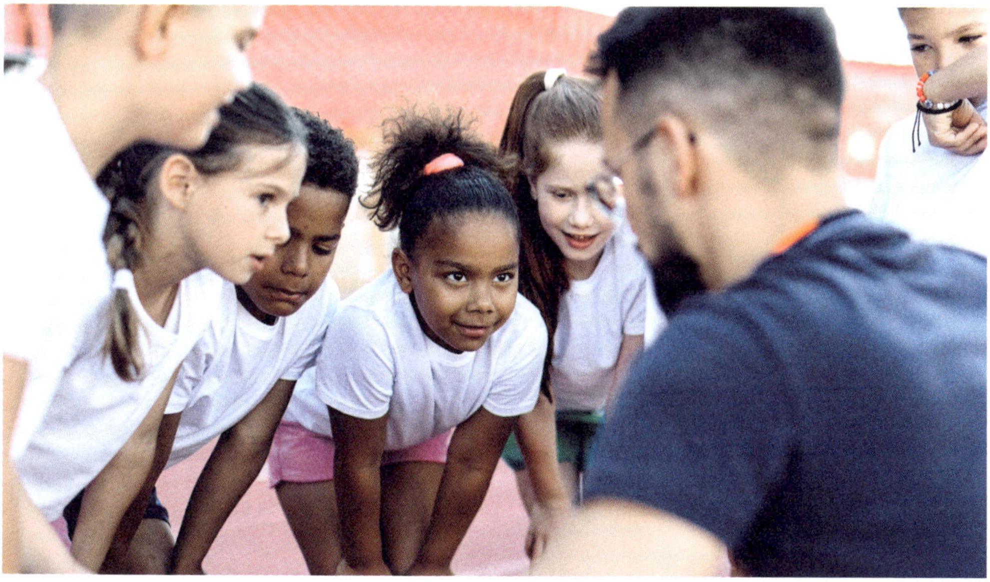

Im Nachwuchssport unabdingbar: Halten Sie den Spaß im Training hoch!

Parallel fungieren Trainer als Vorbild, als Mentoren, als pädagogische Betreuer, strategische Planer, offene Kommunikatoren und Organisatoren. Die Auflistung zeigt, dass es sich hier um eine sehr anspruchsvolle und verantwortungsvolle Tätigkeit handelt. Ähnlich der Elternrolle, haben auch Trainer mit unterschiedlichen Erwartungen zu tun und fordern Leistung auf verschiedenen Ebenen. Trainer unterliegen zum einen situativen Erwartungen von außen durch den Verein, die Eltern und den Sportler selbst, sowie passiv auch denen der Zuschauer. Zum anderen richten Trainer Erwartungen an die Leistungserbringung ihrer Sportler, egal ob im Einzel- oder im Mannschaftssport, um ihre eigene Tätigkeit zu bestätigen. Dabei besteht für die Trainer die Kunst in der Arbeit mit Athleten darin, Entscheidungen zu fällen, die Vertrauen, Klarheit und eine gesunde Zielstrebigkeit schaffen, sodass für die Athleten keine Unsicherheiten entstehen, vor allem im Nachwuchsbereich.

Wie Trainer unbewusst Druck erzeugen

Die Forschungslage zur Beziehung von Trainerverhalten und Leistung der Athleten ist tatsächlich nicht eindeutig. Verschiedene Studien zeigen, dass die Zufriedenheit von Athleten mit ihren Trainern nicht automatisch eine gesteigerte Leistung ableiten lässt.[108] Die Sportwissenschaft spricht von einer Vielzahl von Einflussgrößen auf sportliche Leistungen, denen nicht nur der Führungsstil des Trainers und das Trainingsklima zugrunde liegen. So beeinflussen zum Beispiel Aspekte wie die Qualität der erbrachten Leistung von Gegnern oder objektive Faktoren wie das Wetter ebenfalls die Leistungserbringung von Athleten.

Was einige Studien außerdem belegen konnten, ist, dass Trainer ihr Verhalten den situativen Gegebenheiten anpassen sollten. Dazu zählen das Alter der Athleten, die Gruppengröße, die Geschlechterzusammensetzung, ob sie ihre Tätigkeit als Haupt- oder im Ehrenamt ausüben, die Qualität der Trainingsstätten und vieles mehr. Dies führe zu mehr Zufriedenheit unter den Athleten und manchmal auch zu mehr Hoffnung auf Erfolg und weniger Furcht vor Misserfolgen.[109]

Wie oben beschrieben, reagieren Sportler, egal welchen Alters, sehr unterschiedlich auf Drucksituationen. Genauso unterschiedlich reagieren sie auf das Verhalten ihrer Trainer. Auch hier spielt der jeweilige biopsychosoziale Hintergrund eine Rolle. Dennoch lassen sich auch hier objektiv Fertigkeiten und Fähigkeiten formulieren, die von einem Trainer erwartet werden, denn sie ermöglichen Entwicklung unter den Sportlern.

Zuallererst gilt, dass die Trainerrolle tatsächlich eine Führungsrolle ist. Hier anzusetzen und zu schauen, was helfen kann, damit Athleten möglichst ohne Druck und Angst trainieren und performen können, erscheint uns sinnvoll. Deshalb möchten wir im Folgenden das Augenmerk auf Leadership-Aspekte legen, die eine Leistungserbringung im Sport fördern, anstatt sie zu blockieren.

Kommunikation und Führung unter Druck

Der Führungsstil von Trainern im Breitensport sollte sich deutlich von Trainern im Leistungssport unterscheiden. Dort, wo im Breitensport der Spaßaspekt im Zentrum steht, wird im Leistungssport der Druck auf Leistungserbringung immer größer. Spaß im Sport zu erleben und Druck zu senken, sollte aber nicht bedeuten, bestehende Reglements komplett zu verändern. In Nachwuchsleistungszentren des Fußballs beispielsweise verzichtet der Deutsche Fußballbund heute auf Junioren-Bundesliga-Strukturen, weil man denkt, dass das den Druck rausnähme. Ersetzt wurden die Junioren-Bundesliga durch die Nachwuchsliga, in der niemand absteigt. Gleichzeitig bleiben aber Instanzen wie Sichtungen und Entwicklungstests sowie Auswertungsgespräche an Nachwuchsleistungszentren bestehen. Außerdem werden Torpunkte-Spiele vermieden. Allerdings haben Untersuchungen an Schulen gezeigt, dass Schülerinnen und Schüler, die verinnerlichen, dass Noten Lernprozesse – und nicht Ergebnisse – beurteilen, beim Wegfall von Beurteilungen sofort den Eindruck erhalten, der Unterricht habe wenig Bedeutung, weil keine Noten erteilt werden.[110] Dies lässt vermuten, dass Veränderungen auf der Leistungsebene, insbesondere bei leistungsorientierten Nachwuchssportlern, dazu führen könnten, dass das Training an Bedeutung verliert, vor allem, wenn Spiele ohne Ligazugehörigkeit oder Torpunkte absolviert werden. Diese Reaktionen entsprechen dem eingangs erläuterten Dopaminverhalten (siehe Seite 116). Der Wettstreit stellt im Sport immerhin ein Belohnungssystem dar. Der eigene Einsatz soll sich lohnen, sonst bleiben Antrieb und Commitment neuropsychologisch betrachtet bei einigen auf der Strecke.

Ein Kind vor schlechten Leistungen oder Niederlagen zu schützen, indem man Vermeidungsstrukturen schafft, kann nicht sinnstiftend sein. Vielmehr sollte man mit dem Kind geeignete Methoden einüben, damit es mit negativen Emotionen umgehen lernt, Selbstregulation und Selbstwirksamkeit können so gut trainiert werden.

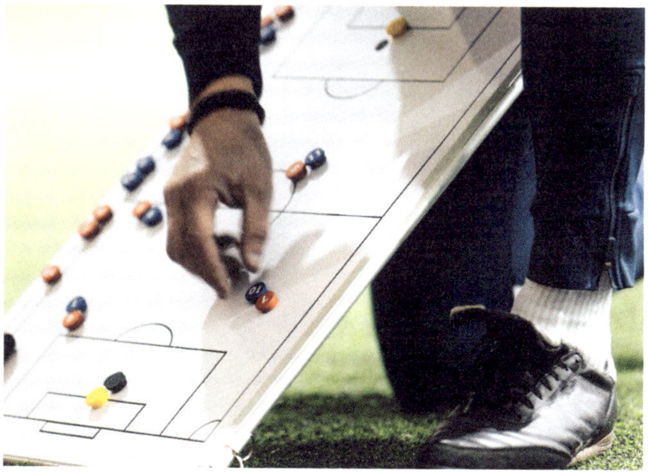

Strategien zu entwickeln ist nicht nur für den Spielverlauf wichtig, auch pädagogisch ist das im Nachwuchssport zielführend.

Einige Untersuchungen zu Trainer-Athleten-Verhältnissen im Sport, von denen es übrigens nur wenige gibt, betrachten den Grad der Zufriedenheit unter den Athleten. Der Tätigkeit des Trainers wird hierbei meist viel Beachtung geschenkt. Äußerungen über das »gute Gefühl« zeigen, wie wichtig die emotionale Komponente im sozialen Miteinander, aber auch in der Leistungserbringung ist. Die Freude, Zufriedenheit oder das Wohlbefinden stehen Druck und Angst gegenüber. Neurobiologisch abgeleitet haben diese positiven Empfindungen dann Raum, weil die Amygdala, unser »Gefahrenriecher«, aufhört zu feuern. Daran anknüpfend stellt sich die Frage, wie Trainer agieren sollten, um Druck auf ein Niveau zu bringen, was einen Umgang mit selbigem in der Performance erleichtert.

Ein wichtiger Aspekt ist die Kommunikation. Je transparenter und klarer Trainer sich artikulieren, ihre Sportler motivieren, Neuigkeiten weitergeben, Fragen stellen, in den Dialog treten, desto weniger offene Fragen bleiben bei den Athleten zurück. Und Fragen führen bekanntlich zu einem Gedankenkarussell und Overthinking. Das Gehirn kann schließlich Realität nicht von Fiktion unterscheiden und all die Gedanken zu unbeantworteten Fragen führen zu Szenarien vor dem inneren Auge, die mit Sorgen, Zweifel und Ängsten verbunden sein können. Eine gute Kommunikation reduziert Unsicherheiten und Missverständnisse.

MYTHEN UND KLISCHEES ZU DRUCK IM SPORT

Im Sport geht es, wie an anderer Stelle bereits geschrieben, um Sieg und Niederlage. Athleten trainieren, um sich im Wettstreit mit Gleichgesinnten zu vergleichen. Zeiten werden gemessen, Höhen, Weiten und Punkte. Der Beste gewinnt und wird als Sieger geehrt. Spitzenathleten vertreten auf internationalen Wettkämpfen sogar ihre Nation und werden bei Siegen nicht selten als nationale Helden gefeiert. Und wer als Held in der Geschichte des Sports gelten möchte, muss stark sein, durchhalten, Disziplin zeigen und, wenn möglich, keinen Schmerz kennen. Sportler wachsen mit Erwartungen und Bewertungen in der Öffentlichkeit auf, die oft nicht nur im Sport, sondern auch von den Medien und Wirtschaftsinteressen geprägt sind. Im öffentlichen Leben werden sie wiederholt stigmatisiert, zum Beispiel als Ironman, und stehen aufgrund von Mythen und Klischees bei der Leistungserbringung unter Druck. Wir möchten zeigen, welche konservativen Glaubenssätze existieren, die Athleten prägen, wie sie in unterstützende Überzeugungen umgewandelt werden können und wie Stress und Druck im Sport vorgebeugt werden kann. Leistungsdruck im Sport zu verharmlosen, ist gefährlich und verantwortungslos. Vermeiden Sie daher Sätze wie die folgenden und finden Sie lieber positive Worte, argumentieren Sie unterstützend.

Was negative Aussagen beim Sportler auslösen können	
Konservative Glaubenssätze	**Häufige negative Wirkung**
»Pressure makes diamonds!«	Druck kann das Belohnungssystem aktivieren, wir spüren dann Motivation und kommen mehr ins Tun. Aber je nach Persönlichkeit wirkt Druck als Stressor so negativ, dass er Ängste auslöst, bei zu langer Anpassung Burnout und Depression hervorruft oder uns im Denken und Handeln blockiert, zum Beispiel durch ein Blackout.
»Gute Sportler haben keine Angst!«	Das ist ein Mythos. Die meisten Menschen, die performen, haben Angst, die erwartete Leistung nicht erbringen zu können, oder Lampenfieber, egal ob Sportler, Musiker, Redner oder Schauspieler. Vielen gelingt es dabei recht gut, diese Angst zu regulieren, meist ohne dass andere es merken. Dadurch wirken sie souverän.
»Du bist ein Mann. Reiß dich zusammen, Druck hin oder her!«	Genderbezogene Klischees formen uns und sollten aufgebrochen werden. Es gibt kein »muss, darf, soll«, nur weil wir einem Geschlecht zugehören. Jeder darf Emotionen zeigen, egal welchen Geschlechts. Menschen aufgrund von scheinbarer Emotionslosigkeit aufzuwerten, weil sie Emotionen unterdrücken, ist ein Unding, weil das Unterdrücken von Emotionen ungesund und unnatürlich ist.
»Druck ist hier normal. Wenn du das nicht aushältst, bist du hier falsch!«	Alte gesellschaftliche Werte wie Disziplin und Härte müssen nicht sein, wenn man Leistung im Sport fördern will. Gleichzeitig dienen solche Sätze den Verantwortlichen, zum Beispiel Eltern oder Trainern, als Ausrede. Es braucht Feingefühl, Methoden und Wissen, um Sportler unterstützend zu begleiten, wenn Zweifel, Sorge und Angst im Sport mit im Spiel sind. Das ist vielen zu anstrengend und alte Muster scheinen wesentlich bequemer.

Auch welche Worte ein Trainer für die sportliche Entwicklung oder das Verbesserungspotenzial findet, sollte geübt sein. Zum einen greift das Sprichwort »Der Ton macht die Musik!« im Umgang mit Heranwachsenden besonders gut. Kinder merken schnell, ob der Ton respektvoll ist oder eher abwertend beziehungsweise manipulativ eingesetzt wird. Sätze, wie wir sie als Kinder noch hörten, zum Beispiel: »Wenn ich so fett wäre wie du, würde ich die Wand auch nicht hochkommen!«, sind weder respektvoll noch motivierend oder entwicklungsfördernd. Darüber hinaus kommt es leider nach wie vor dazu, dass Trainer mit unqualifizierten Maßregelungen und Aussagen das Kindeswohl gefährden, sowohl körperlich als auch psychisch. So wissen wir von Trainern, die ihre Mannschaft an Leistungsstützpunkten in der Kabine eingeschlossen haben, von Mobbing in Internaten oder von körperlichen Grenzüberschreitungen bei Mobilitätstests während Sichtungen. Solche Vorkommnisse sind leider nach wie vor alltäglich – zu oft, zu normal ist das missbräuchliche und manipulative Verhalten einiger Trainer. Das Sportsystem in Deutschland verfügt kaum über Kontrollinstanzen, um hier mehr Schutz zu bieten. Kinder und Teenager passen sich an und trauen sich häufig nicht, etwas zu sagen. Auch Eltern schweigen manchmal lieber, damit das Kind nicht aus dem Kader fliegt. Selbst Journalisten, die wir kontaktieren, meiden wiederholt offene und klare Worte, um beim nächsten Fußballspiel wieder in den VIP-Bereich zu gelangen. Der Schutz von Kindeswohl steht nicht an erster Stelle und es braucht dringend gezielte Maßnahmen, um Heranwachsende in diesem System adäquat und nachhaltig zu schützen sowie Präventionsmaßnahmen zu gewährleisten. Die dunkle Seite des Sports ist hier leider sehr dunkel.

Solche Downing-Methoden führen nicht nur zu pathologischen Krankheitsbildern, gebrochenen Seelen und Herzen, sondern selbst in abgemilderten Varianten immer und immer wieder zu Scham- und Schuldgefühlen bei den Athleten. Diese hemmen sowohl Lernbereitschaft als auch Risikobereitschaft im Training. Kommunikation hingegen fördert Bindung und schüttet Oxytocin aus, wenn Trainer bereit sind, in Beziehung zu gehen. Das geschieht ganz automatisch. Wir alle kennen das aus unserer Schulzeit: In den Fächern, in denen wir die Lehrer mochten, hatten wir am liebsten Unterricht und hatten vielleicht sogar die besseren Noten, weil wir gut mitgearbeitet haben. Ein Grund dafür ist Oxytocin.

Wenn uns eine Lehrperson sympathisch ist, sind wir eher bereit, zu lernen, und das Lernen fällt uns leichter. Wer mit Schutzbefohlenen in einen wertschätzenden Dialog geht, fördert das Miteinander und den Zusammenhalt.[111]

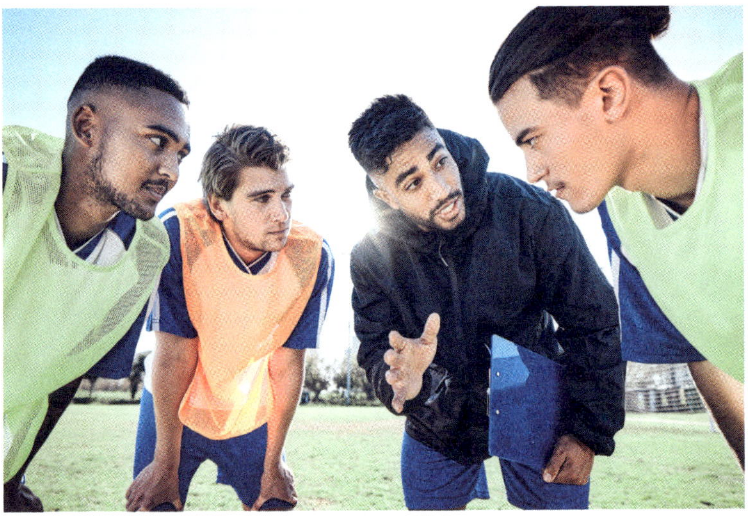

Eine angemessene, unterstützende Kommunikation nimmt Druck aus herausfordernden Situationen raus.

WENN TRAINER MITTELS DRUCKS MANIPULIEREN UND DAS ATHLETENWOHL GEFÄHRDEN

Es gibt Trainer, die Athleten unter Druck setzen, um dadurch bessere Leistungen oder Ergebnisse abzurufen. Die Motivation dafür liegt in ihrer eigenen Drucksituation begründet. Die Arbeit von Trainern wird an dem Erfolg ihrer Athleten gemessen. Zeigen die betreuten Sportler Leistung, haben sie als Trainer Erfolg. Bleibt dieser aus, wird ihre Arbeit abgewertet, was bis hin zu einer Kündigung führen kann. Trainer unterliegen konstant einer sichtbaren, messbaren Leistungserbringung, die – für sie passiv – über den Erfolg ihrer Athleten geschieht, ein Sekundärerfolg sozusagen. Wenn ein Trainer diesem Schema des Erfolgsdrucks nicht gelassen gegenübersteht und einfach abwartet, wie ein Spiel oder ein Wettkampf ganz »natürlich« ausgeht, sondern »nachhilft«, indem er Druck ausübt, stehen ihm diverse Manipulationsmethoden zur Verfügung. Dazu gehört beispielsweise Doping. Der Trainer versorgt seine Athleten mit verbotenen Mitteln oder hält sie dazu an, bestimmte Mediziner aufzusuchen, bei denen sie Dopingmittel erhalten. Auch Manipulationsversuche bei Trainings- und Wettkampfverläufen, Bestechungen von Schiedsrichtern oder Kampfrichtern sind Methoden, mit denen eine Vorteilsnahme angestrebt wird. Ebenfalls verbreitet sind Fälle von psychischer Manipulation, Einschüchterung sowie von seelischem oder körperlichem Missbrauch, um Kontrolle über die eigenen Athleten zu gewinnen. Eine weitere Methode, Athleten in ein pathologisches Abhängigkeitsverhältnis zu bringen, ist sexueller Missbrauch. Hier tut Aufklärung und Kontrolle von übergeordneten Instanzen inklusive rechtsmäßiger Sanktionierung dringend Not. Trainer, die ihre Schützlinge missbrauchen, sollten dringend zur Verantwortung gezogen werden. Wie auch immer ein Trainer Druck auf seine Athleten ausübt, der eigene Erfolgsdruck wird mittels Drucks ebenfalls weiter nach unten an die Athleten gegeben. Diskussionen über Ethik, Kontrollinstanzen in Form von Transparenz- und Compliance-Prüfungen sind unumgänglich, Evaluation und Kontrollmechanismen von Hauptamtlichen im Sport ebenfalls. Sportler verbringen so viele Stunden ihres Alltags mit Trainern, dass hier definitiv mehr Kontrolle notwendig ist, um junge Menschen besser zu schützen. Aufklärung und Selbstverzichtserklärungen von Trainern reichen hier offensichtlich leider nicht aus. Erlebnisse von deviantem Trainerverhalten können das Leben von jungen Menschen schwer belasten und führen in vielen Fällen zu posttraumatischen Belastungsstörungen, chronischen Erkrankungen bis hin zum Suizid.

Eine weitere wichtige Fähigkeit eines Trainers ist die Kunst, die Athleten so zu motivieren, dass sie bereit sind, weiter an sich zu arbeiten, neue Dinge auszuprobieren und Grenzen zu verschieben. Und zwar nicht für den Trainer, sondern ganz für sich allein. Das bedeutet, mithilfe von Kommunikation und der richtigen Führung sollen Lernsettings geschaffen werden, die den Eigenantrieb fördern. Wenn sich ein Sportler einer Sache verschreiben und dabei sagen kann: »Ich will, ich brenne dafür!«, hat der Trainer viel richtig gemach. Einer der wichtigsten Aspekte dabei ist es, das Training abwechslungsreich zu gestalten. Neuronal betrachtet ist nach aktuellem Wissensstand Abwechslung ein wichtiger Faktor für den inneren Antrie. Aus der gegebenen Beschreibung der neurobiologischen Vorgänge und der Beobachtung, dass die Anstrengungsbereitschaft bei unvorhergesehenen Erfolgserlebnissen steigt, lässt sich ableiten, dass Sportler in solchen Momenten vor allem neue Anreize benötigen. Fordern Sie sich selbst beziehungsweise Ihre Sportler daher durch neue Trainingsimpulse!

Das Trainer-Eltern-Verhältnis

Die obigen Abschnitte zeigen, wie bedeutend der Einfluss von Eltern und Trainer auf die Entwicklung von Nachwuchssportlern ist. Sie handeln gemeinsam in einem komplexen Sozialverbund – auf der einen Seite jeder für sich, auf der anderen Seite gemeinsam an ein und demselben Menschen. Sie stehen miteinander in Beziehung und verfolgen sogar dasselbe Ziel, nur die Art und Weise, ans Ziel zu gelangen, öffnet hier oftmals unterschiedliche Wege.

Kommt es für einen Nachwuchsathleten zu Problemen oder wichtigen Entscheidungen über die weitere Karriere, ist eine rechtzeitige Abstimmung auf Augenhöhe die Kunst im sozialen Netzwerk von Eltern und Trainer. Studien der Sportwissenschaften haben gezeigt, dass unterschiedliche Erwartungshaltungen und fehlendes Vertrauen von Eltern und Trainer das Miteinander prägen. Darüber hinaus fühlen sich beide Seiten häufig missverstanden. Auch die Definition dessen, was Erfolg ist und bedeutet, unterscheidet sich wiederholt voneinander.

Wissenschaftliche Erhebungen haben ergeben, dass sich die Qualität der Beziehung von Trainern und Eltern jedoch maßgeblich auf die sportliche Leistung der Nachwuchssportler auswirkt. In unserer Arbeit beobachten wir sehr stark ausgeprägte emotionale Reaktionen beider Seiten. Eltern beschweren sich über zu rigide Führungsstile, Ungerechtigkeit und pädagogisches Unvermögen. Trainer wiederum kritisieren, dass sich Eltern ungefragt einmischen, überehrgeizig sind und viele Details kontrollieren wollen. Nicht selten bilden sich zwischen Trainer und Eltern starre Fronten oder regelrechte Grabenkämpfe. Eine Sprechstunde mit einer Vertrauensperson im Verein könnte in so einem Fall Frieden stiften. Wichtig wäre dabei, dass die Vertrauensperson nicht ins Training involviert ist und im besten Fall über Kenntnisse in Mediationstechniken verfügt. Bedürfnisse können in solchen Settings offen kommuniziert und Hilfe eingefordert werden, wodurch ein sicheres Beziehungsmuster aufgebaut werden kann. Eine Mediation lässt

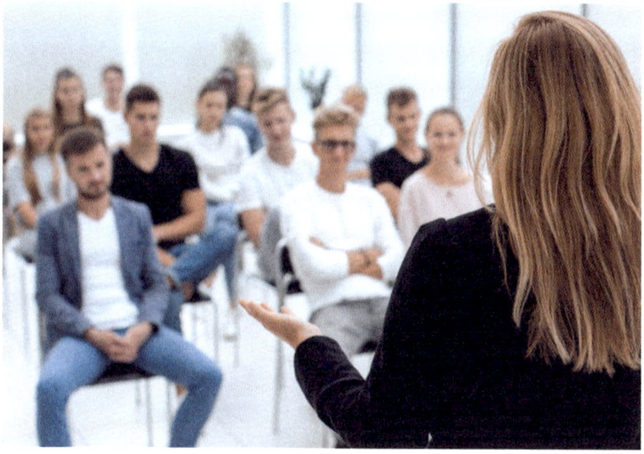

Die Anforderungen im Leistungssport sind heute so gestiegen, dass Eltern mehr Unterstützung suchen. Elterncoachings bieten dafür gute Gelegenheiten.

bedarfsgerecht erkennen, was benötigt wird. Es kann interveniert werden, ohne den Trainingsablauf zu stören. Zudem ist die Erwartungshaltung vonseiten der Athleten erst einmal positiv, weil jemand neutral zuhört und Hilfestellung für den Konflikt angeboten wird.

In diesem Zusammenhang wurden sogenannte Elterncoachings eingeführt. Situationen wie die soeben beschriebene stellen regelrechte Stressfaktoren für die Eltern dar. Es gibt Studien, die untersuchen, wie Eltern den Leistungssport ihres Kindes und ihre Rolle dabei erleben.[112] »Eltern scheinen oft gar nicht zu wissen, wie sie sich am besten verhalten sollen, und sind selbst mit der Situation überfordert. Belastende Faktoren sind der zeitliche und finanzielle Aufwand, eine gefühlte Hilflosigkeit und Unsicherheit bei Misserfolgen sowie der Umgang mit dem Kind nach einer Niederlage.«[113] Daraufhin wurden Konzepte in einem Stufenplan entwickelt, die Eltern und Trainern helfen können, offene Fragen, Sorgen und Ängste zu klären sowie die Entwicklung im Training und Verein transparent zu halten, sodass alle Parteien mehr Sicherheit empfinden und konstruktiver miteinander kooperieren können. Inwieweit solche Konzepte greifen, wer im Verein dafür die Verantwortung und Finanzierung übernimmt, steht auf einem anderen Blatt. Aber der Ansatz ist aus unserer Sicht auf jeden Fall sehr gut und bietet mehrere Möglichkeiten, Ängste und Sorgen zu mindern und damit Drucksituationen zu vermeiden.

Welche Rolle emotionale Intelligenz bei Trainern spielt

Ein Trainer prägt nicht nur Technik, Taktik und Leistungsentwicklung, sondern er prägt das emotionale Klima, in dem Leistung überhaupt entstehen kann. Zwischen Erfolgsdruck, Erwartungshaltung und sportlichem Ehrgeiz ist emotionale Intelligenz einer der entscheidendsten, oft unterschätzten Erfolgsfaktoren in der Führung von Athleten.

Wie bereits beschrieben, ist emotionale Intelligenz im Training Regulationsintelligenz. Sie entscheidet, ob das Nervensystem des Sportlers in einem lern- und aufnahmefähigen Zustand bleibt oder in Alarmbereitschaft gerät. Dauerhafte Kritik, Ironie oder unberechenbares Verhalten führen zu einem Anstieg von Cortisol, hemmen Dopamin und blockieren den präfrontalen Kortex, also jene Region, die für Fokus, Entscheidungsfindung und motorische Feinsteuerung zuständig ist. Umgekehrt fördern Zugewandtheit, Humor, Aufrichtigkeit und Anerkennung die Ausschüttung von Oxytocin und Dopamin, die wiederum emotionale Sicherheit, Resilienz, Fokus und Mut stärken. Studien zeigen, dass Athleten, die sich emotional unterstützt fühlen, eine höhere intrinsische Motivation, bessere Regenerationsfähigkeit und geringere Burn-out-Raten aufweisen.[114] Die Qualität der Trainer-Athlet-Beziehung ist also nicht nur ein sozialer Faktor, sondern eine zentrale neurobiologische Variable für Leistung.

Abschließend möchten wir festhalten, dass emotionale Intelligenz kein »weiches« Extra ist, also nicht nur zu den sogenannten Soft Skills gehört, sondern ganz klar ein Leistungsvorteil. Sie entscheidet, ob Angst zum Gegner oder zum Antrieb wird und ob Athleten lernen, auch unter Druck bei sich zu bleiben. Trainer, die ihre Emotionen reflektieren, achtsam kommunizieren und empathisch führen, schaffen die Grundlage für nachhaltige Leistungsfähigkeit und für Athleten, die nicht nur gewinnen, sondern wachsen.

Wie Trainer und Eltern Angst und Druck abbauen können

Wir können lernen, mit Druck umzugehen, solange Raum für Regulation und Ausgleich ist. Das ist die Grundregel Nummer eins. Im Sport beobachten wir, dass Kontrolle und Erwartungen viel Druck aufbauen. Kontrolle zielt auf Einflussnahme, Druck oder Eingriffe in Entscheidungen. Kontrollieren Eltern und Trainer Nachwuchsathleten im ausgeprägten Maße, fühlen sich diese fremdbestimmt, überfordert und oft voller Zweifel, bei Kontrollmaßnahmen bestehen zu können.

Was Kindern und Teenagern im Umgang mit Erwachsenen hilft, egal ob im Alltag oder im Sport, sind klare Rollen und Erwartungen. Wenn Eltern und Trainer eindeutig kommunizieren und jeweils in ihrer eigenen Rolle bleiben sowie gleichzeitig an andere übergeben, wenn deren Position gefragt ist, verstehen und respektieren junge Sportler die Rahmenbedingungen und Positionen von Eltern und Trainer eher als in Situationen, in denen Rollen vertauscht oder überschritten werden. Auch Trainer und Eltern verstehen sich besser, wenn ihre jeweiligen Rollen und Grenzen klar gesteckt sind.

Wir zeigen nun diverse Möglichkeiten auf, die sich auszahlen können. Bei allen folgenden Vorschlägen möchten wir jedoch darauf hinweisen, dass Kinder zu einem Großteil über Spiegelneuronen durch Beobachtung lernen. Es hilft, wenn wir uns als Erwachsene wiederholt vor Augen führen, dass wir eine Vorbildfunktion haben.

Die Grundregel besteht folglich darin, dass die agierenden Erwachsenen im Sportsystem ihr eigenes Handeln reflektieren, die persönlichen Emotionen regulieren und Gedanken so kommunizieren lernen, dass ihr eigenes Handeln auf einem gesunden Wertefundament für den Nachwuchs steht. Wie an anderer Stelle erwähnt, entsteht Druck gern durch Gegendruck und wird in der Hierarchie von oben nach unten weitergeleitet. »Unten«, beim Sportler, bilden sich dann nicht selten Probleme wie eine »Säure«, die wiederum nach oben zurücksteigen und ganze Systeme »übersäuern« lassen.

Auf gemeinsamen Werten aufbauen

Es ist immer sinnvoll, eine gemeinsame Wertebasis zu schaffen. Diese schafft ein Fundament, auf das selbst im Streit immer wieder verwiesen werden kann. So können sich Eltern und Trainer auf Respekt, Vertrauen, Fairness, Sicherheit und Sportlichkeit einigen und dies altersgerecht mit Humor und spielerischen Elementen gestalten. Wichtig dabei ist es, die Freude am Sport zu erhalten und das Training als Lernprozess zu sehen, nicht allein als Prüfstein. Eltern, Trainer- und Kapitänsverhalten folgen im Idealfall bestimmten Werten und Normen. Das erfordert Disziplin und Einsatzbereitschaft, führt aber zu einer guten Gruppenzugehörigkeit. Ein sensibler Umgang mit selbigen ist unbedingt angezeigt. Ein Mehr an Pädagogik wäre in diesem Zusammenhang sinnstiftend, insbesondere bei den heutigen Themen wie Mobbing oder Abwertung von Autoritäten (Eltern gegenüber Trainern, Eltern und Trainer gegenüber Schiedsrichtern, Spieler gegenüber Mannschaftskapitänen, Einzelsportler gegenüber Kampfrichtern und dergleichen).

Eine angemessene Kommunikation pflegen

Eine offene Kommunikation sowie regelmäßige, respektvolle Gespräche über Fortschritte, Beobachtungen und Bedürfnisse von Athleten sind wichtig. Diese sollten transparent sein und keine leeren Versprechungen enthalten.

Ebenfalls unterstützend ist Partizipation durch Mitspracherecht. Überlegen Sie sich, wo Sportler mitgestalten und mitentscheiden können und sollten, zum Beispiel bei der Festlegung von Pausenzeiten im Training. Das fördert den Zusammenhalt, die Selbstwirksamkeit und das Zugehörigkeitsgefühl – Aspekte, die die Leistung fördern können, ohne hohen Druck aufbauen zu müssen. Das motiviert und wird als Wertschätzung angenommen, macht das Gesagte transparent und greifbar.

Sensibilität für Sprache entwickeln

Eltern und Trainer vergessen oft die Bedeutung der Privatsphäre von Heranwachsenden. Es bietet sich an, bestimmte Angelegenheiten in einem geschützten Rahmen zu kommunizieren und persönliche Informationen des Kindes stets vertraulich zu behandeln. Dabei sollten Sie vermeiden, ein Kind öffentlich zu kritisieren. Die Kommunikation von Bewertungen und Erwartungen ist vorsichtig zu handhaben. Wie an anderer Stelle bereits erwähnt (siehe Seite 124), ist die Macht der Sprache und Erinnerung an Gesagtes sehr groß, und Kindergedächtnisse erinnern sich meist sehr genau. Wir können diesbezüglich viele Missverständnisse auffangen, wenn wir bewusster kommunizieren. Die eigene Sprache in der Sportdidaktik sensibel zu gestalten, gewinnt zunehmend Raum.[115]

Hier ein paar Beispielssätze, wie Sie Ihre Worte bewusster wählen lernen:

- Formulieren Sie konkret und verurteilen Sie nicht: »Wir unterstützen dich dabei, nach der Sperrzeit wieder in den Kader zu kommen.«
- Eigenständigkeit können Sie durch Sätze fördern wie: »Was brauchst du, um das Schritt für Schritt anzugehen?«
- Bleiben Sie realistisch in Bezug auf Erwartungen. Das schafft Sicherheit: »Es ist okay, Zeit zu brauchen und zu scheitern.«
- Äußern Sie Wertschätzung, ohne Druck aufzubauen: »Dein Einsatz zählt, unabhängig vom Ergebnis.«

Zudem beobachten wir, dass in vielen Sportarten sehr kämpferische, konservative Werte und Worte als Maßstab für Stärke herangezogen werden. Folgende Sätze verdeutlichen dies:

- »Ich mach den fertig!«
- »Ich werde sie in der Luft zerreißen!«
- »Ich werde kämpfen bis zum Umfallen!«
- »Wir zerbomben das Team und nehmen es ordentlich auseinander!«

Vergessen wird hierbei oft, dass nicht alle Spieler diese Werte leben und auch von ihren Persönlichkeitsmerkmalen nicht so sind. Viele junge Athleten mögen diese Art der Sprache und Bilder nicht. Sie enthalten zu viel Aggression. Auch übersetzen sie Worte wie diese nicht in einen inneren Antrieb, der in einem solchem Umfeld gern als »Kampfgeist« bezeichnet wird. Begriffe wie »Siegeswille«, »Können« und »Best Practice« können eine gute Alternative dazu darstellen. Bei Angst und Zweifeln hilft es auch, die Konkurrenz und den Wettkampf als Herausforderung anzunehmen und nicht als Bedrohung zu begreifen. Lieber mit Taktik und Cleverness, Zusammenhalt und Können punkten als damit, den anderen auszustechen und fertigzumachen.

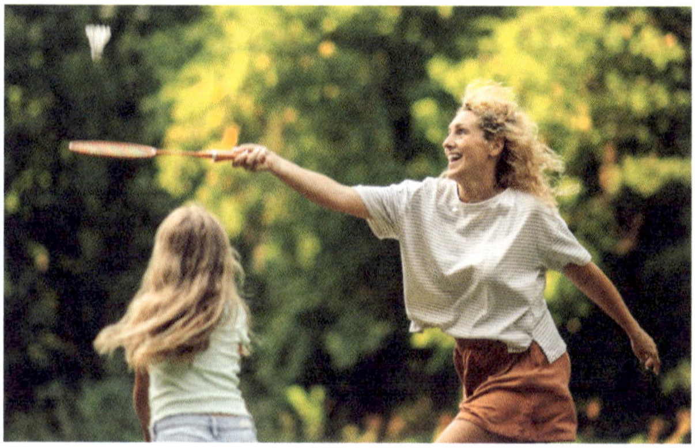

Bringen Sie als Eltern mehr Freude und Abwechslung durch gemeinsame Aktivitäten in den Alltag von Kindern.

Unterstützung bieten

Eine unterstützende Haltung der Eltern ist eine der Quintessenzen für weniger Druck im Sport. Das Zuhause im familiären Setting sollte die sichere Homebase bilden. Eltern leisten viel für ihre Kinder, auch im Sport. Wichtig ist hier, dass neben der Unterstützung von Trainingsplänen eine regelmäßige, gesunde Ernährung geboten wird, ausreichend Lernzeiten für die Schule eingebaut werden und genügend Erholungszeiten vorhanden sind. Dazu gehören auch Zocken, Freunde treffen und spaßige Unternehmungen mit der Familie. Ausreichende Pausen und Erholung sind entscheidend. Überforderung kann zu Frustration oder Verletzungen im Sport führen.

Transparenz schaffen

Ganz wichtig sind transparente Entscheidungsprozesse. Dazu gehört es, zu erklären, nach welchen Kriterien bestimmte Auswahlprozesse verlaufen und wie Spielzeiten oder Positionen festgelegt werden. Im Leistungssport sollte zudem Zugang zu relevanten Informationen wie Trainingsplänen, Beurteilungen und Verletzungsprotokollen geschaffen werden. Das fördert Vertrauen und Sicherheit und lässt Sportler nicht mit ungewissen Erwartungen zurück.

Darüber hinaus ist ein festgelegter organisatorischer Rahmen hilfreich. Dazu gehören Transparenz in Bezug auf Termine, Feedbackzeiten und Notfallpläne. All das sollte fest eingehalten werden oder rechtzeitig kommuniziert werden, wenn sich Termine verschieben. Wettkampftermine, Materialbeschaffung und Trainingspläne offenzulegen, hilft ebenfalls, die Entwicklung von Athleten zu fördern.

Erfolgreiches Konfliktmanagement

Bei Konflikten sollten Eltern und Trainer vor allem frühzeitig agieren. Wenn Probleme oder Missverständnisse auftreten, ist es sinnvoll, sachlich und lösungsorientiert zu diskutieren und dabei Eskalationen zu vermeiden.

Initiieren Sie ein offenes Gespräch. Dies gelingt, indem Sie vor allem einen ruhigen Moment wählen, ohne Vorwürfe ins Gespräch gehen und fragen, wie sich das Kind fühlt, was genau Druck verursacht und was es sich wünscht. Die Erwachsenen sollten den Druck erkennen und das Gefühl dazu bei den Nachwuchssportlern fraglos akzeptieren. Bestätigen Sie, dass die Gefühle ernst genommen werden. Üben Sie sich in Wertschätzung, anstatt Druck aufzubauen. Kommunizieren Sie möglichst mit Ich-Botschaften, beispielsweise »Ich sehe, dass es dir damit nicht gut geht«, und vermeiden Sie Anklagen oder Unterstellungen wie: »Du denkst also, du schaffst das nicht«.

Vermeiden Sie Unterbrechungen im Redefluss des Heranwachsenden ebenso wie Schuldzuweisungen. Bieten Sie an, gemeinsam den Blick nach vorn zu richten und nicht immer zu fragen, warum wer was falsch gemacht hat. Überlegen Sie gemeinsam, was genau jetzt zu tun ist. Wer den Blick nach vorn richtet, hemmt Gedankenschleifen. Werden Sie konstruktiv: »Wir suchen jetzt nach einer Lösung. Wir wollen alle, dass Ruhe reinkommt und es weitergehen kann, am besten mit Spaß an der Sache, denn deshalb hast du angefangen mit dem Sport!«

Auch eine Pause kann hier eine fruchtbare Option sein, vor allem wenn die Nachwuchssportler überlegen, mit dem Sport aufzuhören. Aber eine Pause einzulegen ist in manchen Sportarten durchaus möglich. Es gibt viele Comebacks von Athleten diverser Sportarten. Es braucht Mut, diesen Schritt zu gehen. Oft kehren die Sportler dabei stärker zurück, als sie es vorher waren. Bei Anzeichen von Burn-out, Essstörungen, Depression oder Verletzungen ist es wichtig, zeitnah professionelle Hilfe zu suchen. In Fällen wie diesen hat der Druck bereits krank gemacht. Sicherheit und Wohlbefinden zu priorisieren, steht in solchen Situationen an erster Stelle. Vermeidungsstrategien oder sich »Wir kriegen das auch so hin!« zu sagen sind unangemessene Reaktionen. Außerdem ermöglicht die professionelle Unterstützung durch ein Gespräch mit einem Jugendcoach, einem Sportpsychologen oder Familienberater, Spannungen zu lösen und Perspektiven aufzuzeigen, die man selbst in solchen Situationen als Eltern oder Trainer nicht sieht oder über die man zu wenig weiß.

5 TIPPS FÜR SPORTLER, MIT DRUCK VON ELTERN UND TRAINERN UMZUGEHEN

Alle vorangegangen Übungen können helfen, einen besseren Umgang mit Angst und Druck zu lernen. An dieser Stelle möchten wir noch mal in einer Übersicht zeigen, wie es Ihnen als Sportler gelingen kann, Druck überhaupt begegnen zu lernen. Ihn wahrzunehmen, Reaktionen von Druck zu benennen und dadurch Muster zu erkennen und positive Handlungsschritte ableiten zu können, ist der erste Schritt, um Veränderung einzuleiten:

1. **Bewährt haben sich im Coaching und in der Therapie Messskalen:** Fragen Sie sich beispielsweise: Auf einer Skala von 1 bis 10, wie viel Druck spüre ich grade? Wo im Körper spüre ich Druck? Wer oder was, glauben Sie, bereitet Ihnen gerade Druck?

2. **Finden Sie heraus, ob es Lösungen für Sie in Drucksituationen gibt:** Können Sie selbst etwas ändern oder brauchen Sie Unterstützung von anderen? Können Ihnen Mannschafts- oder Vereinsmitglieder helfen, Gleichaltrige oder ältere? Sich zusammenzuschließen, kann insbesondere für Nachwuchsathleten oft ein guter Weg sein, um ins Gespräch mit Erwachsenen zu treten. Lernen Sie, Nein zu sagen, wenn Druck zu gesundheitlichen oder emotionalen Belastungen führt. Suchen Sie auch einen vertrauenswürdigen Erwachsenen oder eine ausgewiesene Ansprechperson auf, wenn Grenzen überschritten werden, und bitten um Hilfe und Rat. Es ist souverän, um Hilfe zu bitte, nicht beschämend.

3. **Arbeiten Sie mit einem Gegenbild von Druck in der Vorstellung:** Wie kann die Situation wortwörtlicher leichter werden? Was braucht es dazu? Welches Bild hilft Ihnen, das Druck rausnimmt aus Kopf und Körper? Möglich ist auch, ehemalige gelungene Abläufe zu visualisieren. Wir sprechen auch von Reframing negativer Gedanken. Wir machen aus den Negativschleifen im Kopf eine positiv besetzte Situation.

4. **Be- und Entlastungsregulation ist eine Kunst, mit Druck umzugehen:** Anspannen und Entspannen helfen Ihnen, Aufmerksamkeit zu lenken. Entscheiden Sie sich dabei aktiv für Entspannung und ein Loslassen von Spannung und Druckgefühl – gern mithilfe von Entspannungstechniken –, und bringen Sie sich genauso entschieden im inneren Dialog zurück in Ihren Fokus. Lernen Sie Ihre eigenen »Knöpfchen« kennen, an denen Sie drehen, um sich selbst zu regulieren, damit Sie sie bei Bedarf, beispielsweise bei einem Wettkampf, abrufen können.

5. **Definieren und kommunizieren Sie Ihre Ziele:** Lernen Sie, für sich eigene Ziele zu klären und diese dann in Bezug zu den Zielen von Trainern und Eltern zu setzen. Sie können daraufhin schauen, ob ihre Ziele mit Ihrem Sportverständnis übereinstimmen. Vielleicht mögen Sie Ihre Ziele auch schriftlich dokumentieren. Junge Athleten können mithilfe von Software oder Apps Trainingspläne, Belastungsumfänge und Ruhetage festhalten, Ergebnisse für sich sammeln und somit Missverständnisse bei Kontrolle reduzieren. Vielleicht möchten Sie so was gern mal ausprobieren!

KAPITEL 5

SOZIALE MEDIEN UND IHRE AUSWIRKUNGEN

Wer bin ich - und wenn ja, wie viele? Der Buchtitel von Richard David Precht spiegelt viele Aspekte wider. Sowohl in der Gesellschaft als auch im Sport versuchen wir uns auf Plattformen der sozialen Medien zu informieren, uns auszutauschen und uns dabei zeitgleich zu positionieren und zu definieren, damit andere erfahren, was wir warum, wann, wie und wo tun. Soziale Medien werden deshalb als »sozial« bezeichnet, weil die Idee hinter all dem ist, Menschen eine Möglichkeit zu geben, sich digital zu vernetzen und dabei themenspezifisch, global gemeinschaftlich auszutauschen. Zahlreiche Onlineplattformen ermöglichen eine soziale Interaktion, räumlich und zeitlich unabhängig, egal ob anonym oder mit echter Identität. Eigentlich ging es ursprünglich ums Teilen - *share now.* Dabei geben wir sehr viel von uns preis, um am Ende eigentlich allein auf Anerkennung zu hoffen. Was daran im Sport besonders ist und wie sich unter Athleten durch den Umgang mit den sozialen Medien Druck und Ängste entwickeln, aber auch Lösungsansätze gefunden werden können, wird im folgenden Kapitel beschrieben.

WIE SOZIALE MEDIEN ZUSÄTZLICHEN DRUCK ERZEUGEN

Die Deutsche Sporthilfe führte 2020 eine Onlinebefragung unter allen von der Sporthilfe geförderten Athletinnen und Athleten durch. Insgesamt nahmen über 1300 Sportler aus über 50 Sportarten an der Befragung teil.[116]

In der Auswertung heißt es: »Fast die Hälfte der befragten Sportlerinnen und Sportler gibt an, Social Media spiele in ihrem Alltag als Spitzensportler eine sehr große oder große Rolle (46 Prozent). Nur für jeden sechsten Befragten (16 Prozent) sind die sozialen Netzwerke weniger wichtig. Eine Polarisierung zeigt sich bei der Nutzung: Entweder werden die Plattformen wirklich täglich oder so gut wie gar nicht benutzt.« Instagram ist dabei die weitaus meistgenutzte Plattform. »92 Prozent verfügen dort über ein öffentliches Profil, 84 Prozent nutzen das Netzwerk täglich.« Wenn wir von diesen Zahlen ausgehen, lässt sich vermuten, dass sich außerhalb des Spitzensports ähnliche Zahlen widerspiegeln. Dabei handelt es sich zum Großteil um junge Menschen unter 27 Jahren, laut Definition in Soziologie und Erziehungswissenschaften also um Jugendliche.

Schauen wir uns zuerst an, weshalb soziale Medien so attraktiv sind im Sport: Social Media dienen Sportlern als Informationsquelle für Trainingstipps und Trends, für schnelle Updates aus der Szene und eigene Updates für die Szene sowie für Sportnachrichten. Im Leistungsbereich zahlen sich soziale Medien zudem oftmals bei Verletzungen aus. Denn hier lassen sich zeitnah Fachleute ausfindig machen, die mit ihrer Expertise Zugang zu schneller Hilfe ermöglichen.

Studien zeigen außerdem, dass das Unterwegs-Sein auf sozialen Medien das Gefühl von Zugehörigkeit fördert und sie gleichzeitig als Motivator wirken. Hier finden Menschen Unterstützung, sie erhalten Feedback, und das zeit- und ortsunabhängig. Dadurch kann ein starkes Teamgefühl entstehen. Sogar Freundschaften und Partnerschaften erwachsen heute aufgrund von Kontakten über soziale Netzwerke.

Athleten nutzen Social Media aber auch für Selbstdarstellung und Markenbildung: So können sie auf sich aufmerksam machen, gewinnen Fans, sie bringen sich ins Gespräch, können über Leistung und Image eine Reputation aufbauen und dadurch Sponsoren gewinnen. Manche entwickeln sogar eigene Blogs, Apps oder gar eine persönliche Marke mit Merchandising-Produkten. Der Aspekt der sogenannten Partnerintegration wurde in der soeben erwähnten Sporthilfe-Befragung als sehr wichtiges Element in Bezug auf die Nutzung sozialer Medien erachtet. Wie in anderen Gesellschaftsbereichen auch, erhoffen sich Sportler über Social Media monetäre Einnahmen, zum Beispiel in Form von Sponsoring.

Die Befragung ergab, dass sich Athleten Unterstützung bei der Erstellung eigener Profile wünschen. Sie merken, dass es sowohl zeitlichen Aufwand als auch fachliches Können und Wissen bedarf, um sich gut zu positionieren und dazustellen. Das führt zu Zweifeln und lässt Unsicherheit wachsen. Darüber hinaus besteht immer die Gefahr, Fehlinformationen von außen zu unterliegen. Gleichzeitig muss sensibel mit den eigenen Daten umgegangen werden. Viele erleben dies als Druck, und zwar auf zwei Ebenen: einerseits den Druck, sich darstellen zu müssen, und andererseits, es nicht zu können.

Hinzu tritt der Druck, seine Leistungen transparent und ehrlich kommunizieren zu müssen, diese zu kommentieren, auf Bewertungen und Erwartungen von außen zu reagieren und die eigenen Gefühle auf die Reaktionen anderer zu regulieren. Ebenfalls herausfordernd ist der Vergleichsdruck, der auf sozialen Medien von Nutzern als sehr stark beschrieben wird. Scheinbar mühelos wirkende Leistungen anderer, perfekte Körper, professionelles Sponsoring anderer Athleten, Live-Berichterstattung oder Community Events über prominentere Sportler lassen den Selbstwert oftmals schrumpfen. Das Gefühl, nicht zu genügen, nichts wert zu sein und nichts zu können, brennt sich bei einigen Sportlern wiederholt tief in Form negativer Gedankenspiralen und Gefühle ins Unterbewusstsein ein.

In einer individualisierten Leistungsgesellschaft, in der Einzigartigkeit erwartet wird, dürfen Banalitäten keinen Raum bekommen. Dabei tun in einer Gemeinschaft Gleichgesinnter, wie im Sport, trotzdem alle das Gleiche. Wie lassen sich hier Leistung, Persönlichkeit und Aussehen zu etwas Unvergleichlichem gestalten? Für viele ist das eine unlösbare Frage, die im Zirkus der Selbstoptimierung enormen Druck aufbaut.

Künstler individualisieren und stilisieren sich heutzutage oft durch konfrontative, schockierende Kunstwerke, Sportler im Ringen um Sieg und Niederlage über ihre Leistung.[117] Wer keine Leistung bringt, kann auch im Netz nicht wirklich gut überzeugen. Der Leistungsdruck potenziert sich dadurch heute, weil er nicht mehr nur zeitlich an einzelne Wettkampftage gekoppelt ist, sondern an alltägliche Leistungserbringung in Form von Posts. Sportler stehen nicht mehr nur im sportlichen Wettstreit in Konkurrenz zueinander, sondern tagtäglich übers Internet in den sozialen Medien. Darüber hinaus werden sie mit dem Druck konfrontiert, nicht nur athletisch ihr Können unter Beweis stellen zu müssen, sondern auch zu zeigen, dass man beispielsweise über die innovativste Ausrüstung verfügt, sich optimal ernährt, in schlaffördernder Wäsche schläft und das richtige Kollagenpulver einnimmt. Verändert dabei hat sich, dass dieser Habitus heute nicht mehr allein im Spitzensport wiederzufinden ist, sondern unter Leistungssportlern und Breitensportlern gleichermaßen zum Alltag gehört.

Sportive Luxusprodukte wie ein teures Rennrad mit elektrischer Gangschaltung, technologische Kompressionskleidung oder biologische Mikronährstoffe finden auch unter ambitionierten Breitensportlern immer mehr Anklang. Sie kommunizieren nach außen eine andere Art der

Überlegenheit, nämlich durch die passenden Geldmittel. »Ich bin, was ich leiste!« wird hier ergänzt durch »Ich bin, was ich mir leisten kann!«. Auch diese Vergleiche bauen Druck auf. Durch die wirtschaftlichen Veränderungen in einer kapitalistischen Gesellschaft, in der Besserverdienende häufig mehr Freizeit haben, kaufen sich gut situierte Sportler diese Exklusivität zunehmend gern ein. Oftmals bucht genau diese Zielgruppe in der Trainingsvorbereitung für die Teilnahme an einem Marathon oder Ironman ein ganzes persönliches Trainerteam, das aus Personal Coach, Physiotherapeut, Ernährungsberater und Mentalcoach besteht. Einfach aus dem Grund, weil sie es sich finanziell leisten können. Und das häufig sogar, ohne einem Verein anzugehören. Denn auch dieser Aspekt hat sich verschoben.

Es gibt nicht mehr nur verbandsorganisierte Wettkämpfe, sondern immer mehr Event-Wettkämpfe, die für jedermann zugänglich sind. »Bei Bedarf kann man heute in der Gruppe einsam sein«, schrieb der Sportsoziologe Bette schon im Jahr 1999. Nach der Leistungserbringung wird am Abend dann ein Reel auf Instagram hochgeladen und die Ergebnisse auf Strava im Mikrokosmos des sportiven Werte- und Zahlenvarietés geteilt. Weltweite Transparenz für alle. Und das alles, um sich individuell zu fühlen und doch gleichzeitig dazuzugehören.

Der Druck, sich im Wettstreit zu messen, steht nicht mehr allein im Mittelpunkt des Sportgeschehens. Es ist der komplette Lifestyle, der sich aneinander misst, eine grenzenlose Gemeinschaft unter Druck, täglich mit sich selbst ins Rennen zu gehen, um sich selbst zu übertreffen und neu zu erfinden. Traditionelle Konturen von Athleten haben sich gesellschaftlich und

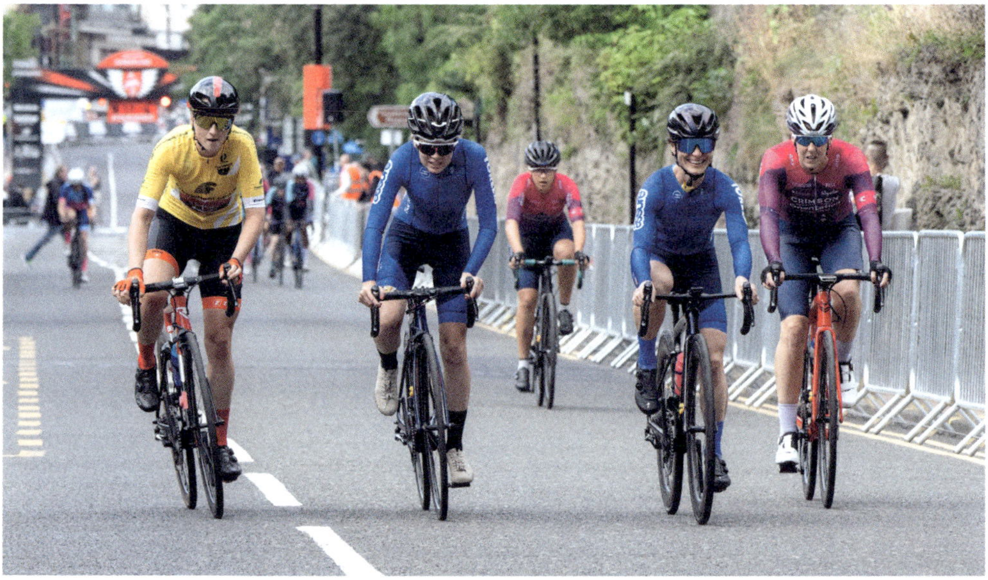

Es gibt immer mehr Leistungssportler im Breitensport, die an Wettkämpfen teilnehmen und das intensiv auf Social Media dokumentieren.

medial verflüssigt. Die heutige Welt bietet so viele Optionen, sich darzustellen und zu vermarkten, dass die Auswahl oft zur Qual wird. Die Suche nach dem Sinn wird dabei zur Herausforderung. Sich kontinuierlich selbst zu behaupten, neu zu erfinden und gleichzeitig von anderen abzugrenzen und dabei aber marktgängig zu bleiben, kostet neurobiologisch betrachtet enorm viel Energie. Unser Gehirn ist ursprünglich nicht darauf ausgelegt, dauerhaft zwischen unzähligen Optionen zu wählen oder sich ständig selbst zu bewerten. Jede Entscheidung aktiviert den präfrontalen Kortex, der für Planung, Abwägung und Selbstkontrolle zuständig ist, und damit einen der energieintensivsten Bereiche des Gehirns. Je häufiger wir gezwungen sind, Entscheidungen zu unserer Identität, Leistung oder Außenwirkung zu treffen, desto stärker steigt die kognitive Last. Chronische Entscheidungsüberforderung, sogenannte *decision fatigue*, geht mit einer erhöhten Aktivität in der Amygdala und einem gleichzeitigen Abfall der Regulationsleistung des präfrontalen Kortex einher. Das führt zu emotionaler Erschöpfung, Impulsivität und einem Gefühl innerer Leere.

Gleichzeitig reagiert unser Belohnungssystem auf Likes, Rankings oder Feedbackschleifen immer mit einer kurzfristigen Ausschüttung von Dopamin. Es handelt sich um einen Mechanismus, der kurzfristig motiviert, langfristig aber zu einer Abhängigkeit von äußerer Bestätigung führen kann. Bleibt diese aus, sinkt der Dopaminspiegel, was mit Antriebslosigkeit und Selbstzweifeln einhergeht. So entsteht ein Kreislauf aus Überstimulation, Selbstvergleich und emotionaler Erschöpfung. Wenn dann Spott und Schelte in Form von Hate Speech oder Cybermobbing hinzukommen, haben es Sportler immer schwerer, mental, emotional und körperlich ausgeglichen zu bleiben. Ängste stellen sich ein und der Druck wird immer größer, in diesem System bestehen zu müssen und zu können.

STRESSBEWÄLTIGUNG IN DER DIGITALEN GESELLSCHAFT

Soziale Medien bringen zwei Aspekte mit sich, die sich, psychologisch betrachtet, negativ auf uns auswirken: Sie führen zum einen in ein suchtähnliches Verhalten. Zum anderen vermitteln sie bei »Entzug« häufig das Gefühl, nicht mehr dazuzugehören. Soziale Ausgrenzung – Ostrazismus – wird in der Psychologie als sehr belastend und auch schmerzhaft beschrieben.[118]

Bedingt wird Letztere insbesondere dadurch, dass wir in unserer Wahrnehmung keine Aufmerksamkeit geschenkt bekommen. Anders als bei Ablehnung passiert Ausgrenzung in den meisten Fällen wortlos. Wenn sie keinen positiven Zuspruch erfahren, leiten die meisten Menschen daraus für sich ab, dass sie ausgegrenzt werden. Ausgrenzung wiederum bedroht grundlegende menschliche Bedürfnisse für einen gesunden Selbstwert, weil das Gefühl von Kontrolle und

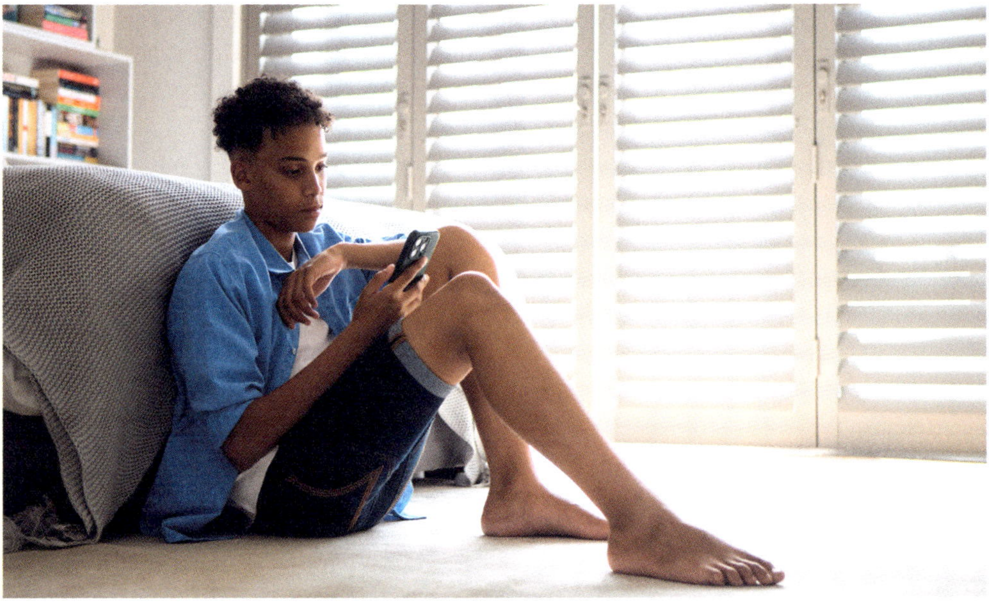

Soziale Medien werden wiederholt zu einem starken Stressor, insbesondere für junge Menschen.

Zugehörigkeit verloren geht. Dies hat wiederum einen enormen Einfluss auf das emotionale Erleben, was nicht selten in einem regelrecht schmerzhaften Zustand mündet. Die Psychologin und Neurowissenschaftlerin Naomi I. Eisenberger konnte belegen, dass Ausgrenzung dieselben Hirnregionen aktiviert wie physischer Schmerz.[119] Empirische Studien belegen überdies, dass Aggression sowie sozialer Rückzug häufig die Folge von Ausgrenzung darstellen, was in einigen Fällen in Hilfslosigkeit, Entfremdung, Minderwertigkeit, Depression und Selbstaufgabe mündet. Der Sozialpsychologe Kipling D. Williams konnte in seiner Arbeit zudem die beunruhigende Tatsache belegen, dass Menschen, die wiederholt Ausgrenzung erleben, egal ob in der analogen oder digitalen Welt, vermehrt in einen emotionalen Teufelskreis geraten und sich durch abweichendes, unsoziales oder gar kriminelles Verhalten zunehmend Aufmerksamkeit »erarbeiten«, was im Extremfall in einem Amoklauf enden kann.

Betrachten wir wieder die süchtig machenden Eigenschaften von Social Media, gilt es, sich mit dem körpereigenen Belohnungshormon Dopamin zu beschäftigen. Dieses führt, wie bei jeder Sucht, in einen Rauschzustand. Die Oxford University Press wählte den englischen Begriff *brain rot* (»Hirnfäule«) zum Wort des Jahres 2024. Gemeint ist damit der Einfluss von Social Media aufs Gehirn. Beim Medienkonsum laufen laut Hirnforschern ähnliche Prozesse ab wie im Drogenrausch. Beim Lesen, Kommentieren und Liken wird Dopamin ausgeschüttet. Die Journalistin Vittoria Traverso recherchierte zum Thema neuronale Veränderungen und fand heraus, dass »das Gehirn darauf ausgerichtet ist, die Dopaminausschüttung im Gleichgewicht zu halten«. Ihre Ergebnisse veröffentlichte sie in ihrem Onlineartikel »Digitale Droge – So klappt der

Social Media Detox« bei *National Geographic.*[120] Sie beschreibt, dass es sich laut Forschern um einen sogenannten Wippmechanismus handelt. »Indem wir endlos durch unsere Social-Media-Feeds scrollen, stören wir dieses Gleichgewicht. Um dem entgegenzuwirken, drosselt das Gehirn die Produktion von Dopamin oder verlangsamt seine Aufnahme.« Wie bei jeder Droge schreit der Organismus regelrecht nach mehr, damit er in einen »normalen« Zustand versetzt wird. Beim Konsum von Kokain beispielsweise ist dieser Mechanismus extrem ausgebildet.

Gerade für Athleten ist diese dopaminerge Dysbalance kritisch, weil in diesem Zustand natürliche Reize wie etwa Trainingserfolge oder echte soziale Nähe weniger Freude und intrinsische Motivation auslösen, einfach weil das Gehirn auf kurzfristige digitale Reize konditioniert ist. Diese Dopamin-Desensibilisierung kann auch zu mentaler Erschöpfung, Konzentrationsschwächen und einer verlangsamten Regeneration führen.

Wie beim Entzug von Alkohol und Drogen gilt es an dieser Stelle, den Teufelskreislauf der Überkompensation zu unterbrechen. Die beste und schnellste Methode wäre ein »Kaltentzug«, also von 100 auf null. Sich konsequent und absolut von Social Media fernzuhalten, unterbricht die Dopaminausschüttung und wirkt neuroprotektiv, da es die natürliche Belohnungssensitivität wiederherstellt und die homöostatische Balance zwischen Sympathikus und Parasympathikus fördert. Doch wie kann ein heute so gern als Medien-Detox bezeichneter Entzug überhaupt funktionieren?

Den Medienkonsum stufenweise zu reduzieren, hat sich in mehreren Studien als wirksam erwiesen. Jeden Tag Stück für Stück die tägliche Bildschirmzeit zu reduzieren hilft, nach nur wenigen Tagen Erfolge zu erzielen. Studien mit Jugendlichen konnten belegen, dass sich nach zwei Wochen stufenweiser Reduzierung des Medienkonsums bis zu einer nur noch 30-minütigen Nutzung von Social Media der Schlaf verbessert, das Stressniveau sinkt, der Selbstwert steigt und man nicht mehr so kritisch mit sich selbst oder dem eigenen Körper umgeht. Natürlich sind wie bei jedem Entzug die ersten Tage die schlimmsten, aber die Ergebnisse sind vielversprechend.

Jungen Menschen scheint der Verzicht leichter zu fallen, wenn die Freunde gleichzeitig »auf Entzug gehen«. Dies wäre zum Beispiel auch in Trainingsgruppen realisierbar, wenn möglich unter Einbeziehung der Eltern und gern auch mit Unterstützung von Sportpsychologen und Mentaltrainern. Als Trainer den Mut zu haben, einen Gruppen-Social-Media-Detox anzubieten, zum Beispiel im Trainingslager oder vor wichtigen Wettkämpfen, könnte sich erfolgreich auf das Wohlbefinden der Athleten auswirken. Die Studienlage ist so positiv, dass es einen Versuch wert ist. Gerade wenn wir in solchen Settings die Angst entwickeln, nicht mehr dazuzugehören, so fängt im Gruppen-Detox eine »neue« Gruppe diese Angst auf, ähnlich dem Prinzip einer Selbsthilfegruppe, da alle in der gleichen Situation sind. Psychosoziale und pädagogische Konzepte von Zusammengehörigkeit helfen, das Gefühl dieser Zugehörigkeit, neudeutsch *belonging*, zu fördern. Es ist ein Urkonzept sozialer Wesen!

Weitere Tipps können Sie dabei unterstützen:

1. **Meiden Sie toxische Accounts:** Der Algorithmus führt Sie in weitere Teufelskreise mit ähnlichen Inhalten.
2. **Legen Sie bewusst Offline-Zeiten und Pausen ein:** Stellen Sie sich dafür den Wecker, geben Sie das Handy in dieser Zeit vertrauten Personen im nahen Umfeld oder deponieren Sie es an einer fernen Stelle.
3. **Treiben Sie Sport und verbringen Sie Zeit in der Natur:** Wissenschaftler der Universität Marburg dokumentierten in den 1990er-Jahren neurophysiologische, emotionale und kognitive Veränderungen durch Bewegung in der Natur und dass die Farben der Natur wie Grün und Braun einen positiven Effekt auf die Reduzierung von Stress haben. Ebenso belegt das aktuell im Trend liegende Waldbaden dieselben Effekte. Der Natur werden hier Heilkräfte unter anderem aufgrund der Absonderung von Terpenen zugeschrieben.
4. **Schalten Sie eine Stunde vorm Schlafengehen das Handy aus:** Machen Sie Atem- oder Entspannungsübungen und bauen Sie so ganz bewusst Spannung ab; gern mit wohltuender Entspannungsmusik oder mithilfe von Meditations-Apps. Für Schüler und Studenten ist sie kostenlos und laut Studien und unserer Erfahrung nach sehr erfolgreich!
5. **Finden Sie Ihre Stressquellen:** Erkennen Sie Muster in Ihrem Stressverhalten, nutzen Sie dafür die praktischen Übungen aus Kapitel 3 ab Seite 87.
6. **Pflegen Sie echte soziale Kontakte:** Sie sind besser als jeder digitale, virtuelle Austausch. Treffen Sie sich mit Freunden aus der Trainingsgruppe oder aus einem anderen Freundeskreis, vereinbaren Sie gemeinsame Aktivitäten mit der Familie. Soziale Abwechslung ist übrigens mit der beste Weg, sich zu motivieren und Dopamin aufzutanken, ohne überkompensieren zu müssen!

Umgang mit Spott und Schelte auf Social Media – leben mit der Kommentarfunktion

Um gut mit Kritik umgehen zu können, braucht man Selbstbewusstsein, Offenheit und vor allem die Bereitschaft zur Selbstreflexion. Feedback anzunehmen, auch wenn es schwerfällt, ist eine Kunst – eine, die uns in der Persönlichkeitsentwicklung fördern kann. Dennoch ist das Ziehen von Grenzen ein wichtiger Punkt. Denn nicht jede Kritik tut uns gut. Es ist wichtig, zwischen konstruktiver und destruktiver Kritik zu unterscheiden. Verstehen Sie nicht jede Nachricht immer gleich als persönlichen Angriff.

Entgegen guter Ratschläge wird Kritik dennoch oft als Angriff empfunden. Sportler benötigen ein gesundes Gleichgewicht zwischen Selbstkritik und Selbstfürsorge, wenn sie sich Kritik in den Medien ausgesetzt sehen. Mit Abstand gilt es zu prüfen, ob die Kritik auf Tatsachen basiert oder ein Angriff auf die Persönlichkeit ist. Ein gutes Support-Netzwerk aus vertrauten Familienmitgliedern, Trainern, Sportpsychologen und Teamkollegen hilft, das Feedback einzuordnen und Haltung zu bewahren. Aus Kritik kann man lernen und sich verbessern, solange sie konstruktiv bleibt. Ist sie es nicht, hat sich folgendes Vorgehen bewährt:

Emotionale Distanz wahren, indem man körperlich ruhig bleibt, gleichmäßig atmet und räumlich Abstand gewinnt, zum Beispiel durch einen Spaziergang, bevor man reagiert. Während Sie Distanz schaffen, kann es unterstützend sein, Menschen zu kontaktieren, denen Sie vertrauen. Wenn Sie sich verstanden und geborgen fühlen, meldet Ihr System Sicherheit ans Gehirn.

In solchen Momenten ist es auch hilfreich, positive Situationen aus der eigenen Sportkarriere zu erinnern, zum Beispiel während man draußen eine Runde dreht. Auch an die nächsten Trainingsschritte zu denken, hilft. Der Blick in die Zukunft unterstützt, den negativen Kommentaren weniger Raum und Beachtung zu schenken, vor allem auf der emotionalen Ebene. Der Geist beeinflusst den Körper und umgekehrt. Neurobiologisch greift auch in solchen Fällen die Body-Mind-Kette von Gedanken, Emotionen und Körperreaktion. So kann Ruhe im gesamten Körpersystem einkehren.

Richtig zu antworten, kann erlernt werden: Persönliche Angriffe sollten dabei nicht erfolgen, genauso wie Eskalation unbedingt zu vermeiden ist. Wiederholen Sie Aussagen anderer und antworten Sie nur dann persönlich, wenn es sich um einen rechtsfreien Raum handelt. Ziehen Sie in anderen Fällen Anwälte oder Agenturen hinzu. Sie können Kommentare auf den Onlineplattformen auch deaktivieren beziehungsweise filtern. Lassen Sie außerdem immer etwas Zeit

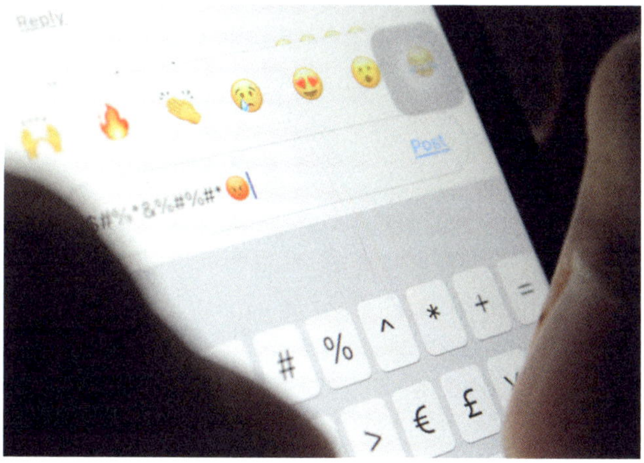

Das Leben im Zeitalter sozialer Medien fordert uns heraus, mit Spott und Schelte einen Umgang zu finden, der uns auf Dauer nicht krank macht.

vergehen, bevor Sie auf solche Äußerungen reagieren. Antworten Sie auch nicht während des Trainings und auch nicht vor einem Wettkampf oder vor einem Turnier auf Kommentare. Konzentrieren Sie sich besser auf sich selbst.

Lenken Sie mittelfristig Ihr Image in eine bestimmte Richtung, um anderen Menschen im Netz keine große Angriffsfläche für negative Kritik zu geben. Das gelingt, indem Sie sich ein positives Image mit einem sogenannten positiven Narrativ aufbauen, Fortschritte kurz und knapp nach außen kommunizieren, die Aufmerksamkeit in den sozialen Medien auf die eigene sportliche Entwicklung legen und Fairness kommunizieren, an bestimmten Veranstaltungen teilnehmen und authentisch Stellung zu ausgewählten Themen nehmen. Dies reicht aus, dass Sie sich wiederholt über positive Fakten digital »ins Gespräch« gebracht haben.

Umgang mit Vergleichen auf Social Media

Das Thema Vergleichsdruck kann gleich auf zweierlei Art und Weise zu vestehen sein. Auf der einen Seite vergleichen sich Athleten heute selbst sehr stark mit Mitstreitern aus derselben Sportart. Auf der anderen Seite werden sie von außen mit der Konkurrenz verglichen. Mental ist hier vor allem Selbstvertrauen gefordert. Techniken aus dem Übungsteil ab Seite 87 können Ihnen helfen, sich in diesem Bereich weiterzuentwickeln. Darüber hinaus unterstützen Sie folgende Methoden, um den Druck zu verringern, den Fokus auf sich selbst zu lenken und nach vorne zu schauen.

Sehen Sie sich Vergleichen von außen ausgesetzt, ist es sinnvoll, die vorgeworfene Kritik zu prüfen. Stimmen die genannten Fakten überhaupt? Ist ein Vergleich auf der genannten Ebene gerechtfertigt? Ziehen Sie Zahlen zur Vergleichsgrundlage heran: Stimmen die Werte aus Training und Wettkampf mit denen, die Ihnen vorgehalten werden, überein? Was wird über Ihre Fitness, das Aussehen, Techniken oder Ergebnisse behauptet? Überprüfen Sie Fakten, legen Sie dafür aber bestimmte Zeiten fest. Das Timing im Tagesablauf sollte passen, begrenzen Sie auch unbedingt den Zeitraum für diese Aufgabe. Recherchieren Sie nicht stundenlang, weil Sie sonst die Fahrt im Gedankenkarussell unendlich ankurbeln.

Vergleiche mit Idealbildern, zum Beispiel mit Profis, sind meist unrealistisch und unfair. Legen Sie Ihr Augenmerk vielmehr auf Ihre individuellen Ziele. Schreiben Sie zum Beispiel drei Dinge auf, die Sie an Ihrem eigenen Training schätzen, statt zu verfolgen, wie andere trainieren. Eine klare, messbare, individuelle Zielsetzung unterstützt Ihre Motivation und Ihr Commitment, die Aufmerksamkeit auf individuelle Ziele statt auf Vergleiche zu setzen. Das ermöglicht wiederum Ihre ganz persönlichen Fortschritte, selbst wenn sie klein sein mögen. Notieren Sie zudem wöchentliche Fortschritte statt Likes. Persönliche, objektive Leistungsdaten zu sammeln, lässt flüchtige Eindrücke bedeutungsloser werden.

WOHIN VERGLEICHSDRUCK FÜHREN KANN

Der Wettbewerb um Einzigartigkeit ist durch den Darstellungsdruck in den sozialen Medien enorm gestiegen. Die folgenden Beispiele aus dem Alpinismus zeigen, wohin dies führen kann.

Im Kletterbereich gab es vor ein paar Jahren ein tragisches Unglück, weil ein Nachwuchsalpinist befürchtete, nicht gut genug und cool genug zu sein. Während die Mehrzahl aus seiner Community im damaligen Sommer spannende Projekte auf den sozialen Medien postete, war der junge Bergsportler als Einziger aus der Gruppe mit seinen Eltern in den Sommerferien. Nach seiner Rückkehr wollte er aufholen, was er gefühlt versäumt hatte, und entschied sich für ein kühnes Soloprojekt, um ebenfalls einen Post vorweisen zu können, der Aufmerksamkeit auf sich ziehen würde. Leider stürzte er bei dem Vorhaben ab und starb.

Wie groß der Druck heute auf Athleten im medialen Bereich sein kann, zeigen auch die Diskussionen um den italienischen Bergsteiger Marco Confortola. Ihm wird vorgeworfen, Gipfelfotos von 8000ern bearbeitet zu haben. Nachdem er im Sommer 2025 den Gasherbrum I bestiegen hatte und damit alle 8000er-Gipfel, erntete er Kritik. Andere Alpinisten sowie Sherpas werfen ihm vor, ein Gipfelbild gefälscht zu haben und sich mit Gipfelerfolgen zu rühmen, die er gar nicht erreicht hat. Beteiligte Sherpas erläutern in Interviews, dass Confortola bei verschiedenen Besteigungen unterhalb des Gipfels stehen geblieben sei und einmal sagte: »Für mich ist der Gipfel hier.«

Zudem hilft es, wenn Sie sich bei negativen Selbstgesprächen ertappen, kognitiv umzustrukturieren und aus negativen Glaubenssätzen positive zu formulieren. Fragen Sie sich zum Beispiel, ob das, was Sie da gerade denken, wirklich wahr ist. Was würden Sie einem Freund empfehlen, der so über sich denkt? Ersetzen Sie Ihre Selbstkritik durch konstruktive Antworten. Wenn Sie bemerken, dass Sie sich schon wieder vergleichen, tut es auch gut, Sätze wie die folgenden auszusprechen: »Das ist einfach nur ein typisches Tages-Highlight-Reel. Es ist gut, es gefällt mir auch, aber ich habe meine eigenen Fortschritte in den letzten Wochen gemacht und ich folge weiter meinem persönlichen Trainingsplan.« Ebenfalls nützlich sind konstruktive Fragen wie: »Was kann ich daraus vielleicht lernen?«

Soziale Unterstützung zu suchen, zahlt sich immer aus: Vertraute Menschen helfen, einen wieder in eine konstruktive Perspektive zurückzuholen.

Verzichten Sie in Auszeiten bewusst auf die Nutzung sozialer Medien. Nutzen Sie die Zeit für Ihre Regeneration: Kochen Sie sich etwas Gutes, treffen Sie Freunde, unternehmen Sie etwas mit der Familie, schlafen Sie ausreichend.

Bei all dem ist es wichtig, milde mit sich zu sein, wenn Sie mit Rückschlägen umgehen müssen. Der Suchtfaktor sozialer Medien ist bekannt (siehe Seite 175). Ein gesünderer Umgang mit Social Media ist kein linearer Entwicklungsprozess. Erste Schritte können schon viel bewegen. Wenn Sie sich immer daran erinnern, dass das Gehirn Realität nicht von Fiktion unterscheiden kann, gelingt es Ihnen mit der Zeit immer besser, zu erkennen, dass es einfach nur Gedanken sind, die Sie in das Gefühl von Vergleichsdruck katapultieren, und nicht die eigentlichen Fakten. Der Faktencheck gehört daher zu dem wichtigsten Instrument für mentale Gesundheit beim Vergleichsdruck in sozialen Medien. Probieren Sie es aus!

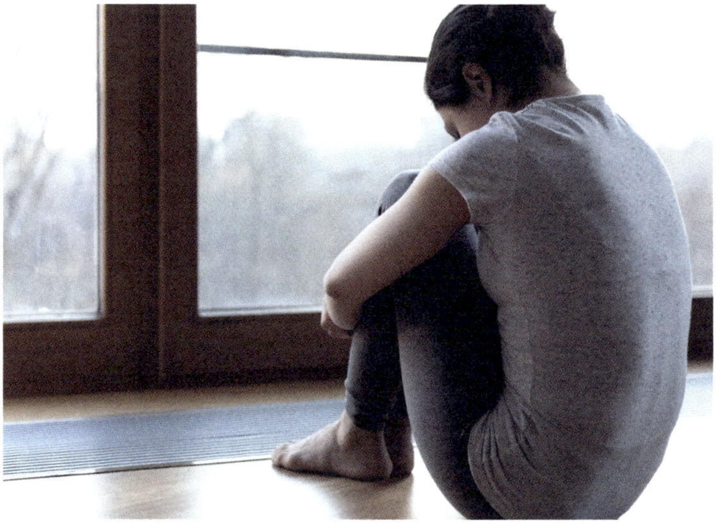

Die Wirkung sozialer Medien kann für viele dramatische Auswirkungen haben.

ANHANG

QUELLEN

1 Schleip, Robert et al. (2014): *Lehrbuch Faszien – Grundlagen, Forschung, Behandlung.* Urban & Fischer Verlag, München/Jena

2 Hüther, G. (2014): *Biologie der Angst.* Vandenhoeck & Ruprecht Verlag, Göttingen; S. 27

3 Lupien, S. J. et al. (2009): *The effects of stress and stress hormones on human cognition: Implications for the field of brain and cognition.* Brain and Cognition, 65 (3); S. 209–237

4 Lazarus, R. S. und Folkman, S. (1984): *Stress: Appraisal, and Coping.* Springer Verlag, London

5 Blascovich, J. und Mendes, W. B. (2000): *Challenge and Threat Appraisals: The Role of Affective Cues.* In: J. P. Forgas (Hrsg.), *Feeling and thinking: The Role of Affect in Social Cognition.* Cambridge University Press; S. 59–82

6 Jones, M., Meijen, C., McCarthy, P. J., und Sheffield, D. (2009): *A Theory of Challenge and Threat States in Athletes.* International Review of Sport and Exercise Psychology 2 (2); S. 161–180

7 Hüther, G. (2014): *Biologie der Angst.* Vandenhoeck & Ruprecht Verlag, Göttingen; S. 22

8 Schiele, M. A. und Domschke, K. (2018): *Epigenetics at the Crossroads between Genes, Environment and Resilience in Anxiety Disorders.* Genes, Brain and Behaviour 17 (3); S. e12423

9 LeDoux, Joseph (2001): *Das Netz der Gefühle. Wie Emotionen entstehen.* Dtv, München

10 Dehne, Max (2015): *Soziologie der Angst.* Springer Verlag, Wiesbaden; S. 36

11 Dehne, Max (2015): *Soziologie der Angst.* Spinger Verlag, Wiesbaden; S. 38

12 Grupe, D. W. und Nitschke, J. B. (2013): *Uncertainty and Anticipation in Anxiety: an integrated neurobiological and psychological perspective.* Nature Review Neuroscience 14 (7); S. 488–501

13 Hüter, G. (2020): *Wege aus der Angst.* Vandenhoek & Ruprecht Verlag, Göttingen; S. 108

14 Dasgupta, J., Furlano, J. A., Bandler, Z. et al. (2023): *Hope for brain health: impacting the life course and society.* Frontiers in Psychology 30; 14:S. 1214014

15 Thomas, P. R., Murphy, S. M. und Hardy, L. (1999): *Test of performances strategies: development and preliminary validation of a comprehensive measure of athletes' psychological skills.* Journal of Sports Sciences;17 (9); S. 697–711

16 Yerkes, R. M. und Dodson, J. D. (1908): *The Relation of Strength of Stimulus to Rapidity of Habit-Formation.* Journal of Comparative Neurology and Psychology, 18 (5); S. 459–482

17 Thiessen, B., Blacker, M. E. V. und Sullivan, P. (2024): *Mental toughness and choking susceptibility in athletes.* Frontiers in Psychology; 15: S. 1414499

18 Mesagno, C., Marchant, D. und Morris, T. (2008): *A pre-performance routine to alleviate choking in »choking-susceptible« athletes.* Sport Psychology, 22; S. 439–457

19 Hebb, D. O. (1949): *The Organization of Behavior. A Neuropsychological Theory.* John Wiley and Sons, Inc., New York

20 Jeannerod, M. (1995): *Mental imagery in the motor context.* Neuropsychologia 33 (11); S. 1419–1432
21 Driskell, J., Copper, C. und Moran, A. (1994): *Does mental practice enhance performance?* Journal of Applied Psychology, 79; S. 481–492
22 Topel, S., Ma, I., Sleutels, J. et al. (2023): *Expecting the unexpected: a review of learning under uncertainty across development.* Cognitive, Affective, & Behavioral Neuroscience 23; S. 718–738
23 Friston, K. (2010): *The free-energy principle: a unified brain theory?* Nature Reviews Neuroscience, 11 (2); S. 127–138
24 Schultz, W., Dayan, P. und Montague, P. R. (1997): *A neural substrate of prediction and reward.* Science, 275 (5306); S. 1593–1599
25 Twenge, J. M. (2000): *The age of anxiety? Birth cohort change in anxiety and neuroticism*, 1952–1993. Journal of Personality and Social Psychology 79; S. 1007–1021
26 Antonio R. Damasio (1994): *Descartes' Irrtum – Fühlen, Denken und das menschliche Gehirn.* Liszt Verlag, München
27 Botvinick, M. M., Cohen, J. D. und Carter, C. S. (2004): *Conflict monitoring and anterior cingulate cortex: An update.* Trends in Cognitive Sciences 8 (12); S. 539–546
28 Arnsten, A. (2009): *Stress signalling pathways that impair prefrontal cortex structure and function.* Nature Reviews Neuroscience 10, S. 410–422
29 Pine, A.; Shiner, T.; Seymour, B. und Dolan, R. J. (2010): *Dopamine, time, and impulsivity in humans.* Journal of Neurosciecne, 30. Juni; 30 (26); S. 8888–8896
30 Starcke, K. und Brand, M. (2012): *Decision making under stress: a selective review.* Neuroscience & Biobehavioral Reviews, 36 (4); S. 1228–1248
31 Striegel, H., Vollkommer, G. und Dickhuth, H. H. (2000): *Die haftungsrechtliche Situation des Mediziners beim Doping.* Deutsche Zeitschrift für Sportmedizin 7.8, S. 267–270
32 Bette, K.-H. und Schimank, U. (2006): *Die Dopingfalle: Soziologische Betrachtungen.* transcript Verlag, Bielefeld; S. 230–235
33 Ebd.
34 Ebd.
35 Singer, T., Critchley, H. D. und Preuschoff, K. (2009): *A common role of insula in feelings, empathy and uncertainty.* Trends in Cognitive Sciences, 13 (8); S. 334–340
36 Singer, T., Seymour, B., O'Doherty, J. et al. (2004): *Empathy for pain involves the affective but not sensory components of pain.* Science. 303 (5661); S. 1157–1162
37 Paulus, M. P. und Stein, M. B. (2006): *An insular view of anxiety.* Biological Psychiatry, 60 (4); S. 383–387
38 Kühn, S. et al. (2011): *Brain activation during self-reflection and the role of the anterior insula in athletes under pressure.* Human Brain Mapping, 32 (9); S. 1448–1459
39 Ehrlenspiel, F. und Mesagno, C. (2020): *Angst im Sport.* Sportpsychologie: Grundlagen und Anwendung (1. Auflage); Springer Verlag, Berlin/Heidelberg; S. 267–306

40 Mauss, I. B. und Robinson, M. D. (2009): *Measures of emotion: A review.* Cognition and Emotion. 23 (2); S. 209–237

41 Taylor, S., Eklund, R. und Arthur, C. (2021): *Fear of failure in sport, exercise, and physical activity: a scoping review.* International Review of Sport and Exercise Psychology, 16 (1); S. 500–528

42 Ekman, P. (2010): *Gefühle lesen: Wie Sie Emotionen erkennen und richtig interpretieren.* Springer Verlag, Berlin/Heidelberg

43 Piretti, L., Pappaianni, E., Garbin et al. (2023): *The Neural Signatures of Shame, Embarrassment, and Guilt: A Voxel-Based Meta-Analysis on Functional Neuroimaging Studies.* Brain Sciences 13 (4); S. 559

44 Cozolino, L. (2006): *The Neuroscience of Human Relationships: Attachment and the Developing Social Brain.* W. W. Norton & Company

45 Hanton, S., Neil, R. und Mellalieu, S. D. (2008): *Recent developments in competitive anxiety direction and competition stress research.* International Review of Sport and Exercise Psychology, 1; S. 45–57

46 Eisenberger, N. I. und Lieberman, M. D. (2004): *Why rejection hurts: a common neural alarm system for physical and social pain.* Trends in Cognitive Sciences, 8 (7); S. 294–300

47 Gorman, J. M., Kent, J. M., Sullivan, G. M. und Coplan, J. D. (2000): *Neuroanatomical hypothesis of panic disorder, revised.* American Journal of Psychiatry, 157 (4); S. 493–505

48 Schultz, W., Dayan, P. und Montague, P. R. (1997): *A neural substrate of prediction and reward.* Science, 275 (5306); S. 1593–1599

49 van Paridon, K. N., Timmis, M. A., Nevison, C. M. und Bristow, M. (2017): *The anticipatory stress response to sport competition; a systematic review with meta-analysis of cortisol reactivity.* BMJ Open Sport & Exercise Medicine 3; S. e000261

50 Selye, H. (1936): *Ein Syndrom, hervorgerufen durch verschiedene schädliche Einwirkungen.* Nature 138 (3479); S. 32

51 Schmidt, S. C. E., Gnam, J. P., Kopf, : et al. (2020): *The Influence of Cortisol, Flow, and Anxiety on Performance in E-Sports: A Field Study.* BioMed Research International28./29.; Januar: S. 9651245

52 Csíkszentmihályi, M. (1990): *Flow: The Psychology of Optimal Experience.* Cambridge University Press, Cambridge, UK

53 Peifer, C. (2012): *Psychophysiological correlates of flow-experience during computer game playing.* Computers in Human Behavior 28 (6), S. 2100–2106

54 Etkin, A., Büchel, C. und Gross, J. J. (2015): *The neural bases of emotion regulation.* Nature Reviews Neuroscience 16 (11); S. 693–700

55 Engel, K., Bandelow, B., Gruber, O. und Wedekind, D. (2009): *Neuroimaging in anxiety disorders.* Journal of Neural Transmission 116 (6), Wien; S. 703–716

56 de Kloet, E., Joëls, M. und Holsboer, F. (2005): *Stress and the brain: from adaptation to disease.* Nature Reviews Neuroscience 6; S. 463–475

57 Hasler, G., van der Veen, J. W., Tumonis, T. et al. (2007): *Reduced prefrontal glutamate/glutamine and gamma-aminobutyric acid levels in major depression determined using proton magnetic resonance spectroscopy.* Archives of General Psychiatry 64 (2); S. 193–200

58 Nutt, D. J. und Malizia, A. L. (2001): *New insights into the role of the GABA(A)-benzodiazepine receptor in psychiatric disorder.* The British Journal of Psychiatry, 179; S. 390–396

59 Streeter, C. C., Jensen, J. E., Perlmutter, R. M. et al. (2007): *Yoga Asana sessions increase brain GABA levels: a pilot study.* Journal of Alternative and Complementary Medicine 13 (4); S. 419–426

60 Coxon, J. P., Cash, R. F. H., Hendrikse, J. J. et al. (2018): *GABA concentration in sensorimotor cortex following high-intensity exercise and relationship to lactate levels.* The Journal of Physiology 596 (4); S. 691–702

61 Pareja-Galeano, H., Brioche, T., Sanchis-Gomar, F. et al. (2013): *Impact of exercise training on neuroplasticity-related growth factors in adolescents.* The Journal of Musculoskeletal and Neuronal Interactions 13 (3); S. 368–371

62 Meeusen, R., Duclos, M. und Foster, C. (2013). *Treatment of the Overtraining Syndrome: Joint Consensus Statement of the European College of Sport Science (ECSS) and the American College of Sports Medicine.* European Journal of Sport Science; S. 1–24

63 Gustafsson, H, DeFreese, J. D. und Madigan Daniel J. (2017): *Athlete Burn-out: review and recommendations.* Current Opinion in Psychology 16; S. 109–113

64 Graumann, L.; Walter, U.; Krapf, F. (2019): Regeneration: *Jeden Tag erholt, ausgeschlafen und erfolgreich. Für Alltag, Sport und High Performance.* riva Verlag, München

65 Iliff, J. J., Wang, M., Liao, Y. et al. (2012): *A paravascular pathway facilitates CSF flow through the brain parenchyma and the clearance of interstitial solutes, including amyloid β.* Science Translational Medicine 4 (147); S. 147ra111

66 Xie, L., Kang, H., Xu, Q. et al. (2013): *Sleep Drives Metabolite Clearance from the Adult Brain.* Science, 342 (6156); S. 373–377

67 https://www.testzentrale.de/shop/sportbezogener-leistungsmotivationstest.html

68 Russo, S. J., Murrough, J. W., Han, M. H. et al. (2012): *Neurobiology of resilience.* Nature Neuroscience 15 (11); S. 1475–1484

69 Kahneman, D. (2016): *Schnelles Denken, langsames Denken.* Siedler Verlag, München

70 Beilock, S. L. und Carr, T. H. (2001): *On the fragility of skilled performance: What governs choking under pressure?* Journal of Experimental Psychology: General, 130 (4); S. 701–725

71 Chandler, G. E., Kalmakis, K. A., Chiodo, L. und Helling, J. (2020): *The Efficacy of a Resilience Intervention Among Diverse, At-Risk, College Athletes: A Mixed-Methods Study.* Journal of the American Psychiatric Nurses Association 26 (3); S. 269–281

72 Ashford, K. J., Jackson, R. C. (2010): *Priming as a means of preventing skill failure under pressure. Journal of Sport and Exercise Psychology* 32 (4); S. 518–536

73 Memmert, D. und Furley, P. (2018): *Can creative role models prime creativity in soccer players?* Psychology of Sport and Exercise; 37; S. 1–9

74 Naomi, M. Simon et al. (2021): *Efficacy of Yoga vs Cognitive Behavioral Therapy vs Stress Education for the Treatment of Generalized Anxiety Disorder.* JAMA Psychiatry 78 (1); S. 13–20
75 Wells, Adrian, und Papageorgiou, Costas (1998): *Social phobia: Effects of external attention on anxiety, negative beliefs, and perspective taking.* Behavior Therapy 29 (3); S. 357–370
76 Donker, T., Griffiths, K. M., Cuijpers, P. et al. (2009): *Psychoeducation for depression, anxiety and psychological distress: a meta-analysis.* BMC Medicine 7; S. 79
77 Whiteside, S. P. H., Sim, L. A., Morrow, A. S. et al. (2020): *A Meta-analysis to Guide the Enhancement of CBT for Childhood Anxiety: Exposure Over Anxiety Management.* Clinical Child and Family Psychology Review 23 (1); S. 102–121
78 Simon, N. M., Hofmann, S. G., Rosenfield, D. et al. (2021): *Efficacy of Yoga vs Cognitive Behavioral Therapy vs Stress Education for the Treatment of Generalized Anxiety Disorder: A Randomized Clinical Trial.* JAMA Psychiatry 78 (1); S. 13–20
79 Jacobson, E. (2011): *Entspannung als Therapie. Progressive Relaxation in Theorie und Praxis.* Klett-Cotta, Stuttgart
80 Niedenthal, P. M. (2007): *Embodying emotion.* Science, 316 (5827); S. 1002–1005
81 Kistler, J. P. et al. (2009): *Thermal imaging in psychiatry: a review of applications and findings.* European Psychiatry, 24 (S1); S. 20–25
82 McEwen, B. S. (2007): *Physiology and neurobiology of stress and adaptation: central role of the brain.* Physiological Reviews, 87 (3); S. 873–904
83 Porges, S. W. (2001): *The polyvagal theory: Phylogenetic substrates of a social nervous system.* International Journal of Psychophysiology, 42 (2), S. 123–146
84 Rosenberg, S. (2018): *Der Selbstheilungsnerv.* VAK Verlags GmbH, Kirchzarten bei Freiburg
85 Kingsland, J. (2017): *Die Hirnforschung auf Buddhas Spuren.* Beltz, Weinheim/Basel
86 Kabat-Zinn, J. (2003): *Mindfulness Based Stress Reduction (MBSR).* Constructivism in the Human Sciences, 8, S. 73–83
87 Singer, W., Ricard, M. (2013): *Hirnforschung und Meditation. Ein Dialog.* Suhrkamp, Berlin; S. 33
88 Hölzel, B. K., Carmody, J., Vangel, M. et al. (2011): *Mindfulness practice leads to increases in regional brain gray matter density.* Psychiatry Research: Neuroimaging, 191 (1); S. 36–43
89 Desbordes, G., Negi, L. T., Pace, T. et al. (2012): *Effects of mindful attention and compassion meditation training on amygdala response to emotional stimuli in an ordinary, non-meditative state.* Frontiers in Human Neuroscience, 6; S. 292
90 Epel, E., Daubenmier, J., Moskowitz, J. T. et al. (2009): *Can meditation slow rate of cellular aging? Cognitive stress, mindfulness, and telomeres.* Annals of the New York Academy of Sciences; 1172; S. 34–53

91 Berridge, K. C. und Robinson, T. E. (2003): *Parsing reward.* Trends in Neurosciences; 26 (9); S. 507–513

92 Salamone, J. D. und Correa, M. (2012): *The mysterious motivational functions of mesolimbic dopamine.* Neuron 76 (3); S. 470–485

93 Pruessner, J. C., Champagne, F., Meaney, M. J. und Dagher, A. (2004): *Dopamine release in response to a psychological stress in humans and its relationship to early life maternal care: a positron emission tomography study using [11C]raclopride.* Journal of Neuroscience, 24 (11); S. 2825–2831

94 Wyland, C. L., Kelley, W. M., Macrae, C. N. et al. (2003): *Neural correlates of thought suppression.* Neuropsychologia, 41 (14); S. 1863–1867

95 Hardy, J. et al. (2009): *Self-talk and performance: A meta-analysis.* Perspectives on Psychological Science, 4 (5); S. 439–458

96 Jeannerod, M. (1994): *The representing brain: Neural correlates of motor intention and imagery.* Behavioral and Brain Sciences17 (2); S. 187–202

97 Decety, J. (1996): *Do imagined and executed actions share the same neural substrate?* Cognitive Brain Research 3 (2); S. 87–93

98 Longe, O., Maratos, F. A., Gilbert, P., et al. (2010): *Having a word with yourself: neural correlates of self-criticism and self-reassurance.* Neuroimage 49 (2); S. 1849–1856

99 Mascaro, J. S., Darcher, A., Negi, L. T. und Raison, C. L. (2015): *The neural mediators of kindness-based meditation: a theoretical model.* Frontiers in Psychology; 6; S. 109

100 Di Bello, M., Carnevali, L., Petrocchi, N. et al. (2020): *The compassionate vagus: A meta-analysis on the connection between compassion and heart rate variability.* Neuroscience & Biobehavioral Reviews 116; S. 21–30

101 Doerig, N.,;Schlumpf, Y.; Spinelli, S. et al. (2014): *Neural representation and clinically relevant moderators of individualised self-criticism in healthy subjects.* Social Cognitive and Affective Neuroscience 9 (9); S. 1333–1340

102 Lautenbach, F. und Lobinger, B. (2014): *Eltern im Leistungssport: Zwischen ehrgeizigen Antreibern und unverzichtbaren Karrierebegleitern?!*, IMPULSE – Das Wissenschaftsmagazin der Deutschen Sporthochschule Köln 19.1/2; S. 6–14

103 Dahrendorf, R.(2006): *Homo Sociologicus.* Springer Verlag, Berlin; S. 37

104 Barber, B. K. et al. (2005): *Parental support, psychological control, and behavioral control: Assessing relevance across time, culture, and method.* Monographs of the Society for Research in Child Development, i-147

105 Ratey, John J. (2013): *Superfaktor Bewegung. Das Beste für Ihr Gehirn.* VAK Verlag, Kirchzarten bei Freiburg

106 Teques, P., Calmeiro, L., Rosado, A. et al. (2019): *Perceptions of Parenting Practices and Psychological Variables of Elite and Sub-Elite Youth Athletes.* Frontiers in Psychology 10; S. 1495

107 Harwood, C. G. und Knight, C. J. (2015): *Parenting in Youth Sport: A Position Paper on Parenting Expertise.* Psychology of Sport and Exercise, 16 (1); S. 24–35

108 Chelladurai, P. und Riemer, H. A. (1998): *Measurement of Leadership in Sport.* In: J. Duda (Hrsg.), Advances in Sport and Exercise Psychology Measurement; S. 227–253
109 Alfermann, Dorothee et al. (2010): *Trainer-und Trainerinnenverhalten.* Lehrbuch Sportpsychologie; S. 149–172
110 Nölte, B. und Wampfler, P. (2021): *Schule ohne Noten. Neue Wege zum Umgang mit Lernen und Leistung.* hep Verlag, Bern
111 Pepping, G. J. und Timmermans, E. J. (2012): *Oxytocin and the biopsychology of performance in team sports.* Scientific World Journal 2012: Open Access 567363
112 Eckardt, V., Dorsch, T. E. und Lobinger, B. (2022): *Parents' competitive stressors in professional German youth soccer academies: A mixed-method study.* Psychology of Sport and Exercise, 58; S. 102089
113 Lautenbach, F. und Lobinger, B. (2014): *Eltern im Leistungssport: Zwischen ehrgeizigen Antreibern und unverzichtbaren Karrierebegleitern?!* IMPULSE – Das Wissenschaftsmagazin der Deutschen Sporthochschule Köln 19.1/2; S. 6–14
114 Thelwell, R. C., Lane, A. M., Weston, N. J. V. und Greenlees, I. A. (2008): *Examining relationships between emotional intelligence and coaching efficacy.* International Journal of Sport and Exercise Psychology 6 (2); S. 224–235
115 Schierz, M. und Serwe-Pandrick, E. (2019): *»Darf man nicht machen. Ist ein Foul«. Eine rekonstruktive Fallstudie zur moralischen Kommunikation und Subjektivierung im Sportunterricht.* Butler, M. und Goschler, J. (Hrsg.): *Sprachsensibler Fachunterricht. Chancen und Herausforderungen aus interdisziplinärer Perspektive.* Springer Fachmedien, Wiesbaden; S. 267–291
116 Stiftung Deutsche Sporthilfe in Zusammenarbeit mit LOBECO: *»Social-Media-Nutzung deutscher Spitzenathletinnen und -athleten: Befragung von über 1300 geförderten Athlet:innen …«.* Onlinebefragung Frühjahr 2020
117 Bette, K.-H. (1999): *Systemtheorie und Sport.* Suhrkamp Verlag, Frankfurt; S. 176–183
118 Williams, K. D. (2009). *Ostracism: A temporal need-threat model.* In: Mark, P. Z. (Hrsg.), Advances in experimental social psychology (Bd. 41). Cambridge: MA: Elsevier Academic Press; S. 275–314
119 Eisenberger, N. I. et al, (2003): *Does rejection hurt? An fMRI study of social exclusion.* Science, 302 (5643); S. 290–292
120 Traverso, Vittoria (02.05.2025): Digitale Droge – So klappt der Social Media Detox; https://nationalgeographic.de/autor/vittoria-traverso/

EMPFEHLUNGEN DER AUTORINNEN

Hier finden Sie wichtige und hilfreiche Adressen:

MentalGestärkt: Netzwerkinitiative des Psychologischen Instituts der Deutschen Sporthochschule Köln in Kooperation mit der Robert-Enke-Stiftung
www.dshs-koeln.de/mentalgestaerkt/

Bundesinstitut für Sportwissenschaft: Das BISp versteht sich als Ressortforschungseinrichtung des Bundes für den Leistungssport und vernetzt dabei die Bereiche Sport, Wissenschaft und Politik. Die Sportpsychologie hat hier ihren eigenen Bereich.
www.bisp-sportpsychologie.de

Sportpsychiatrische Ambulanz München: LMU Klinikum
Klinik für Psychiatrie und Psychotherapie
Spezialambulanz Sportpsychiatrie
https://www.lmu-klinikum.de/psychiatrie-und-psychotherapie/fur-patienten/ambulanzen/spezialambulanz-sportpsychiatrie/2e9a62aa87cfbe98

Schwerpunktambulanz für Sportpsychiatrie Frankfurt: Zentrum der physischen Gesundheit
Klinik für Psychiatrie, Psychosomatik und Psychotherapie des Kindes- und Jugendalters sowie Klinik für Psychiatrie, Psychosomatik und Psychotherapie
https://www.unimedizin-ffm.de/einrichtungen/kliniken/zentrum-fuer-psychische-gesundheit

Anlauf gegen Gewalt: Eine Initiative von Athleten Deutschland
Anlaufstelle bei körperlicher, psychischer oder sexualisierter Gewalt im Spitzensport
www.anlauf-gegen-gewalt.org

Safe Sport e. V.: Unabhängige Ansprechstelle für Betroffene sexualisierter, psychischer und physischer Gewalt im Sport.
www.ansprechstelle-safe-sport.de/

GLOSSAR

Amygdala (Mandelkern): Eine paarig angelegte Hirnstruktur des limbischen Systems und das emotionale Zentrum im Gehirn, das bei der Bewertung von Situationen und Erinnerungen, Gefühlen und vegetativen Reaktionen beteiligt ist. Sie wird auch »Gefahrenriecher« genannt, da sie maßgeblich für die Entstehung von Angst und Furcht ist.

Antagonist (Gegenspieler): Er hat eine entgegengesetzte Wirkung zu einer Referenzstruktur oder -substanz. Das Zusammenspiel von Agonist (Spieler) und Antagonist auf muskulärer Ebene führt beispielsweise zu Bewegungen in beide Richtungen: anwinkeln und strecken.

Anteriorer cingulärer Kortex: Eine Hirnstruktur der Großhirnrinde, die funktional dem limbischen System zugeordnet wird. Er tauscht Informationen unter anderem mit der Amygdala aus und ist an der emotionalen Bewertung von Schmerzen beteiligt. Weiter scheint er an der Regulation von autonomen, emotionalen und kognitiven Prozessen wie Bewertungen von sozialen Interaktionen, Impulskontrolle und Entscheidungsfindung beteiligt zu sein.

Basalganglien: Eine Ansammlung grauer Substanz unterhalb der Großhirnrinde, die als subkortikale basale Kerne bezeichnet werden. Die einzelnen Kerne haben ganz unterschiedliche Aufgaben und sind generell an (automatisierten) Bewegungsabläufen sowie der kognitiven Verarbeitung von Informationen aus dem limbischen System beteiligt.

Body-Mind-Verbindung: Die Wechselwirkung zwischen Körper (Muskeln und Organen), Denken und Fühlen wird gern mit der englischen Formulierung »Body-Mind« umschrieben. Es handelt sich um das Ineinandergreifen dreier Systeme: dem mentalen, dem psychoemotionalen und dem physischen System.

Cerebellum (Kleinhirn): Es liegt hinten im Schädel, dort, wo Kopf und Nacken sich treffen, und ist an der Koordination und Feinabstimmung der Motorik sowie dem motorischen Gedächtnis beteiligt. Es gilt als Fertigkeitsspeicher für Bewegungsabläufe.

Corpus callosum (Balken): Die einzige Nervenfaserverbindung zwischen beiden Großhirnhälften, die Informationen von der einen zu der anderen Hirnhälfte übermittelt.

Dissoziation (Spaltung oder Trennung): Es handelt es sich um die Trennung normalerweise zusammenhängender Wahrnehmungen, Gedächtnisleistungen, Motorik, Identität oder Bewusstsein.

Dorsolateraler präfrontaler Kortex: Eine funktionelle Untereinheit des frontalen Kortex, der hinter der Stirn liegt. Er ist mitverantwortlich für das Arbeitsgedächtnis, kognitive Flexibilität, Entscheidungsfindung, abstraktes Denken, Handlungsplanung (auch motorisch) und -steuerung sowie die Regulation emotionaler Prozesse.

Embodiment: Die »Verkörperung« von Gefühlen und Wahrnehmungen über die Körperhaltung als Spiegel des Zusammenspiels von Körper und Geist wird in der Therapie sowie im Coaching als Embodiment bezeichnet. Embodiment wird gezielt als Technik eingesetzt, um Gedanken und Gefühle besser ausdrücken, darstellen und nachvollziehen zu können.

Gamma-Amino-Buttersäure (kurz: GABA): Es ist der wichtigste Neurotransmitter, der hemmend (beruhigend und entspannend) im zentralen Nervensystem wirkt. Der Gegenspieler ist Glutamat (erregend).

Gehirn-Rückenmark-Achse: In der Medizin spricht man wiederholt von physischen Achsen, so zum Beispiel auch von der Bauch-Hirn-Achse. Gemeint ist damit das Zusammenspiel unserer Nervensysteme, seien es Bauch und Gehirn oder Rückenmark und Gehirn. Das Rückenmark gehört gemeinsam mit dem Gehirn zum zentralen Nervensystem. Beide stehen in direktem Kontakt zueinander. Dem Rückenmark obliegt die Funktion, Nachrichten zwischen dem Gehirn und den Körperorganen zu vermitteln.

Gyrus cinguli (Gürtelwindung): Ein Teil des Großhirns, der dem limbischen System funktionell zugeordnet wird und dessen Untereinheiten verschiedene kognitive und emotionale Funktionen haben. Generell ist er an der emotionalen Bewertung und an inneren Gefühlslagen und deren Zurschaustellung in Form von Gesten und Mimik sowie an der Schmerzverarbeitung beteiligt. Des Weiteren reguliert er die visuell-räumliche Aufmerksamkeit und Gedächtnisbildung mit und hilft bei der Entscheidungsfindung.

Herzfrequenzvariabilität: Die Herzfrequenzvariabilität, kurz HFV, beziehungsweise Herzratenvariabilität, kurz HRV, beschreibt die feinen Unterschiede zwischen zwei Herzschlägen. Diese natürliche Unregelmäßigkeit zeigt, wie flexibel das autonome Nervensystem auf körperliche und psychische Belastungen reagiert. Steigen wir zum Beispiel Treppen, schlägt es schneller, und in Ruhe reguliert es sich wieder herunter.

Hippocampus (Seepferdchen): Gehört zum limbischen System und gilt als Schaltstelle zwischen Kurz- und Langzeitgedächtnis, er koordiniert neue mit vorhandenen Inhalten. Er ist generell beteiligt an Emotionen und Affekten. Darüber hinaus produziert er ein Leben lang neue Gehirnzellen, ist eng an die Riechfunktion gekoppelt und somit an der Abspeicherung von Gerüchen beteiligt.

Homöostase: Diese beschreibt medizinisch betrachtet den Gleichgewichtszustand sowie die Aufrechterhaltung aller Funktionen im Organismus. Es handelt sich dabei um das Zusammenspiel optimaler Abläufe aller Körperzellen, zum Beispiel durch Nahrungsaufnahme, Stoffwechselprozesse oder Atmung.

Hypothalamus: Dieser wird auch als »Kellergeschoss des Zwischenhirns« bezeichnet und ist die wichtigste Steuerzentrale der vegetativen und hormonellen Funktionen im Organismus. Dazu gehören Wasser- und Salzhaushalt, Ernährung, Atmung, Blutdruck, Körpertemperatur und Fortpflanzung.

Insula (Inselrinde): Die Insula ist ein Gehirnareal, das Körperwahrnehmung mit Emotionen vernetzt. Sie leitet die Signale an den präfrontalen Kortex weiter, wo sie bewertet und in Entscheidungen übersetzt werden. Ihre Zuständigkeit erstreckt sich von Geruch, Geschmack oder Schmerz über Ekel bis hin zu Empfindungen der inneren Organe, also etwa Herzschlag, Atmung, Sättigungsgefühl, Körpertemperatur oder Übelkeit.

Interozeption: Sie beschreibt die Wahrnehmung unserer inneren Körperprozesse und ist maßbeglich an koordinativen Abläufen beteiligt. Dazu zählen wir die Propriozeption, also die Tiefensensibilität, die sich beispielsweise durch den Informationsaustausch von zentralem Nervensystem und die Stellung der Gelenke zueinander ausdrückt, sowie die Viszozeption, das ist die Wahrnehmung unserer Organtätigkeiten, zum Beispiel beim Blähbauch oder bei Herzrasen.

Klassische Konditionierung: Lerntheorie nach Ivan Petrowitsch Pawlow. Ein ehemals neutraler Stimulus beziehungsweise Reiz wird mit einem speziellen erwünschten Verhalten verknüpft, eine Reiz-Reaktions-Kette entsteht und der Reiz wird somit spezifisch (Anker) für die folgende erlernte Reaktion. Am bekanntesten ist wahrscheinlich der sogenannte Pawlow'sche Hund: Speichelfluss bei Glockenschlag, der schließlich auch ohne den sonst notwendigen Futtergeruch auftritt.

Kohäsion: Hierbei handelt es sich um den inneren Zusammenhalt von Gruppen und Teams. Teambuilding, kooperative Spiele oder Coaching können das Wir-Gefühl sozialer Gruppen verbessern.

Limbisches System: Ein evolutionär alter funktioneller Teilbereich des Gehirns, der aus mehreren individuellen Strukturen wie Hippocampus, Amygdala, Gyrus cinguli, Thalamus und anderen besteht. Es ist für alles rund um Emotionen, Lernen/Gedächtnis, Antrieb sowie vegetative Regulation und Fortpflanzung verantwortlich, dabei aber abhängig von anderen kortikalen und nicht-kortikalen Regionen.

Mandelkern: Die deutsche Bezeichnung für Amygdala, siehe dort.

Motoneuronen: Motorische ausführende Nervenzellen im zentralen Nervensystem, die maßgeblich für die Kontraktion von Skelettmuskeln sind und somit für das Zustandekommen und die Koordination von Bewegungen.

Neuronen: Altgriechische Bezeichnung für Nervenzellen

Neurotransmitter: Botenstoffe von Nervenzellen, die Reize von einer Zelle an eine andere übertragen oder verstärken. Dazu gehören zum Beispiel Adrenalin, Dopamin, Serotonin oder Cortisol, um nur einige zu nennen.

Nozizeptoren: Nervenendigungen, die Schmerz im Gewebe wahrnehmen und ins Gehirn weiterleiten

Oxytocin: Gehört zur Gruppierung der Neurotransmitter, ein Botenstoff, der uns auch als Bindungs- oder Kuschelhormon bekannt ist. Ausgeschüttet wird dieser beispielsweise beim Stillen, Küssen oder Kuscheln, aber auch im sozialen Austausch mit Menschen, die wir sympathisch und interessant finden.

Parasympathikus: Gilt als Antagonist zum Sympathikus im vegetativen Nervensystem. Er steuert die Regeneration sowie aufbauende Prozesse im Organismus. Bei Dauerstress wird seine Aktivität gehemmt. Körperliche und psychische Dysbalancen können die Folge sein.

Präfrontaler Kortex: Vorderer Teil des Stirnlappens. In ihm laufen sensorische Informationen zusammen und er gilt als Sitz der Exekutiv- (ausführenden) Funktionen, also der Planung und Ausführung von komplexen Verhaltensweisen, der Entstehung unserer Persönlichkeit und des Arbeitsgedächtnisses.

Primärer Motorkortex: Wird als Steuerungszentrale der willkürlichen Motorik betrachtet, ist aber Teil eines umfassenden Netzwerks zur Steuerung von Bewegung.

Priming (Bahnung): Die Beeinflussung der Verarbeitung eines Reizes oder einer Handlung aufgrund eines vorab größtenteils unbewussten Aktivierens der entsprechenden Gedächtnisinhalte und Reizreaktionen.

Propriozeption: Beschreibt die Eigenwahrnehmung, insbesondere den Stellungssinn von Gliedmaßen zueinander; über unsere Tiefensensibilität und das neuronale Zusammenspiel von zentralem Nervensystem und Muskulatur können hier Bewegungen aneinander angepasst und korrigiert werden.

Reiz-Reaktions-Kette: Siehe klassische Konditionierung

Sensomotorischer Kortex: Hier verwendet als Oberbegriff und Zusammenfassung des somatosensorischen Kortex und des primären Motorkortex.

Somatosensorischer Kortex: Hergeleitet von lateinisch *soma* für »Körper« und *sensorisch* für »Empfindung«. Ist zuständig für die Verarbeitung der haptischen Wahrnehmung, sowohl von der Haut (tasten) als auch vom Inneren des Körpers (Eigenwahrnehmung).

Spiegelneurone: Spezielle Nervenzellen, die im Gehirn von Primaten bei der Beobachtung eines Bewegungsablaufs das gleiche Aktivitätsmuster zeigen, wie wenn der Körper die Bewegung selbst ausführt. Sie sind maßgeblich für das Lernen von Bewegungsabläufen und für das Einfühlen in andere Menschen (Empathie). Kindliches intuitives Lernen basiert auf diesen Spiegelneuronen.

Sympathikus: Gilt als Antagonist zum Parasympathikus im vegetativen Nervensystem. Er wird aktiv, wenn Leistung erbracht wird, sowohl bei mentalen als auch bei emotionalen und körperlichen Aktivitäten. Er liegt als Nerv im Grenzstrang neben der Wirbelsäule.

Sympathikotonus: Beschreibt den Erregungszustand in der Leistungserbringung im vegetativen Nervensystem. Damit gemeint ist die Spannung, die sich aus der Aktivität des Sympathikusnervs ergibt.

Synapsen: Verbindungspunkte zwischen zwei Zellen. Die Reizübertragung erfolgt bei manchen Synapsen chemisch, bei anderen elektrisch.

Telomer: Fachbezeichnung für Chromosomenenden. Telomere bestimmen die Lebensdauer einer Zelle

Thalamus: Griechisch für »Schlafgemach«. Der größte Teil des Zwischenhirns, der sich aus mehreren spezifischen Kernen zusammensetzt. Er wird auch das »Tor zum Bewusstsein« genannt, da hier die verschiedenen Sinneseindrücke (Sehen, Hören, Schmecken, Spüren/Tasten – mit Ausnahme von Riechen) zusammengeführt und nach dem Prinzip »Was ist gerade wichtig für den Organismus?« gefiltert werden. In diesem Gehirnareal wird also vorab entschieden, was in die höheren Zentren der Großhirnrinde weitergeleitet wird und was nicht.

Vagusnerv: Unser zehnter Hirnnerv, der auch als »Ruhenerv« bezeichnet wird. Er reguliert das vegetative Nervensystem im parasympathischen System maßgeblich mit. Ihm kommt eine besondere Bedeutung für die Regeneration unseres Organismus zu. Bei Dauerstress oder anhaltenden, starken muskulären Verspannungen wird die Aktivität dieses Nervs gehemmt.

SACHREGISTER

S

T

U

V

W

Y

DANK

Wir danken allen Athleten, Eltern, Trainern und Kollegen, die uns und unserer Arbeit seit Jahren Vertrauen schenken. Wir danken Louisa und Ida fürs Rücken-Freihalten und ihre ehrlichen Worte, Lutz für seine Geduld, Ideen und Ermutigungen und Nora Kayser vom Verlag für die konstruktive Zusammenarbeit sowie unseren Eltern und Freunden, dass sie uns auf unseren Wegen begleiten und stets unterstützen.

Insbesondere gilt unser Dank Sonja Greinacher, Peter Bitsch, Emma Bernhard und Gustav Rennartz für ihre offenen Worte in ihren Erfahrungsberichten.

ÜBER DIE AUTORINNEN

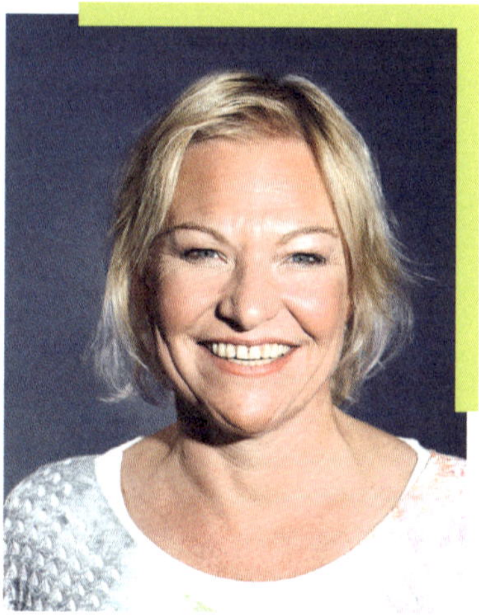

Dr. rer. nat.Susanne Droste ist Neurowissenschaftlerin, Mentaltrainerin, Psycho- und Hypnotherapeutin sowie Ausbilderin und Dozentin. Nach zehn Jahren aktiver Forschung zum Thema Stress und Angst sowie zu den positiven Effekten von körperlicher Aktivität wendet sie ihr Wissen heute praxisnah an. Hierfür hat sie präzise abgestimmte Techniken entwickelt. Ein besonderer Schwerpunkt liegt dabei auf der optimalen Nutzung psychischer Möglichkeiten im sportlichen Kontext.

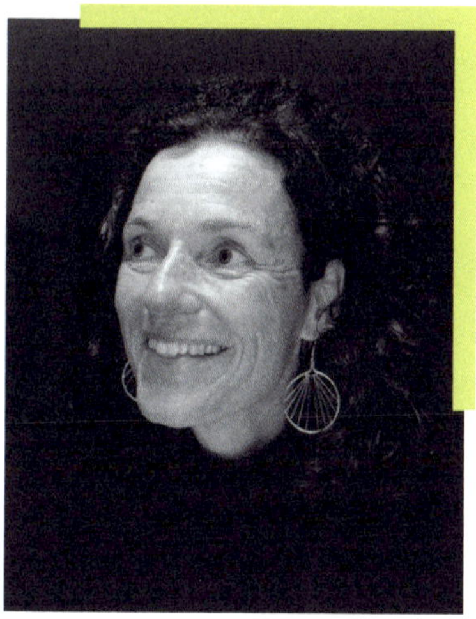

Alexandra Albert ist Mentaltrainerin im Sport und in der freien Wirtschaft. Neben ihrer freiberuflichen Tätigkeit mit eigener Praxis bei Darmstadt ist sie als Dozentin und Prüferin für Sportmentaltraining am IST-Studieninstitut, im Bundeslehrteam des Deutschen Alpenvereins, in der Zukunftswerkstatt für Frauen im Deutschen Ruderverband sowie in Fußball- und Triathlonvereinen im Breiten- und Profisport tätig. Sie hat bereits mehrere Bücher und Fachartikel veröffentlicht. Neben ihren zahlreichen Aufgaben mit und für Sportler ist sie selbst passionierte Ruderin und Radfahrerin.

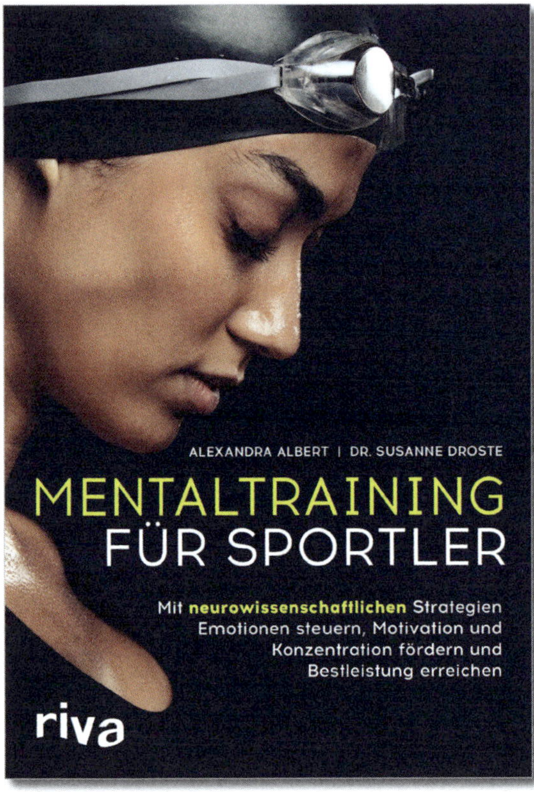

Auch als **E-Book** erhältlich

192 Seiten
20,00 € (D) | 20,60 € (A)
ISBN 978-3-7423-1773-5

Alexandra Albert,
Susanne Droste

Mentaltraining für Sportler

Mit neurowissenschaftlichen Strategien Emotionen steuern, Motivation und Konzentration fördern und Bestleistung erreichen

Mentale Stärke kann im Sport über Sieg oder Niederlage entscheiden. Mit gezieltem Mentaltraining lernt man jedoch, sich in entscheidenden Momenten zu entspannen, zu motivieren, zu konzentrieren oder Emotionen zu regulieren. Das Gehirn spielt bei der Steuerung von Gedanken, Emotionen und Bewegung eine wichtige Rolle, daher haben die Mentaltrainerin Alexandra Albert und die Neurowissenschaftlerin Dr. Susanne Droste eine innovative Methode entwickelt, um mentale Prozesse zu steuern. Eine Vielzahl an praktischen Übungen, gepaart mit fundiertem Hintergrundwissen, erleichtert das Verständnis körperlicher Prozesse und damit den Zugang zum Mentaltraining.

riva

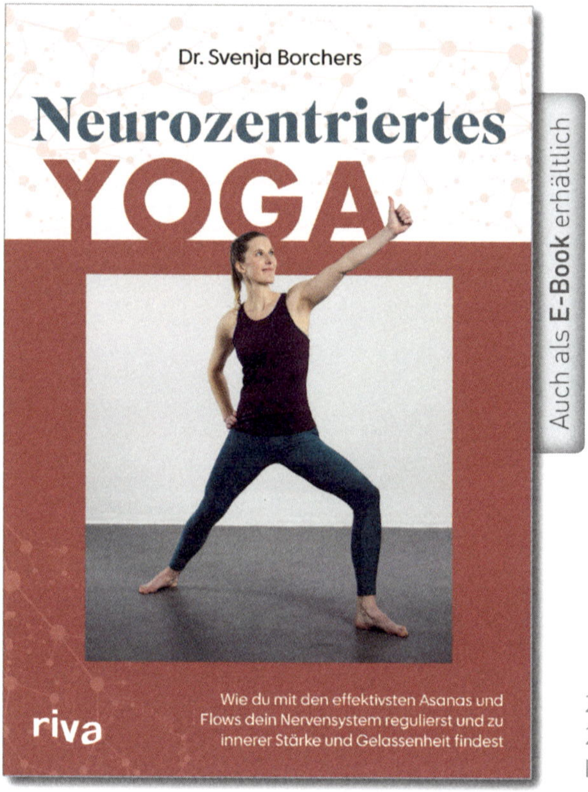

288 Seiten
24,00 € (D) | 24,70 € (A)
ISBN 978-3-7423-2829-8

Svenja Borchers

Neurozentriertes Yoga

Wie du mit den effektivsten Asanas und Flows dein Nervensystem regulierst und zu innerer Stärke und Gelassenheit findest

Neuroathletik boomt! Besonders spannend ist ihre Wirkung im Zusammenspiel mit Yoga. Svenja Borchers zeigt, wie sich die beiden Methoden nicht nur ideal verbinden lassen, sondern sich auch gegenseitig bereichern. Neurozentriertes Yoga kombiniert klassische Asanas mit Atem-, Augen- und Gleichgewichtsübungen, um das Nervensystem zu stärken und zu regulieren. Diese besondere Praxis schafft mehr Selbstsicherheit, geistige sowie körperliche Regeneration, bessere Beweglichkeit und Schmerzlinderung. Angeleitete Übungsserien helfen zudem, Stress, Angst, Überforderung oder auch Verspannungen entgegenzuwirken. Ein ganzheitlicher Ansatz, der für Harmonie zwischen Körper, Gehirn und Geist sorgt!

riva

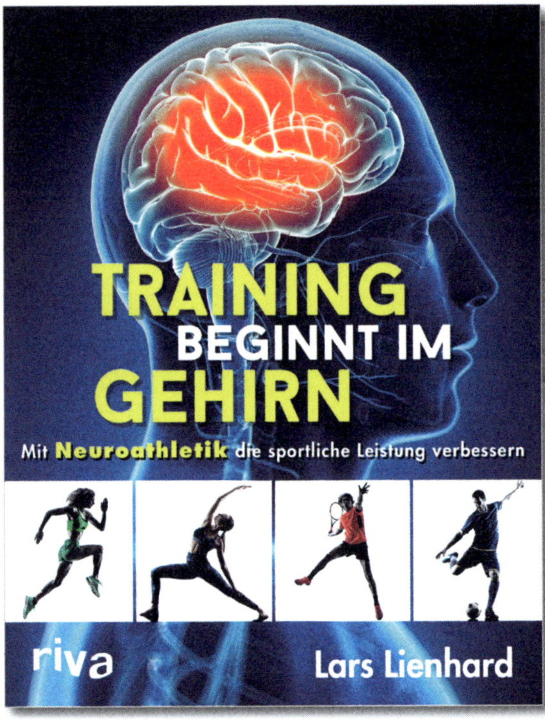

Auch als **E-Book** erhältlich

272 Seiten
24,99 € (D) | 25,70 € (A)
ISBN 978-3-7423-0762-0

Lars Lienhard

Training beginnt im Gehirn

Mit Neuroathletik die sportliche Leistung verbessern

Eine optimale körperliche Leistung ist nur dann möglich, wenn das Gehirn hochwertige Informationen von Augen, Gleichgewichtssystem und Körper erhält. Mit diesem revolutionären Ansatz der Neuroathletik lassen sich die Informationsaufnahme und -verarbeitung gezielt trainieren und die sportliche Leistung erheblich verbessern. In diesem Standardwerk zeigt Lars Lienhard, der führende Experte, wie Neuroathletik in jedes sportliche Training integriert werden kann. Über 90 bebilderte Übungen sind leicht verständlich dargestellt und können überall mit geringem Aufwand trainiert werden. Egal ob Profi- oder Freizeitsportler – dieses Training bringt jeden Athleten entscheidend voran.

riva

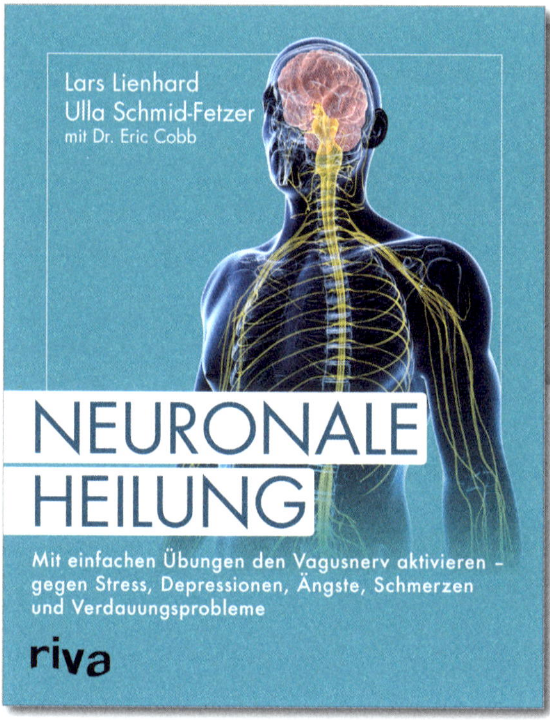

Auch als **E-Book** erhältlich

320 Seiten
24,99 € (D) | 25,70 € (A)
ISBN 978-3-7423-1134-4

Lars Lienhard,
Ulla Schmid-Fetzer,
Eric Cobb

Neuronale Heilung

Mit einfachen Übungen den Vagusnerv aktivieren – gegen Stress, Depressionen, Ängste, Schmerzen und Verdauungsprobleme

Um die körperliche, geistige und emotionale Gesundheit zu verbessern, muss die Aufmerksamkeit auf die wichtigsten Bereiche des Körpers gerichtet werden. Lars Lienhard und Ulla Schmid-Fetzer, die führenden Experten für neurozentriertes Training, zeigen gemeinsam mit Dr. Eric Cobb, wie Gehirn und Nervensystem sämtliche Prozesse im Körper kontrollieren und wie sie durch spezifische Übungen unterstützt werden können. Durch ein gezieltes Training des Vagusnervs und der neuronalen Komponenten der inneren Wahrnehmung können Depressionen, Verdauungsprobleme, aber auch Schmerzen, Bewegungsstörungen und Stresssymptome einfach und effektiv selbst behandelt werden.

riva

Bibliografische Information der Deutschen Nationalbibliothek
Die Deutsche Nationalbibliothek verzeichnet diese Publikation in der Deutschen Nationalbibliografie.
Detaillierte bibliografische Daten sind im Internet über https://dnb.de abrufbar.

Für Fragen und Anregungen
info@m-vg.de

Wichtige Hinweise
Dieses Buch ist für Lernzwecke gedacht. Es stellt keinen Ersatz für eine individuelle medizinische Beratung dar und sollte auch nicht als solcher benutzt werden. Wenn Sie medizinischen Rat einholen wollen, konsultieren Sie bitte einen qualifizierten Arzt. Der Verlag und die Autorinnen haften für keine nachteiligen Auswirkungen, die in einem direkten oder indirekten Zusammenhang mit den Informationen stehen, die in diesem Buch enthalten sind.

Ausschließlich zum Zweck der besseren Lesbarkeit wurde auf eine genderspezifische Schreibweise sowie eine Mehrfachbezeichnung verzichtet. Alle personenbezogenen Bezeichnungen sind somit geschlechtsneutral zu verstehen.

Originalausgabe
1. Auflage 2026
© 2026 by riva Verlag, ein Imprint der Münchner Verlagsgruppe GmbH
Türkenstraße 89
80799 München
Tel.: 089 651285-0

Alle Rechte, insbesondere das Recht der Vervielfältigung und Verbreitung sowie der Übersetzung, vorbehalten. Kein Teil des Werkes darf in irgendeiner Form (durch Fotokopie, Mikrofilm oder ein anderes Verfahren) ohne schriftliche Genehmigung des Verlages reproduziert oder unter Verwendung elektronischer Systeme gespeichert, verarbeitet, vervielfältigt oder verbreitet werden. Wir behalten uns die Nutzung unserer Inhalte für Text und Data Mining im Sinne von § 44b UrhG ausdrücklich vor.

Redaktion: Susanne Schneider
Umschlaggestaltung: Karina Braun
Umschlagabbildung: Shutterstock/dotshock
Abbildungen im Innenteil: Shutterstock/dotshock: 10, 11, 36, 37, 86, 87, 142, 143, 170, 171, 183; matimix: 14 (Foto); Kutub-Art: 14 (Gehirn), 53; maerrie: 16; Sebastian Gauert: 17; Liana Nagieva: 21; Kratika Singhal: 26; PegasuStudio: 32; PK289: 33; zhukovvvlad: 43; 24K-Production: 46; Elena_Dig: 49; Shutterstock AI: 64; Ink Drop: 68; Master1305: 74; PeopleImages: 81; Nomad_Soul: 91; Edwin Butter: 98 (o. l.); Pixora ST: 98 (o. r.); BalanceFormCreative: 98 (u. l.); mapman: 98 (u. r.); PeopleImages: 101; Designua: 105; GaudiLab: 107; New Africa: 112; Master1305: 115, 130; evalinda25: 125; 13_Phunkod: 133; Kozlik: 136; athichoke pim: 145; Jesse Hamble: 146; Golubovy: 148; Monkey Business Images: 153, 176; pics five: 155; matimix: 157; PeopleImages: 160; ASDF_MEDIA: 163; Zamrznuti tonovi: 167; Ian Melvin: 174; Kafka Ibram: 179; fizkes: 182; Augusto Bizzi: 29; Michael Rennertz: 54; Judith Bernahrd: 122; privat: 6, 203 (u.); Andrea Ferber: 203 (o.)
Layout und Satz: Daniel Förster
Druck: Florjancic Tisk d.o.o., Slowenien
Printed in the EU

ISBN Print 978-3-7423-2963-9
ISBN E-Book (EPUB, Mobi) 978-3-7453-2700-7

Weitere Informationen zum Verlag finden Sie unter
www.rivaverlag.de
Beachten Sie auch unsere weiteren Verlage unter www.m-vg.de